치매는
처음이지?

치매는 처음이지?
홍종석 지음

초판 1쇄 2025년 6월 25일
초판 2쇄 2025년 6월 30일

지 은 이 홍종석
펴 낸 이 양현덕
펴 낸 곳 (주)디멘시아북스
기획·편집 양정덕
디 자 인 이희정

등록번호 제2020-000082호
주   소 (16943) 경기도 수지구 광교중앙로 294 엘리치안빌딩 305호
전   화 031-216-8720
팩   스 031-216-8721
홈 주 소 www.dementiabooks.co.kr
이 메 일 dementiabooks@naver.com

ISBN 979-11-992611-0-5 13510

ⓒ 홍종석 2025 Printed in Korea

* 책값은 뒤표지에 있습니다.
* 잘못된 책은 구입하신 곳에서 바꾸어 드립니다.
* 이 책은 저작권법에 따라 보호받는 저작물이므로 내용의 일부 또는 전부를 이용하려면
  반드시 저작권자와 (주)디멘시아북스의 동의를 받아야 합니다.
* 이 도서는 2025 경기도 우수출판물 제작지원사업 선정작입니다.

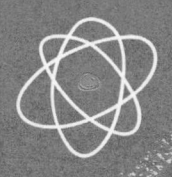

치매는 처음이지?

부모님과 나, 모두가 궁금해하는 치매 Q&A

홍종석 지음

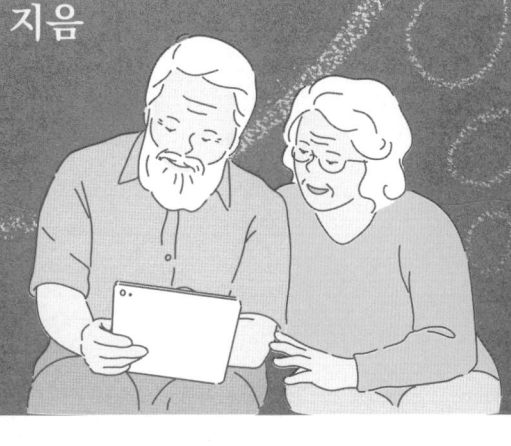

경기도 우수출판물

"치매가 의심될 때, 첫걸음은?"
"진단 후, 돌봄이 필요하다면?"

치매 초기 대응부터 돌봄 지원까지
혼란스러운 순간, 꼭 필요한 정보를 한눈에!

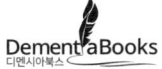

치매 검사받으려면 어떻게 해요?
부모님이 치매 같은데, 치매 검사를 안 받으려고 해요. 어떡하죠?

치매 예방약이라고 팔던데 그거 먹으면 치매 안 걸려요?
치매 검사는 어떻게 해요? 뭐 이상한 거 물어본다고 하던데.
치매 검사 꼭 받아야 해요? 아직 치료제도 없다면서요.

치매로 진단받으면 뭐부터 해야 해요?
치매로 진단받으면 나라에서 여러 가지 지원해 준다고 하던데 뭐 해 주나요?
치매가 있는 부모님 모시면서 너무 힘든데 어디서 상담받을 수 있나요?

집에 치매 환자가 있으면 사람 보내 줘요?
부모님이 치매인데 요양원에 가려면 어떡해야 하죠?
방문요양 서비스와 요양원 입소 비용은 얼마나 내요?
좋은 요양원에 보내고 싶은데 어떻게 찾아야 하나요?
가족이 없이 혼자 사는 치매 환자는 누가 돌보나요?

부모님이 치매로 요양원에 있는데 부모님 명의로 된 집을 자녀가 팔면 안 돼요?
부모님이 치매로 재산 관리가 제대로 안 되는 것 같은데 제가 관리할 수 있나요?
부모님이 요양원에 있는데 매달 나가는 돈을 부모님 예금으로 낼 수 있나요?
치매 부모님의 재산을 어떻게 해야 안전하게 관리할 수 있을까요?
치매로 자꾸 돈을 잃어 버리셔서 미치겠어요.
부모님이 치매라는 것을 알고 주변에서 자꾸 돈을 빌리는데 어떻게 해야 해요?

| 추천사 |

치매라는 병마가 내 가정에 찾아오기 전까지는, 우리는 그 병의 파괴력을 그저 상상만 했습니다. 그러나 막상 환우가 내 가족 안에 생기고 나서야, 치매가 가족관계를 무너뜨리고, 환자 본인은 물론 돌보는 보호자의 인격마저 갉아먹는, 보이지 않는 악마와 같다는 것을 온몸으로 느끼게 되는 것 같습니다.

저는 외국에서 거주하면서, 한국에서 홀로 치매를 앓고 계신 어머니를 돌봐야 하는 상황에 있었습니다. 혼자 힘으로는 도저히 극복할 수 없는 현실 속에서, 저는 사회와 복지 행정, 그리고 우리가 흔히 이야기하는 '이웃 사랑'에 대해 깊이 생각하게 되었습니다. 누구나 병마로 인해 사회적 약자가 될 수 있다는 사실도 절실히 깨달았습니다.

행정과 치매 케어에 대해 거의 무지했던 저에게, 홍종석 복지사님은 마치 가족처럼 다가와 손을 내밀어 주셨습니다. 솔직히, 공적인 관계로 만난 환자와 보호자일 뿐임에도 불구하고, 가족처럼 어머니를 돌봐주시며, 저희가 받을 수 있는 혜택을 꼼꼼히 알려 주시고, 따뜻한 위로와 격려까지 아끼지 않으셨습니다. 이런 공무원이 과연 또 있을까 싶을 만큼 경이로울 정도였고, 저는 감사한 마음으로 홍 복지사님을 의지했던 기억이 납니다.

홍 복지사님은 어머니께 맞춤형 자원봉사자를 연결해 주셔서 어머니께 큰 위로가 되게 하셨고, 제게는 어머니의 근황을 사진과 함께 SNS를 통해 알려 주셨습니다. 치매 등급 심사 과정에서는 저를 대신해 어머니의 보호자 역할까지 자처해 주셨습니다. 빛도 없이, 이름도 없이, 드러내지 않고, 어떤 보상도 바라지 않은 채 묵묵히 섬기시던 그 모습이 지금도 눈에 선합니다.

추석 연휴에 한국을 방문했을 때, 독거노인들을 위한 반찬을 준비해 쉬지 않고 방문하시던 모습에서도, 이 사회가 모두가 걱정하는 것처럼 어둡기만 한 것은 아니라는 사실을 느꼈고, 제 마음도 따뜻해졌습니다.

치매와 관련한 많은 도서들이 출판되고 있습니다. 특히 홍종석 복지사님의 이 책은, 그가 마음을 다하고 정성 어린 손길로 치매 어르신들을 섬기며, 그들의 필요를 개선하기 위해 각 기관을 바쁘게 다니며 쌓은 경험으로 쓰인 책이라 감히 말씀드릴 수 있을 것 같습니다.

저와 저희 어머니처럼, 누군가가 단순한 행정적 도움이 아닌 따뜻한 섬김을 통해 환자의 삶의 질을 높이고, 웃음과 안정을 오래 유지할 수 있게 되기를 기도합니다. 그리고 이 책이 그 축복의 통로로 쓰이기를 진심으로 소망합니다.

박희선
치매가족

저자를 처음 만난 것은 2017년, 저소득 치매 독거노인을 위한 공공후견 지원 시범사업을 추진하며, 피공공후견인을 발굴하기 위해 서울시 25개 자치구의 구청과 주민센터, 치매안심센터(당시에는 치매지원센터라 불림)를 찾아다닐 때였다. 당시 저자를 보며 속으로 이렇게 말했던 기억이 지금도 생생하다.

"치매 어르신에 대해 이렇게까지 진심일 수 있는 사람이 있을까?"

그런 그가 '치매'에 대한 책을 낸다는 소식을 들었을 때, 책의 내용이 무척 궁금했다. 약 17년 가까이 현장에서 치매 어르신과 그 가족들을 직접 만나며, 때로는 웃고, 때로는 울며 함께 씨름해 온 그의 경험이 고스란히 녹아 있을 것이기에, 생생하고도 귀한 정보를 접할 수 있다는 기대에 마음이 설렜다.

실제로 책은 하나의 중심 철학을 관통하고 있었다. 그것은 바로 '연대'와 '공존'이었다. 왜 이 책을 읽어야 하는지, 책은 명확히 말해 준다. 초고령사회에 접어들며 '무연사회', '고립의 시대'라는 말들이 등장하고 있는 이 시점에서, 이 책은 치매를 중심으로 우리 사회가 미래에 어떤 방향으로 나아가야 하는지를 거시적 관점에서 제시함과 동시에, 개인이 실질적으로 알아야 할 미시적 정보들을 치밀하고 상세하게 풀어내고 있다.

또한 책은 치매에 대해 수요자의 입장에서 반드시 알아야 할 정보들을 Q&A 형식으로 일목요연하게 담고 있다. 특히 치매에 대한 오해와 잘못된 정보를 바로잡고, 진단 절차와 내용, 노인장기요양보험 제도, 성년후견 제도 등 치매 어르신과 그 가족들이 실생활에서 활용할 수 있는 실용적인 정보들을 정확하게 정리하고 있다.

이 책은 현재 가족 중에 치매 어르신이 있는 분들에게는 물론, 연결된 사회, 유연한 사회를 꿈꾸는 모든 이들에게 치매에 대한 올바른 인식과 유용한 정보를 전해 주는 귀한 길잡이가 될 것이다.

송영신
법무법인 다빈치 변호사
(현)보건복지부 고독사예방협의회 위원
(현)중앙노인보호전문기관 자문위원

우리는 어딘가로 여행을 떠나기 전, 교통편이나 여행지의 명소를 미리 알아보며 준비합니다. 누군가는 치매에 걸린 삶을 하나의 여행에 비유하기도 합니다. 많은 이들이 이미 걸어갔지만, 여전히 오지(奧地)처럼 낯설고 두려운 그 길. 그 치매라는 여정 앞에서 우리는 무엇을 준비해야 할까요?

자신이나 가족이 치매 진단을 받게 되면, 가장 먼저 '치매란 어떤 질병인가', '어떻게 생활하고 돌봐야 하는가'를 알아보게 됩니다. 증상이나 케어 방법에 대한 정보는 넘쳐나지만, 정작 치매와 함께 살아가기 위해 어떤 준비가 필요한지, 또 어떤 마음가짐으로 치매 환자와 그들의 삶을 마주해야 하는지에 관한 정보는 찾아보기 어렵습니다.

홍종석 저자는 오랜 시간 치매 환자와 그들을 돌보는 가족의 어려움을 '삶의 단위'로 접근하며 해결책을 모색해 왔습니다. 저는 그를 국내에서 보기 드문, '치매인 생활 전문 사회복지사'라고 소개하고 싶습니다. 치매 검사부터 돌봄, 후견 제도에 이르기까지 치매 환자와 가족, 보호자들이 실제로 궁금해하는 질문들에 명쾌하면서도 다정한 답변을 전할 수 있는 이유이기도 합니다.

이 책이 특별한 이유는, 치매인을 단지 치료가 필요한 환자가 아닌, 함께 살아가는 사회의 구성원으로 바라보는 저자의 따뜻한 시선 때문입니다. 그 시선은 막막한 심정으로 하루하루를 살아가는 치매 환자와 가족들의 마음을 살피고, 치매로 인해 고립되지 않도록 돕기 위해 생활 방식과 돌봄 정책의 구체적인 방향을 제시합니다.

치매여도 살아 볼 만한 공생 사회의 실현은, 고령 인구 천만 시대를 살아가는 우리 모두의 바람일지도 모릅니다. 이 책은 치매를 준비하는 이들과, 치매 속에서 살아가는 수많은 사람들의 여정에 든든한 길잡이가 되어 줄 것입니다.

신수경
사람중심케어 실천네트워크 정책이사
가톨릭대학교 사회복지대학원 강사

치매에 대한 걱정과 치매 환자의 증가로 인해 관련 서적이 넘쳐나는 요즘, 책 「치매는 처음이지? - 부모님과 나, 모두가 궁금해하는 치매 Q&A」의 발간은 그야말로 반가운 소식입니다. 대부분의 치매 관련 서적은 의학적인 접근이 지나치게 어렵거나, 개인의 돌봄 경험담에 치우쳐 있어, 정작 치매 환자와 그 가족이 궁금해하고 필요로 하는 정보를 한자리에서 얻기란 쉽지 않았습니다.

이 책은 사회복지 현장의 전문가인 저자가 15년 넘게 치매안심센터에서 근무하며 쌓은 경험을 바탕으로, 치매에 대한 올바른 이해는 물론, 검사 및 진단 절차, 노인장기요양보험 제도, 돌봄 서비스, 요양시설 선택, 경제적 지원을 포함한 국가 정책, 그리고 치매 환자의 권리 보호를 위한 성년후견 제도에 이르기까지, 폭넓고도 실질적인 내용을 친절하게 설명하고 있는 그야말로 '치매 종합 안내서'입니다.

책을 처음부터 끝까지 읽다 보면, 치매에 대한 오해가 자연스럽게 풀리고, 치매 돌봄에 있어 꼭 알아두어야 할 정보들이 일목요연하게 정리되어 있음을 느끼게 됩니다.

이 책은 단 한 번 읽고 끝낼 책이 아니라, 곁에 두고 필요할 때마다 꺼내어 보는 실용서로서의 가치를 지닙니다. 목차를 참고하여 궁금한 부분을 찾아 읽기만 해도 당장 필요한 정보와 실질적인 도움을 얻을 수 있는, 친절하고도 유용한 책입니다. 또한 이 책은 단순한 정보 제공을 넘어, 치매 환자와 가족이 안심하고 살아갈 수 있는 사회를 만들기 위해 우리 공동체와 개개인이 어떤 역할을 할 수 있을지 차근차근 짚으며, 우리가 함께 나아가야 할 방향을 제시하고 있습니다.

저자의 말처럼, 우리 개인이 먼저 나서고 사회가 변화를 이루어 간다면, 치매라는 병을 마주한 누구라도 보다 안전하고 따뜻한 사회에서 마음 편히 살아갈 수 있으리라는 희망이 생깁니다.

유 경
사회복지사 · 어르신사랑연구모임 대표

이 책은 치매의 기본 상식과 함께 장기요양 현장의 현실을 돌아보게 합니다. "혁신은 사라지고 곳곳에 관료주의만 가득하다"는 돌봄의 현장에서, 저자는 '치매의 사회적 처방'을 제시하며 '돌봄의 새로운 방향'을 고민하게 만듭니다.

특히 치매안심센터에서 오랜 시간 근무하며 지역사회의 치매 가족들을 만나 온 사회복지사의 깊은 내공이 담긴 내용들에 큰 감동을 받았습니다. 돌봄의 혁신과 다가섬의 의미를 되새기며, 책의 말미에 소개된 치매 관련 도서 목록을 하나하나 펼쳐보게 만듭니다. 치매 현장의 다양한 사례와 탐색을 이어가도록 해 준 홍종석 저자에게 깊은 감사의 마음을 전합니다.

정경환
(사)치매케어학회 회장
나들이데이케어센터 대표

치매는 우리 사회가 직면한 매우 중요한 문제입니다. 그런 시점에 홍종석 작가의 「치매는 처음이지?」는 매우 귀중한 안내서라 할 수 있습니다.

홍종석 작가는 오랜 기간 치매안심센터에서 현장 경험을 쌓아 왔으며, 국가치매교육 자문위원, 사람중심케어(PCC) 실천네트워크의 임원으로도 활동하며 깊은 전문성을 갖추고 있습니다. 특히 매주 정기적으로 치매 관련 연구를 꾸준히 이어가는 그의 진정성 있는 노력에 늘 감사한 마음을 갖고 있습니다.

「시니어트렌드 2025」의 정기 기고자로서 치매 트렌드를 예리하게 분석해 온 그는, 다양한 시니어 삶 연구 프로젝트에서도 중요한 역할을 맡고 있으며, 그러한 협업을 통해 저는 그의 깊이 있는 통찰력과 따뜻한 마음을 가까이에서 경험할 수 있었습니다.

이 책은 홍 작가가 치매 강연 현장에서 직접 마주한 다양한 질문과 고민을 정리하여 담아낸 결과물입니다. 치매 환자와 가족들이 실제로 필요로 하는 실용적인 정보들이 세심하게 정리되어 있어, 현장에서 바로 도움이 되는 생활 밀착형 자료로서 큰 가치를 지닙니다. 더불어, 국내 유일의 치매 전문 출판사인 디멘시아북스가 출판을 맡았다는 점 또한 주목할 만합니다.

이제는 누구나 치매를 안고 살아가는 시대입니다. 치매를 처음 마주하는 분들에게 이 책은 믿음직한 동반자가 되어 줄 것입니다. 치매 환자 가족은 물론, 노년기를 준비하는 모든 분들께 자신 있게 추천드립니다.

최학희
「시니어트렌드 2025」 저자

우리 큰아이가 생애 처음으로 책을 저술했다는 소식을 듣고 아버지로서 마음 깊이 뿌듯함을 느낍니다. 어려서부터 남을 돕기를 좋아하고, 천성이 선량했던 아이가 자라 사회복지를 전공하고, 그 분야에서 열심히 일하며, 여러 사회관계망 속에서 스터디 그룹을 이끌고, 전문가로서 성장해 가는 모습은 참으로 대견하고 아름답게 다가옵니다.

그동안 배우고 축적해 온 치매에 대한 대처 방안, 정부의 지원 정책, 그리고 치매 관련 행정 정보를 책으로 펴낸다는 소식을 들었을 때, 저는 이 책이 치매 가족을 처음 맞닥뜨린 보호자나 친인척들에게 크나큰 도움이 되리라 기대하게 되었습니다.

치매라는 것은 우리가 원치 않는다고 피할 수 있는 것도 아니며, 누구나 사람으로서 겪을 수밖에 없는 인생의 한 과정일 수 있습니다. 이 책이 치매로 인해 갑작스러운 혼란에 빠진 가족들에게 부모님을 공경하는 일분만 아니라, 어르신의 재산 문제에 관한 현행법과 제도에 대해서도 쉽고 현명하게 접근할 수 있는 좋은 길잡이가 되어 주리라 믿습니다.

치매와 함께 살아가야 하는 수많은 가족들과 이웃들에게, 이 책이 따뜻한 위로가 되고 실질적인 도움이 되는 좋은 지침서로 널리 읽히기를 진심으로 소망합니다.

홍재겸
저자의 아버지

치매 전문 사회복지사로서 홍종석 팀장을 처음 만난 것은 2018년 10월경입니다. 당시 저는 뇌질환 환자를 돌보는 가족을 돕기 위한 소셜벤처를 운영하며, 치매를 보다 상식적으로 알리기 위해 팟캐스트 방송 〈시름싫음〉을 기획·진행하고 있었습니다. CBS 아나운서 출신인 어르신사랑연구회 유경 대표가 흔쾌히 메인 MC를 맡아 주셨고, '치매는 상식이다'라는 주제로 방송 에피소드를 만들어 가던 중, 초대 손님으로 출연한 분이 홍종석 팀장이었습니다. 그날 방송의 제목은 '사회복지사가 들려주는 왁자지껄 치매 이야기'였는데, 치매안심센터에서 접한 다양한 사례들을 무겁지 않으면서도 맛깔스럽게 들려주어 방송이 매우 흥미롭고 풍성하게 완성되었던 기억이 납니다.

2023년, 내가 '디멘시아뉴스'에서 일하게 되면서 홍 팀장님과는 자주 연락을 주고받게 되었습니다. 그는 치매 가족에게 꼭 필요한 정책과 제도, 믿을 수 있는 좋은 요양시설 정보를 수시로 제보해 주었고, 그의 이야기는 언제나 현장감과 보도 가치를 갖춘 자료들이었습니다. 디멘시아도서관과 치매케어학회에서 초청한 그의 사례 강연은 명료하고 전문성이 돋보였으며, 많은 청중에게 깊은 인상을 남겼습니다.

이미 수많은 치매 관련 책들이 출간되어 있지만, 다양한 강의와 현장 경험을 통해 내공을 쌓은 홍 팀장이 집필한 Q&A 형식의 치매 책이 나온다면 우리 사회 치매 인식 개선에 크게 도움이 될 것이라 생각해 책 출간을 제안했고 이렇게 훌륭한 결과물로 세상에 나올 수 있었습니다. 더욱이 이 책은 경쟁률 치열한 '경기도 우수 출판물 제작지원 사업'에 선정되어 이미 그 내용과 가치가 공적으로 검증되었습니다.

치매는 발병 전에는 관심을 갖지 않지만, 막상 발병하고 나면 무엇을 어떻게 해야 할지 몰라 막막한 질병입니다. 병은 계속 진행되고, 한 가정을 절망에 빠뜨릴 수 있지만, 많은 이들이 겪는 만큼 두려움보다 도움받을 방법을 미리 살펴보고 준비해 두면, 감당 가능한 인생의 과정입니다.

「치매는 처음이지?」는 치매가 인생의 한 부분임을 알려 주며, 그 현실을 받아들이고 견뎌 낼 수 있도록 도와주는 책입니다. 치매 환자도 보호자인 가족도 궁금해하는 거의 모든 질문에 답하고 있으며, 건강한 독자에게도 미리 읽어둘 충분한 가치가 있는 책입니다.

황교진
디멘시아뉴스 편집국장
「어머니와의 20년 소풍」 저자

| 시작하며 |

치매여도 이해와 배려와 존중을 받으면
행복하게 살아갈 수 있습니다

매일 아침 치매와 돌봄에 관한 뉴스와 정부 정책, 관련 보고서 등을 살펴보며 하루를 준비합니다. 그동안 많은 치매 환자와 그들을 부양하는 가족, 치매를 걱정하는 지역 주민, 그리고 돌봄 서비스를 제공하는 종사자분들을 만나며 다양한 경험을 해 왔습니다. 제가 처음 일을 시작했던 2010년과 지금은 치매에 대한 사람들의 인식, 관심, 그리고 정부 정책까지 모든 것이 크게 달라졌습니다.

이전보다 민간요양사업이 폭발적으로 늘어났으며, 보험회사와 금융기관도 치매와 돌봄에 관심을 갖기 시작했습니다. 또한 사람들은 치매에 대한 두려움과 노후에 대한 걱정을 이전보다 훨씬 많이 하게 되었습니다.

이처럼 우리는 일상에서 치매에 대해 너무나 많은 것을 듣고 경험하고 있지만, 정작 치매에 대한 정확한 정보는 잘 알지 못하는 경우가 많습니다.
예를 들면,
· 치매 검사는 어디서 어떻게 받을 수 있는지,
· 치매가 의심되거나 진단을 받으면 어떤 지원을 받을 수 있는지,
· 치매 환자 돌봄은 어떻게 신청하는지,
· 돌봄 비용은 얼마나 드는지,
· 치매 환자의 재산관리는 어떻게 해야 하는지.

이러한 질문에 대한 답을 알고 있는 사람은 많지 않습니다.

대부분의 사람이 치매를 무섭고 두려운 병으로만 인식합니다. 치매로 진단받으면 아무것도 할 수 없고, 누군가 온종일 돌봐야만 하는 존재가 된다고 생각합니다. 또한 치매는 주변을 힘들게 하는 병이며, 정작 당사자는 아무것도 모른 채 가족들만 고통받는 것처럼 여겨지기도 합니다. 이렇다 보니, 정작 정말 궁금한 것은 어디에 물어봐야 하는지 모르겠고 사람들은 치매에 대한 막연한 공포심만 갖게 됩니다.

그 결과, 많은 사람들은 이렇게 생각합니다.

"치매는 무서운 병이야. 치매에 걸리면 아무것도 못하니깐 정말 조심해야 해."
심지어 "다른 병은 몰라도 치매만큼은 절대 걸리면 안 돼. 치매에 걸리면 가족들과 주변에 피해만 주거든. 만약에 치매 걸리면 차라리 죽는 게 나아."라고 말하는 분들도 있습니다.

그러나 아직 치매를 완벽하게 예방하거나 치료하는 방법은 없습니다. 현재까지 나온 치매약은 증상 완화제일 뿐이며, 2025년에 새롭게 발표된 치매약도 완벽한 치매 치료제라고 보기는 어렵습니다. 어쩌면 치매에 대한 접근방식은 "고령화사회에서 돌봄이 필요한 고령자를 어떻게 할 것인가?"라는 근원적인 문제와 연결되어 있다고 볼 수 있습니다.

그렇다면, 우리가 할 수 있는 것은 무엇일까요?

치매를 완벽히 예방하거나 치료할 수 없는 현 상황에서 우리가 할 수 있는 일은 크게 두 가지입니다.

첫째, 지역사회가 치매에 대해 올바른 인식을 가질 수 있도록 지속해서 관심을 가지는 것입니다.

둘째, 이런 관심을 바탕으로 치매가 있어도 함께 어울려 살아갈 수 있는 공생사회를 만들어 가는 것입니다.

치매와 돌봄의 부담을 본인과 가족이 전적으로 떠안는 구조에서 벗어나, 이웃과 종교기관, 자원봉사자 등 지역사회가 함께 참여하여 그 부담을 나누는 구조로 전환된다면, 돌봄의 부담은 분명히 줄어들 수 있습니다.

만약 치매 환자를 돌보는 가족이나 돌봄 종사자가 서로의 어려움을 공유하고 정보를 나눌 수 있는 자연스러운 모임이 만들어진다면, 그 자체가 지역사회 커뮤니티가 될 수 있습니다. 실제로 해외 여러 나라에서는 치매 환자 가족과 돌봄 종사자, 심지어 치매 당사자 간의 커뮤니티를 통해 돌봄 부담을 사회적으로 분산하는 구조를 만들어 가고 있습니다. '나와 같은 고민을 하는 사람이 있고, 어려운 순간에 언제든지 도움을 받을 수 있다.'라는 믿음이 있다면 치매와 돌봄에 대한 부담은 분산되고, 심리적인 어려움도 훨씬 줄어들 것입니다.

치매와 돌봄의 핵심은 무엇일까요?
치매와 돌봄은 개인과 가족만의 문제가 아닙니다. 지역사회가 함께, 치매가 있어도 치매 환자를 부양해도 행복하게 살아갈 수 있는 그런 사회를 만들어 가는 것입니다.

우리는 모두 언젠가 돌봄이 필요한 순간을 맞이할 수밖에 없습니다. 돌봄을 받는 순간이 왔을 때도, 우리는 익숙한 환경에서 최대한 행복하게 살아가기를 원할 것입니다. 집처럼 편안한 곳에서, 사랑하는 사람들과 함께하며, 존중받는 삶을 이어 가다가 자연스럽게 삶을 마무리하고 싶을 것입니다.

"치매에 걸려도 안심하고 살아갈 수 있다. 치매에 걸려도 이전처럼 사람들과 어울리고, 내가 하고 싶은 것을 계속해서 할 수 있을 것이다."

이런 믿음을 가질 수 있는 사회를 '치매 친화적인 사회'라고 합니다. 그렇다면 이런 이상적인 치매 친화적인 사회는 어떻게 만들어 갈 수 있을까요? 바로 우리가 함께 고민하고, 실천하고, 변화시키려 노력할 때 실현될 수 있을 것입니다.

저는 현장에서 10년 이상 근무한 치매안심센터 사회복지사로서 치매와 관련된 다양한 상담과 사례를 경험해 왔습니다. 이 책을 통해 우리 사회가 점차 치매 친화적인 지역사회로 변화하고, 나이가 들고 치매가 있어도 존중받으며, 살던 동네에서 함께 행복하게 살아갈 수 있는 사회가 될 수 있기를 진심으로 바랍니다.

| 차례 |

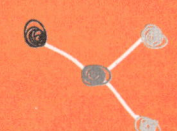

추천사   5

시작하며
치매여도 이해와 배려와 존중을 받으면 행복하게 살아갈 수 있습니다   13

제1장 치매의 사회적 처방

우리에게는 전문가가 필요합니다   24

제2장 치매가 있어도 평범한 일상을 누릴 수 있습니다

치매가 있어도 평범한 일상을 누릴 수 있습니다   38
치매는 무섭지만, 검사는 받기 싫어요   47
치매가 있어도 일상생활을 누릴 수 있습니다   51
한국과 일본의 치매법은 어떻게 다른가요?   54
노인 10명 중 1명이 치매라고?   58
우리가 할 수 있는 일상 속 작은 실천   62
외로움과 치매, 중요한 것은 사회적 고립을 방지하는 것   68
치매가 있어도 안심할 수 있는 사회가 필요합니다   74

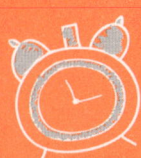

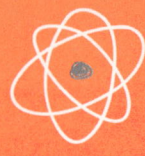

제3장 치매는 정확한 진단이 우선입니다

치매 검사 받으려면 어디로 가요?	82
치매안심센터에서 치매 검사는 어떻게 해요?	84
치매 검사를 집에서 혼자 해 볼 수는 없나요?	90
이렇게 물어보는 검사 말고, 피검사로 하면 안 돼요?	95
치매도 유전되나요? 치매 유전자 검사를 받아야 할까요?	97
치매 예방약이나 예방주사는 없나요?	99
치매를 예방할 수 있는 가장 좋은 방법은 무엇인가요?	101
치매가 걱정될 때 가장 올바른 대응법은 무엇일까요?	106
치매 검사를 거부하면 어떻게 해야 하나요?	110

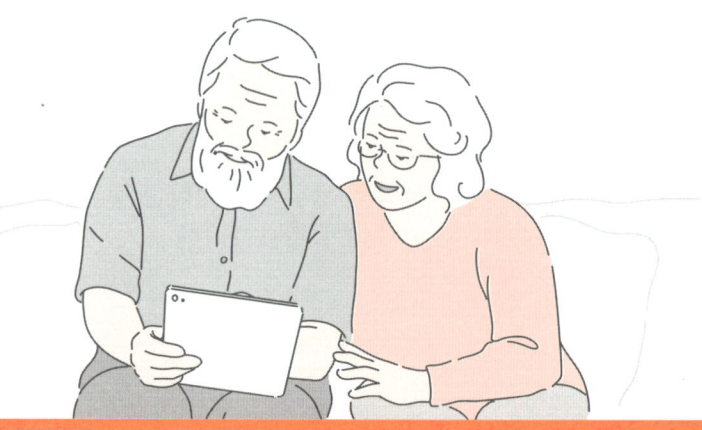

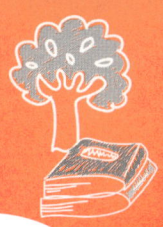

제4장 치매로 진단받으면 돌봄 서비스를 받을 수 있나요
_노인장기요양보험

장기요양 서비스 어떻게 신청해요?	118
장기요양 서비스 어떻게 이용해요?	127
장기요양 서비스 제공기관 종류와 비용은?	130
장기요양 서비스 제공기관은 어떻게 찾아요?	154
미리 찾아보고 알아봐야 하는 즐거운 나의 집, 요양시설 사전탐방	159
노인장기요양보험 _자주 묻는 질문	164

제5장 치매로 진단받으면 비용을 지원해 주나요?
_경제지원제도

중증치매 본인부담 10% _중증치매 산정특례	178
국가치매관리지원사업 _보건소 치매안심센터	183
치매 가족 추가공제 _치매 가족 연말정산 인적공제	186

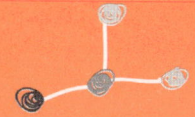

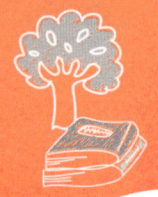

제6장 치매가 있는 부모님을 보호하고 싶어요
_성년후견제도

후견제도가 뭐예요?   194
누가 후견인이 될 수 있나요?   199
누가 어떻게 후견을 신청할 수 있나요?   201
후견신청을 위한 필요서류는 무엇이 있나요?   204
후견신청을 할 때 비용은 얼마나 들어가나요?   206
후견인의 보수는 누가 얼마나 주나요?   208
후견인이 되면 어떤 일을 할 수 있나요?   210
성년후견제도 _자주 묻는 질문   212

제7장 앞으로 치매 사회에서 우리는

치매의 사회적 처방이 가능한 전문가가 필요합니다   226
외롭지 않고 함께할 수 있는 사회적 가족도시로 변해야 합니다   235
요양원은 싫다고요? 그럼, 집과 같은 요양원은 어떤가요?   239
미래와 치매를 준비하며 살아야 합니다   249
치매가 있어도 괜찮습니다   257

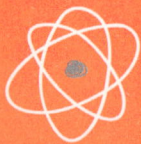

부록

장기요양 인정 신청서 — 268

장기요양 급여 종류 내용 변경 사실확인서 — 272

치매가족 연말정산 인적공제용 장애인증명서 — 274

성년후견제도 관련 양식 — 275
    성년후견개시 심판청구서
    사전 현황 설명서
    성년후견인의 권한범위
    후견인 후보자에 관한 사항
    동의서
    재산목록

치매 관련 도서 목록 — 290

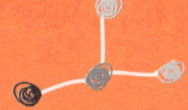

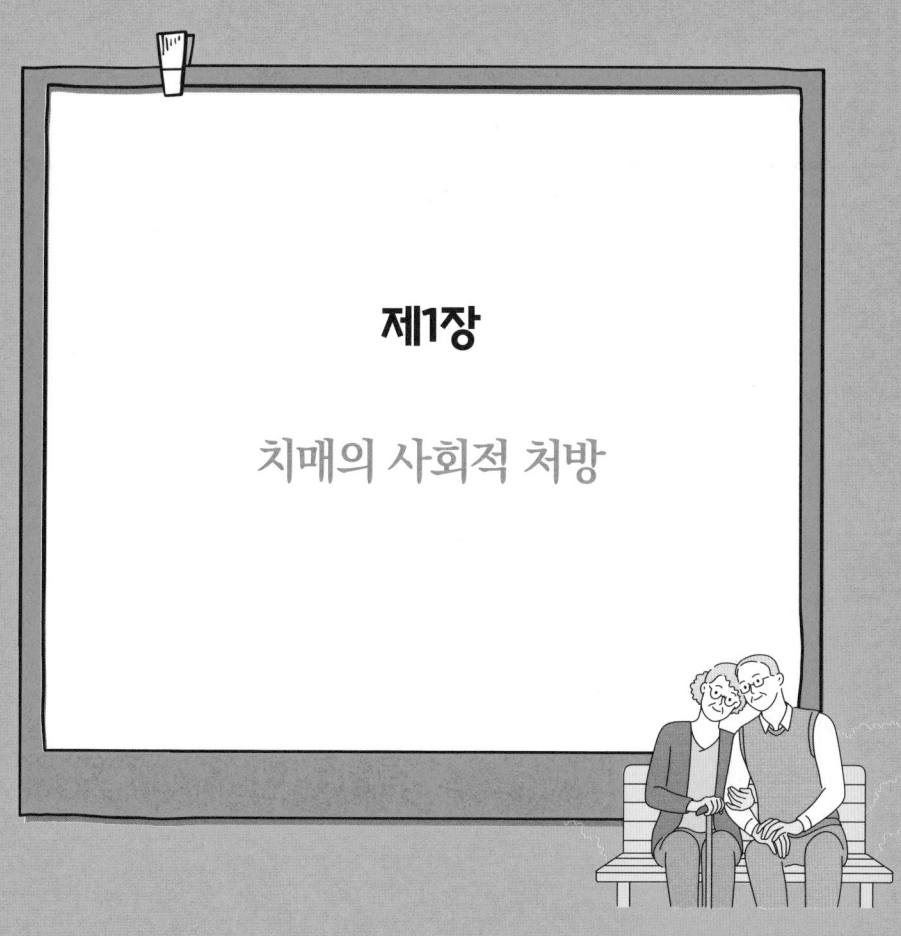

제1장

치매의 사회적 처방

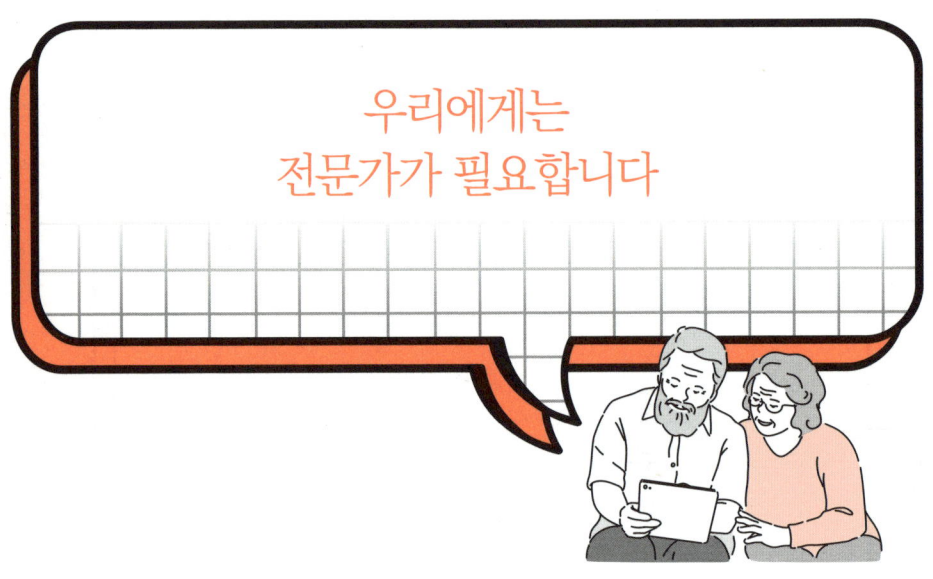

우리에게는 전문가가 필요합니다

몸이 아파 건강에 이상이 있거나 걱정되면 병원의 의사에게
몸이 아파 약이 필요하면 약국의 약사에게
누군가에게 사기를 당하거나 억울한 일이 생기면 경찰서의 경찰에게
누군가와 법적으로 다투거나 보호를 받아야 하면 법원이나 변호사에게

그렇다면 치매가 있는 고령자의 돌봄 방법과 치매로 인해 발생하는 여러 상황에 대해서는 누구에게 상담을 받고 도움을 받을 수 있을까요?

아직 건강하고 집에서 생활하고 싶은데 적절한 조치가 없어 요양원으로만 가야만 하나요?
치매가 있는 고령자와 잘 지내고 싶고, 적절한 돌봄 서비스를 이용하고 싶은데 도대체 어디가 전문기관이고 누가 전문가일까요?
돌봄 서비스의 이용 시기는 언제 결정해야 할까요?
언제까지 비전문가인 가족이 돌봄 서비스에 대한 정보를 찾아보고 부모님의 요양시설 입소 시기를 결정해야 할까요?

고령자는 일반적으로 다양한 욕구와 문제를 가지고 있습니다. 그러나 이러한 욕구를 충족할 수 있는 적절한 서비스를 받기 위해서는 어디로 가야 하는지, 그리고 이를 종합적으로 해결할 수 있는 곳이 어디인지 잘 모르는 경우가 많습니다. 이전보다 고령자를 위한 다양한 정부 정책이나 민간 서비스가 확대되었지만, 정작 고령자의 입장에서 이를 종합적으로 연결하고 조정해 줄 기관을 찾기는 쉽지 않습니다.

그렇다면 우리는 어디에서 돌봄 전문가를 만나고, 돌봄과 관련된 문제를 종합적으로 해결할 수 있을까요? 이와 관련해 치매가 있는 고령자와 그 가족이 자주 상담하는 내용을 정리해 보았습니다.

Q1. 치매 검사 결과, 치매가 아니라고요?

A1. 고령자가 이전과 다른 모습을 보인다고 모두 치매는 아닙니다.

"선생님, 저희 부모님이 치매 같아서 검사받았는데 왜 치매가 아니라고 하나요?"
"보호자님, 부모님께서는 인지기능이 지극히 좋습니다. 다만 OO이 있으시네요."

많은 가족이 부모님의 상태가 이전과 달라진 것 같다며 치매 검사를 받으러 오십니다. 치매안심센터에서는 기본적으로 10분가량 진행되는 치매선별검사와 상담을 진행하는데, 보호자의 이야기와는 다르게 인지기능이 정상 범위인 경우도 있습니다.

물론, 짧은 시간 동안 진행되는 치매선별검사와 상담만으로 모든 정보를 파악하기는 어렵습니다. 특히 고령자와 함께 생활하는 보호자가 가진 정보가 검사자보다 더 많을 수 있기 때문에, 필요할 경우 추가 보호자 상담을 통해 정밀 검사의 필요성을 안내해 드립니다.

Q2. 치매인 줄 알았는데 난청 때문이었다고요?

A2. 난청으로 인해 의사소통이 어려워 치매로 오해하는 경우가 많습니다.

"선생님, 저희 부모님이 말도 안 통하고 자꾸 엉뚱한 소리를 해요. 치매 아니에요?"

"인지기능은 정상입니다. 다만 난청이 있기에 보청기를 구매해 주시면 좋습니다."

가족들이 부모님과 대화가 잘 되지 않고, 질문에 대한 답변도 이상하다고 하면서 치매 검사를 받으러 오는 경우가 있습니다. 이에 보호자 상담 후 치매 검사를 진행하려 했는데, 기본적인 대화가 어려울 만큼 청각장애가 있었고 보청기는 착용하지 않는다고 했습니다.

상황을 파악 후, 어르신께 양해를 구하고 양쪽 귀에 소리증폭기를 착용한 상태로 치매선별검사와 상담을 진행했더니, 검사 결과가 기준 점수보다 높게 나왔습니다. 알고 보니 어르신께서는 난청이 있음에도 불구하고 '보청기는 노인이나 착용하는 것'이라며 불편하고 비싸다는 이유로 착용을 거부하셨습니다. 그로 인해 가족들은 부모님이 말을 못 알아듣고 엉뚱한 말을 반복한다고 오해했던 것입니다.

"현재 OOO님의 인지기능은 정상입니다. 하지만 지금처럼 난청을 방치하면 의사소통이 어려워지고, 점점 사회적으로 고립될 가능성이 큽니다. 이러한 사회적 고립은 인지기능 저하로 이어질 수 있습니다. 따라서 조속히 난청에 대한 조치를 취하시길 권장합니다. 보청기를 구매하시려면 이비인후과(또는 종합병원)에서 청각장애 검사를 받으신 후, 이에 대해 국민연금공단에서 심사를 받아 결정됩니다. OOO님은 거주지 주민센터에 방문하여 장애 진단의뢰서를 요청 후 청각장애 진단검사가 가능한 이비인후과에서 검사받으신 후, 관련 서류를 주민센터에 제출하시면 됩니다."

해당 사례는 치매가 아니라 난청과 청각장애로 인해 의사소통에 어려움을 겪었던 경우이며, 이를 정확히 파악하여 난청 치료 및 보청기 구매 지원 제도를 안내한 사례입니다.

▶ **보청기 지원사업이란?**

노인성 난청으로 인해 주변 소리를 잘 듣지 못하거나 상대방의 말을 이해하기 어려운 경우, 장애인 보조기기 급여제도를 통해 보청기 구매비용을 지원받을 수 있습니다. 보청기 지원사업의 대상은 소득기준과 무관한 청각장애인이며, 청각장애 진단을 받으면 소득기준에 따라 본인부담금이 결정됩니다. 청각장애 진단 검사가 가능한 이비인후과 또는 종합병원에서 청각검사를 통해 진단을 받고 이를 거주지 주민센터에 제출하면 국민연금공단에서 청각장애등급 심사 후 결과를 통지받게 됩니다. 청각검사를 통해 청각장애등록자로 등록되면, 보청기 제품 비용과 적합관리 비용을 지원받을 수 있습니다.

관련 문의는 장애인 보조기기 등록업소, 또는 거주지 주민센터를 통해 안내받을 수 있습니다. 장애인 보조기기 등록업소는 온라인에서 '보청기 지원금-국민건강보험' 검색 후 '보조기기 구입' 링크를 통해 확인할 수 있습니다.

Q3. 치매인 줄 알았는데 우울증?

A3. 이전과 달라진 환경과 사회 활동 축소 등으로 다른 모습을 보일 수 있습니다.

"선생님, 저희 부모님이 요즘 자꾸 깜빡하고 짜증을 내고 화내요. 치매 아니에요?"
"노인 우울증일 수 있으니, 가까운 정신건강복지센터를 통해 상담을 받아 보세요. 그리고 인근 복지관에 등록하셔서 여러 프로그램과 자원봉사, 노인 일자리 등을 통한 사회 활동을 늘려보는 것도 추천드립니다."

가족들이 부모님이 자꾸 깜빡하고 짜증을 내고 화를 낸다고 하며 치매 검사를 받으러 오는 경우가 많습니다. 이에 따라 치매 검사와 상담을 진행했지만, 상담 중 본인이 이전보다 기억력도 떨어지고 쓸모없는 사람이 된 것 같다며 눈물을 보이셨습니다. 특히, 친했던 사람들의 죽음과 이전보다 축소된 사회 활동 및 인간관계로 인해 많이 위축되고 우울한 모습을 보였습니다.

치매 검사 결과는 정상으로 판정되었으나, 본인이 스스로 느끼는 감정과 가족들이 전하는 평소의 모습은 노인 우울증으로 추정되었습니다. 이에 다음과 같이 말씀드렸습니다.

"현재 OOO님의 인지기능은 정상입니다. 하지만 상담 중 노인 우울증의 가능성이 보였습니다. 어르신께서 스스로 느끼시는 감정이나 가족들이 생각하기에는 어떤가요? 괜찮으시다면 가까운 정신건강복지센터를 통해 상담 후 우울증 검사를 받아 보시는 것을 권장해 드립니다. 많은 어르신들이 이전과 달라진 신체 능력이나 사회적 관계 변화로 인해 우울감을 느끼시는 경우가 많습니다. 정신건강복지센터는 치매안심센터처럼 지자체에서 운영되며, 지역사회 정신보건사업을 제공하고 있습니다.

또한 OOO님은 이전보다 사회 활동 및 인간관계가 축소된 것으로 보입니다. 가까운 복지관에 방문하여 회원등록 후 그곳에서 운영하는 여러 사회교육 프로그램 중 원하는 프로그램을 신청 후 참여할 수 있고, 자원봉사 활동이나 노인일자리사업 등에도 참여해 사회 활동을 확대하고 건강도 관리하는 방법도 추천해 드립니다."

해당 사례는 가족들이 고령자의 달라진 모습을 치매로 의심했으나, 상담을 통해 우울증 증상이 나타났음을 확인하고, 노인 우울증에 대한 객관적인 평가 및 상담과 함께 사회 활동 확대 방법을 안내한 사례입니다.

> ▶ 정신건강사업이란?
> 지역사회 정신건강복지센터 246곳에서는 지역 주민들에게 정신 건강 증진과 정신 질환 예방을 위해 다양한 서비스를 제공합니다.
> 특히, 24시간 정신건강전문요원 등 전문가에 의한 전화 상담 서비스를 통해 전국민의 정신과적 위기 상담 및 정신 건강 관련 정보를 제공하는 정신건강위기상담전화가 운영되고 있으며, 전국 공통의 번호 (1577-0199)로 상담이 가능합니다.

Q4. 부모님이 경도인지장애로 진단을 받았는데 어떻게 해야 하나요?

A4. 경도인지장애는 기억력 등 인지기능이 저하되었지만, 일상생활을 수행하는 능력은 보존되어 치매가 아닌 상태입니다. 다만, 치매로 발전할 위험성이 높기에 정기적인 관리가 필요합니다.

"경도인지장애로 진단받은 경우, 치매안심센터에서 정기적인 진단검사(경도인지장애 진단 후 1년 뒤 재검사)를 통해 치매로의 진행 여부를 지속적으로 관리해야 합니다. 또한 치매안심센터에서 경도인지장애 진단자를 대상으로 운영하는 인지훈련 프로그램에 참여하면 치매 발병 가능성을 낮추고 진행 속도를 늦추는 데 도움이 될 수 있습니다.

다만, 치매안심센터의 프로그램은 정원이 제한되어 있고, 이용 가능 기간이 정해져 있기에 이용 최대기한이 되면 참여가 제한되거나 이용자가 많아 대기할 수 있습니다. 이러한 경우, 최근 개발 중인 디지털 치료제를 활용하거나, 복지관 등을 통해 사회 활동을 늘리는 방안을 추천합니다."

> 〈참고〉 디지털 치료제란 약물은 아니지만, 질병을 치료하고 건강을 증진시키는 데 도움을 주는 소프트웨어(SW)를 말합니다.
>
> 출처: 한국정보통신기술협회 ICT 시사상식 2021

경도인지장애는 치매관리법 제2조에서 '기억력, 언어능력, 지남력, 판단력 및 수행능력 등의 기능이 객관적인 검사에서 확인될 정도로 저하되어 있으나 일상생활을 수행하는 능력은 보존되어 있어 치매가 아닌 상태'로 정의하고 있습니다. 따라서 '경도인지장애 디지털 치료제' 란 경도인지장애 진단자가 치매로 진행되지 않도록 돕는 소프트웨어 기반 의료기기로, 의사의 처방을 받아 사용하게 됩니다.

Q5. 치매로 인해 돌봄 지원이 필요한데, 어떻게 신청하고 비용은 얼마나 드나요?

A5. 건강보험공단을 통해 노인장기요양보험을 신청하면, 공단 직원이 방문하여 대상자의 상태를 평가한 후 등급을 판정합니다. 등급에 따라 방문요양, 주·야간보호센터 이용, 복지용구 대여·구매, 요양시설 입소 등의 돌봄 서비스를 받을 수 있으며, 본인부담금을 일부 부담하게 됩니다.

치매로 인해 가장 큰 비용이 부담되는 때는 진단비나 치료비보다 돌봄 비용입니다. 이를 지원하기 위해 국가에서는 노인장기요양보험제도를 운영하고 있습니다. 노인장기요양보험제도는 6개월 이상 지속적인 돌봄이 필요한 경우, 건강 상태에 따라 등급을 판정하고 자택 돌봄과 시설 돌봄에 대한 서비스를 제공하는 제도입니다.

월평균 본인 부담 비용은 ①방문요양 약 20만 원, ②주·야간보호센터 이용 약 40만 원, ③요양시설 입소 약 100만 원이 발생하며, 소득 기준에 따라 본인부담금이 줄어들 수 있습니다.

Q6. 부모님이 자꾸만 물건이 없어졌다고 의심하고 화를 내는데 어떻게 해야 하나요?

A6. 치매가 있는 고령자는 기억보다 감정이 오래 남아 있습니다. 따라서 사건 자체에 집중하기보다는, 환자가 왜 그런 생각을 하게 되었는지 이해하려는 태도가 중요합니다. 치매 당사자의 이야기에 공감하고 감정을 수용하며, 논쟁을 피하고 안심시키는 대화를 하면 더욱 효과적입니다.

사례	부정적 대화법	올바른 대화법
돈이 없어졌어. 네가 가져갔지?	제가 그 돈을 왜 가져가요? 그런 말 좀 제발 그만 해요!	걱정하지 말고 저랑 같이 찾아봐요. 돈은 분명히 잘 보관되어 있을 거예요.
엄마가 보고 싶은데, 엄마는 어디 있어?	엄마는 오래전에 돌아가셨는데 왜 자꾸 찾아요? 제발 이상한 소리 좀 그만 해요!	엄마의 이야기를 좀 해 주세요. 엄마는 어떤 분이셨어요?
여기는 우리 집이 아니야. 집에 가야 해.	여기는 우리 집이잖아요. 왜 자꾸만 나가려고 해요?	밖이 더우니깐(추우니깐) 잠시 차라도 한잔하고 갈까요?
은행이 내 돈을 가져간 것 같아!	은행이 돈을 왜 가져가요? 지난 번에도 통장에 돈 멀쩡히 있는 거 확인했잖아요!	걱정하지 마세요. 은행은 돈을 안전하게 보관해요. 걱정되면, 같이 확인해 볼까요?

고령자가 누군가가 돈을 가져갔다거나 물건이 없어졌다고 의심할 때, 일반적으로 보호자나 가족은 사실관계에 집중해서 대응하는 경우가 많습니다. 누군가가 나를 의심하면 당황스럽고 억울한 감정이 들기 마련이며, 이에 대해 적극적으로 부정하거나 항의하게 됩니다. 하지만 이러한 방식의 대응은 고령자의 의심과 불안감을 해소하기보다는, 오히려 반복적으로 의심하고 화를 내는 상황을 초래할 가능성이 큽니다.

치매가 있는 고령자가 의심할 때, 보호자나 가족, 그리고 돌봄 종사자가 화를 내며 다투는 방식으로 대응하면 문제는 더욱 악화됩니다. 시간이 지나면 치매 환자는 왜 다툼이 발생했는지 기억하지 못하지만 상대방에 대한 부정적인 감정만 남게 됩니다. 그 결과, 고령자는 더욱 강한 불신과 불쾌한 감정을 갖게 되고, 의심과 다툼이 반복되는 악순환이 이어질 수 있습니다.

많은 분이 치매의 다양한 행동심리증상(BPSD) 중 특히 도둑망상으로 인해 어려움을 겪습니다. 도둑망상이란 치매 환자가 자신의 물건이 없어졌다고 느끼고, 이를 주변 사람의 탓으로 돌리는 증상을 말합니다. 이 증상은 기억력 저하와 혼란으로 인해 발생하며, 가까운 사람일수록 의심과 배척의 대상이 되기 쉽습니다. 이는 환자가 기억을 왜곡하고, 물건을 잃어 버린 것에 대한 상실감을 강하게 느끼기 때문입니다.

도둑망상이 나타나면 환자는 물건이 없어졌다고 확신하며, 주변인을 도둑으로 몰아 화를 내고 의심합니다. 반면, 보호자는 환자를 정성껏 돌보며 잘 지내고 싶었던 마음이 순간적인 배신감으로 무너질 수 있습니다. 처음에는 참고 넘어가려 하지만 이러한 상황이 수십 번 반복되고 심지어 환자가 경찰에 신고하거나 고소하는 등 극단적인 행동을 보일 경우, 가족 간의 관계가 완전히 틀어지는 사태도 발생합니다.

또한 이러한 의심과 배척의 행동은 치매 환자와 가장 나중에 관계를 맺은 사람에게 더욱 집중되는 경향이 있습니다. 그렇다면, 도둑망상이 있는 치매 환자는 누구를 가장 많이 의심하고 배척할까요?

일반적으로 다음과 같은 순서로 의심과 배척의 빈도가 높습니다.
• 며느리 → 배우자 → 딸 → 요양보호사 → 아들 → 사위 → 손자·손녀

가장 가까운 가족이지만 비혈연 관계인 며느리가 가장 많이 의심받으며, 다음으로 치매 환자와 가장 오랜 시간을 함께 보내는 배우자가 대상이 됩니다. 또한 아들보다는 집안일이나 돌봄을 담당하는 경우가 많은 딸이 더 자주 의심받는 경향이 있으며, 그다음으로 요양보호사, 아들, 사위 순으로 의심받고, 가장 애착을 많이 느끼는 손자·손녀는 비교적 덜 의심받는 경향이 있습니다.

치매로 기억이 잊혀도 감정은 끝까지 남습니다. 따라서 환자의 감정을 공감하고 수용하고, 안심시키며 확인해 주는 대화법이 중요합니다. 또한 주의를 다른 곳으로 돌리는 방법을 함께 사용하면 환자와 더욱 원활하게 소통할 수 있습니다.

그러나 이러한 대화법을 실천하는 것은 결코 쉬운 일은 아닙니다. 따라서, 전문가의 도움을 받아 지속적으로 훈련하는 것이 필요합니다.

거주하는 지역의 치매안심센터에 등록 후 치매 가족 프로그램을 통해 환자와 원활하게 소통하는 방법을 배우고 훈련할 수 있으며, 같은 고민을 가진 치매 가족들과의 교류를 통해 심리적 부담을 경감하며 서로를 지지하는 커뮤니티를 만들 수도 있습니다. 아울러, 노인장기요양 서비스를 활용하면 돌봄 부담을 줄일 수 있으며, 보건복지부에서 운영하는 치매상담 콜센터(1899-9988)를 통해 전문상담원의 도움을 받을 수도 있습니다.

Q7. 치매가 있으면 장애 진단을 받아 지원을 받을 수 있나요?

A7. 치매는 장애인복지법상 장애로 인정되지 않으므로, 장애 진단 및 관련 지원을 받을 수 없습니다. 다만, 뇌졸중이나 파킨슨병을 동반한 치매의 경우, 해당 질환에 의해 장애 진단을 받을 수 있습니다.

치매는 장애인복지법상 장애로 인정되지 않기에, 장애연금 및 장애 돌봄 서비스 지원 대상에 포함되지 않습니다. 그러나 치매로 인해 6개월 이상 장기적인 돌봄이 필요한 경우라면 노인장기요양등급을 받아 돌봄 지원을 받을 수 있습니다. 또한 치매는 장애인복지법상 장애에 해당하지 않지만, 소득세법상 '항시 치료를 요하는 중증환자' 범주에 포함됩니다. 따라서 치매 치료를 받고 있는 병원에서 '장애인 증명서'를 발급받으면, 연말정산 시 추가공제(장애인공제)를 받을 수 있습니다.

Q8. 부모님이 치매로 인해 재산관리가 어려운데, 자녀인 제가 대신할 수 있나요?

A8. 자녀가 부모님의 재산을 대신 관리할 수는 없기에, 법적으로 후견인에 지정되어야 합니다.

"부모님이 치매로 인해 재산관리가 어렵다면, 자녀가 관할법원(부모님 주소지의 가정법원 및 가정법원 지원, 가정법원이 없는 경우 지방법원 및 지방법원 지원)에 후견을 청구하여 법원으로부터 권한을 받아야 합니다. 후견인으로 지정되면 부모님의 재산을 공식적으로 관리할 수 있습니다.

법원에 후견을 청구할 수 있는 사람은 치매로 진단받은 본인, 그 배우자, 그리고 4촌 이내의 친족 등입니다. 따라서 자녀는 4촌 이내 친족으로서, 부모님이 치매로 인해 스스로 재산관리를 하기 어렵다는 내용을 법원에 제출하고, 이를 증빙할 수 있는 관련 서류를 준비하여 후견인을 정해 달라고 요청할 수 있습니다."

치매는 단순히 병원에서 진단을 받고, 약을 처방받는 것만으로 해결될 수 있는 문제가 아닙니다. 치매로 인해 이전과 달라진 부모님의 모습을 보며 가족들은 자꾸만 다투게 되고 감정적으로 힘들어질 수 있습니다. 또한 치매로 인해 일상생활이 어려워진 부모님을 돌보는 데 드는 시간과 비용은 큰 부담으로 다가올 수 있으며, 재산 관리 문제와 더불어 보호자로서 어디까지 역할을 해야 하고, 어디까지 책임을 져야 하는지 막막하고 두려울 수밖에 없습니다.

그러나 치매가 있어도 가능한 역할과 잔존기능이 있을 수 있습니다. 이를 파악해 일상생활에 부족한 부분을 지원받도록 하는 한편, 치매가 있어도 살던 동네에서 이전처럼 가족 및 지역 주민과 함께 어울려 살아갈 수 있도록 돕는 사회시스템과 전문가가 필요합니다.

그렇다면, 치매 환자와 가족이 치매와 관련된 문제를 종합적으로 상담하고 해결할 수 있는 기관은 어디일까요? 또한 누가 전문가이며, 어디로 가야 효과적으로 도움을 받을 수 있을까요?

현재 전국 256개 지자체에서 운영하는 치매안심센터가 이러한 통합적인 상담을 제공하고 있으며, 점차 그 전문성을 확대하며 치매 환자와 가족을 위한 지원 역할을 강화하고 있습니다.

그럼, 이제부터는 본격적으로 치매에 대한 이해를 돕고, 필요한 정보를 하나씩 알아보겠습니다.

제2장

치매가 있어도 평범한 일상을 누릴 수 있습니다

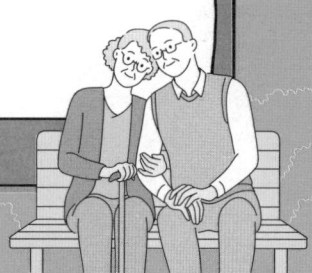

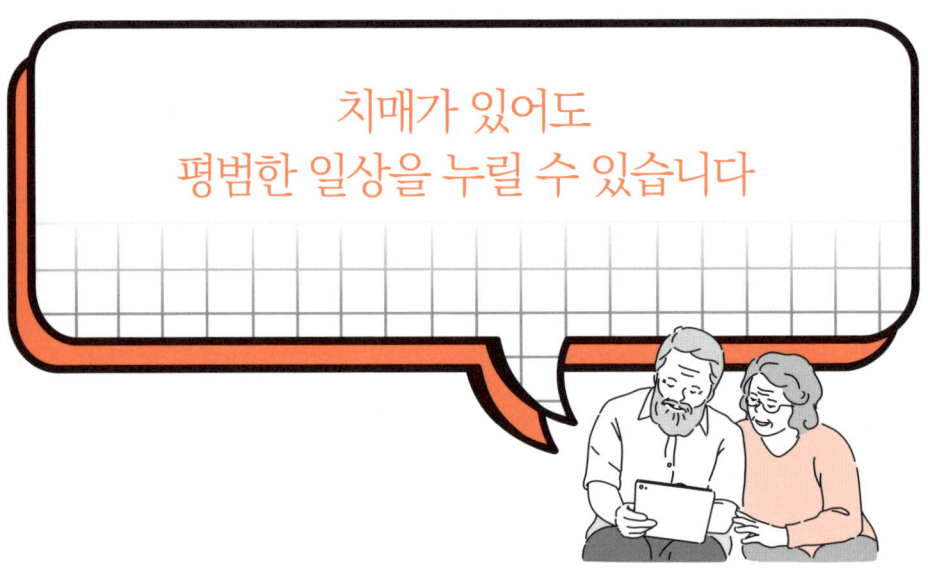

"주문하신 음식 나왔습니다."

"아, 이건 제가 주문한 게 아닌데요. 괜찮습니다. 다른 걸 먹어도 상관없어요."

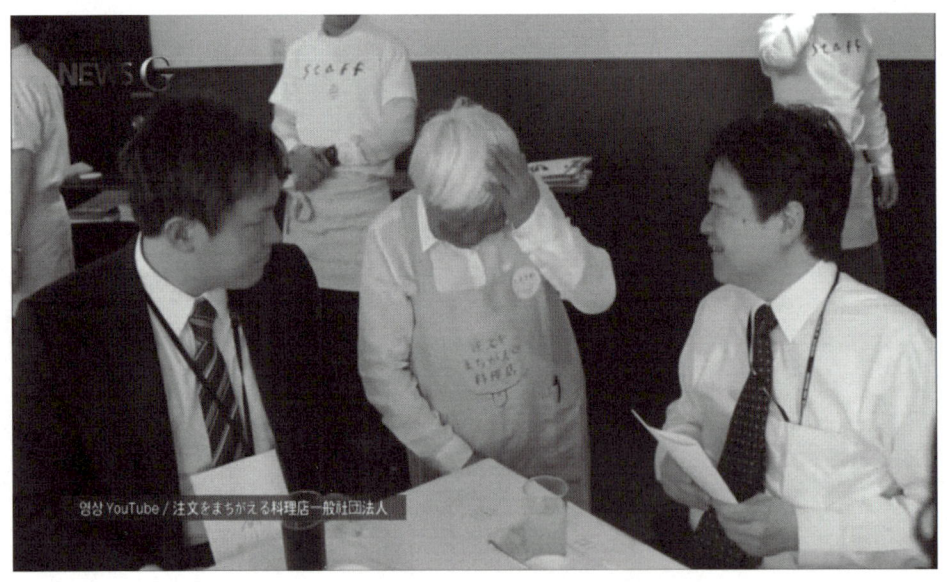

출처: 주문이 틀려도 괜찮아 / EBS 2020. 01. 08.

주문을 잊은 음식점

이곳은 치매가 있는 고령자가 직원으로 일하며 손님들에게 서빙을 하는 특별한 음식점입니다. 한국에서는 KBS에서 '주문을 잊은 음식점'이라는 프로그램을 통해 2018년 시즌 1, 2022년 시즌 2가 방영되어 많은 사람에게 행복과 감동을 주었습니다.

2017년 일본에서 실험적으로 시작된 후, 일본 전역으로 확산된 이 음식점에서는 직원이 손님에게 줄 물을 직접 마셔 버리는 등 예상치 못한 실수들이 발생하기도 합니다. 그러나 이곳에서는 주문을 잘못 받거나, 주문한 것과 다른 음식이 나오더라도 손님들이 불쾌해하지 않습니다. 오히려 이러한 실수를 자연스럽게 받아들이며, 웃으면서 함께 즐깁니다.

일반적으로 사람들은 치매 환자를 아무것도 하지 못하거나, 아무것도 하지 말아야 하는 존재로 인식하는 경우가 많습니다. 치매 환자의 안전을 위해, 혹시 모를 사고를 방지하기 위해 치매 진단을 받으면 가장 먼저 치료와 돌봄 서비스를 찾게 됩니다.

그러나 '주문을 틀리는 요리점'에서 일하는 치매 환자들은 종업원으로서 최선을 다해 자신의 역할을 수행하고 있습니다. 이곳에서는 주문을 틀리거나, 실수를 하더라도 괜찮습니다. 왜냐하면, 손님들이 실수를 이해하고 따뜻하게 받아 주기 때문입니다.

'실수해도 괜찮은 곳. 나를 이해하고 존중해 주는 사람들이 있는 곳.'
주문을 틀리는 요리점을 소개하는 영상에서는 이렇게 말하고 있습니다.

> "치매 환자는 '감기'처럼 병에 걸린 환자일 뿐입니다."

> 치매는 꾸준히 치료하고 관리하면 삶의 질을 높일 수 있다고 하죠. 치매 환자의 15%는 완치된다고 합니다. 이를 위해서는 주변에서 치매 환자를 받아들이고 이해하려는 노력이 필요합니다.
>
> "이제 그만할 거야?"
> "아니, 다시 해 봐도 돼?"
>
> 연주가 틀리면 다시 시작하면 되듯이 치매 환자들도 충분히 자신의 삶을 살아갈 수 있습니다. 앞으로 우리 사회 속에 존재하는 편견들이 사라지고 함께 살아가는 사회가 되기를 바랍니다."
>
> 출처: 주문이 틀려도 괜찮아 / EBS 2020. 01. 08.

사람들이 치매를 가장 두려운 질병으로 생각하는 이유는 무엇일까요?

그것은 치매에 걸리면 아무것도 할 수 없고, 사회에서 공존할 수 없다고 생각하기 때문입니다.

저는 2010년부터 치매안심센터에서 근무하며 많은 고령자와 그들의 가족들, 그리고 이들을 지원하는 치매 관련 종사자와 자원봉사자, 이웃을 만나 뵙고 함께해 왔습니다. 제가 처음 근무를 시작한 2010년에 비해, 이제는 '치매'라는 단어가 우리 일상에서 훨씬 더 많이 이야기되고 있습니다.

과거에는 치매라는 질병이 무엇인지에 대한 이야기가 많았다면, 이제는 치매로 인해 파생되는 다양한 사회적 이슈들이 더욱 주목받고 있습니다. 상속, 증여, 후견, 신탁, 보험, 운전, 선거권, 인간중심돌봄, 연명의료, 호스피스… 심지어 반려동물까지 치매와 관련된 여러 이슈가 사회 전반으로 확대되고 있습니다.

그러나 치매에 대해 논의가 많아진 것에 비해 사회 전반의 치매에 대한 인식은 여전히 크게 달라지지 않은 것 같습니다. 정치권에서는 치매 관련 제도와 정책을 논의하고, 민간 시장에서는 치매 보험과 건강기능식품을 출시하며, 언론과 방송에서는 치매 관련 뉴스를 끊임없이 보도하고 있습니다. 그럼에도 많은 사람들은 여전히 치매를 나와는 먼 이야기로 여기다가, 정작 치매가 나와 내 가족에게 닥친 현실이 되었을 때는 치매를 두려워하고 외면하고 싶어 합니다.

치매 인구는 계속해서 증가하고 있으며, 치매에 대한 정보도 넘쳐나고 있습니다. 그럼에도 사람들은 치매를 더 두려워하게 되었습니다. 그 이유는 치매에 대한 막연한 불안감과 걱정 때문입니다. 이는 대개 치매에 대한 올바른 정보를 습득하지 못했거나, 직접적인 경험이 없어 예측이 어렵기 때문입니다.

2025년 한국은 전체 인구의 20% 이상이 65세 이상인 '초고령사회'로 진입했지만, 일본은 65세 이상 인구가 29%를 이미 넘어섰다고 합니다. 이러한 상황에서 일본을 비롯한 해외 여러 나라는 치매 환자를 위한 다양한 국가 지원 정책을 시행해 왔습니다. 그러나 그 과정에서 간병살인, 노후파산, 노노(老老)케어(노인이 노인을 돌보는 상황), 그리고 인인(認認)케어(치매 환자가 치매 환자를 돌보는 상황)와 같은 심각한 사회문제가 발생하고 있습니다.

이제 이 책을 통해 치매에 대한 막연한 불안감을 줄이고, 치매가 있어도 함께 행복하게 살아가는 방법을 나누고자 합니다. 또한 한국의 치매 정책과 관련 제도를 살펴보고, 한국보다 먼저 초고령사회로 접어든 다른 나라들은 치매 문제를 어떻게 대처하고 있는지도 살펴보겠습니다.

> ▶ **치매 환자가 '일상'을 유지하며 살아가는 다양한 사례**
> - 치매에 걸려도 안심하고 외출하며 살아갈 수 있는 지역 만들기 - 일본 오무타시
> - 지역에 도움이 되는 사람이 되고 싶다 - 치매 당사자가 시 소유의 숲을 관리하여 수익을 내는 일본 마치다 대나무 숲 프로젝트
> - 치매 환자와 가족, 그리고 지역 주민이 함께하는 커뮤니티 카페 - 일본 스타벅스 'D카페'
> - 먹고 싶을 때 먹고, 자고 싶을 때 잔다 - 일본 '요리아이' 요양원
> - 요양원 1층에서 운영하는 과자 가게 - 종업원은 요양원의 최고령 어르신, 지나가는 어린이들이 찾아와 과자를 먹거나 놀면서 자유롭게 시간을 보내며 어르신에게 행복과 삶의 재미를 돌려준 일본의 한 요양원
> - '가두는 공간' 아닌 '일상의 공간'으로 - 치매에 걸리기 전 누렸던 '평범한 일상'을 이어 갈 수 있도록 시설이 아닌 마을처럼 조성한 노르웨이 베룸시의 카르페 디엠
> - 마트에 가고 펍에서 친구를 만나는 치매 노인들 - '병원'이 아닌 '마을'처럼 운영되는 네덜란드 호그벡 마을

어떤가요? 이러한 사례들을 보면, 우리가 기존에 생각했던 치매의 이미지와는 사뭇 다르게 느껴질 것입니다.

치매 환자가 가장 원하는 삶은 무엇일까요?

다치지 않고 안전하게 돌봄을 받으며 통제된 시설에서 생을 마감하는 것일까요?

혹은 안전을 이유로 사지가 묶인 채 온종일 하얀 천장만 바라보며 통제된 시설에서 갇혀 살다가 생을 마감하는 삶이 행복할 수 있을까요?

치매가 있는 사람이 진정으로 원하는 삶은 다음과 같습니다.

사회와 계속해서 연결되고, 본인이 여전히 누군가에게 도움이 되고 필요하다고 느낄 수 있으며, 익숙한 장소에서 친숙하고 좋아하는 사람들과 함께 이해와 배려, 그리고 존중과 사랑을 받으며 자유롭고 의미 있는 일상을 유지하며 살아가는 것입니다.

만약 이것이 가능해진다면, 우리는 치매에 대해 지금처럼 막연한 두려움과 공포가 아닌, **'치매에 걸리더라도 지역에서 이해와 배려 속에 존중받으며 행복하게 살아갈 수 있을 거야'**라는 희망과 믿음을 가질 수 있을 것입니다.

세계보건기구(World Health Organization, WHO)에서 발표한 자료에 따르면, 외로움과 사회적 고립은 건강에 심각한 위험을 초래하며, 특히 치매 발병 위험을 최대 50%까지 증가시킬 수 있습니다. 또한 미국 플로리다 주립대학교 연구진이 2024년 10월 9일 발표한 '네이처 정신건강(Nature Mental Health)' 논문에 따르면, 외로움을 느낄 경우 치매에 걸릴 위험이 31% 높아질 수 있다고 합니다.

이러한 연구 결과에 따라, WHO는 '외로움'을 긴급한 세계 보건 위협으로 규정하고, 이를 해결하기 위한 전담 국제위원회를 출범시켰습니다. WHO는 외로움이 흡연, 과도한 음주, 비만과 마찬가지로 건강을 심각하게 위협하는 요소라고 지적하였습니다.

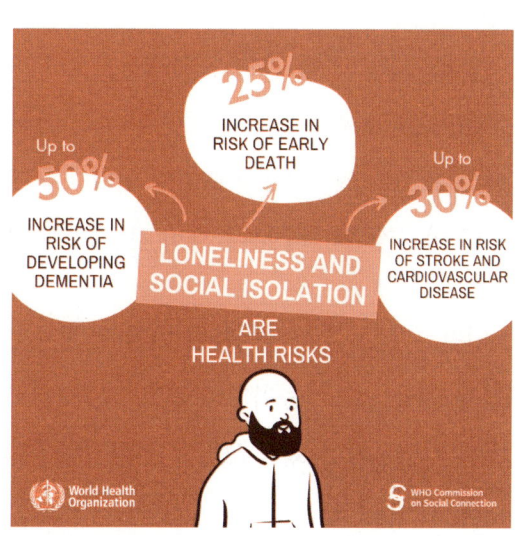

Loneliness and social isolation are health risks / WHO 사회 연결 위원회

현장에서 만난 많은 고령자 중에는 스스로 권리를 보장받기 어렵거나 재산을 관리하는 데 어려움을 겪으면서도, 여러 방법과 노력을 기울이는 가족이나 지자체의 도움을 거부하는 경우가 많았습니다. 반면, 전혀 도움이 되지 않고 오히려 피해를 주는 사기꾼을 맹목적으로 믿고 의지하는 모습도 종종 관찰되었습니다.

이러한 상황에서 자녀가 부모님을 돕고자 할 때, 혹은 도움이 필요하다고 판단해 사회복지기관에서 도움을 제공하려 할 때, 고령자가 마음의 문을 열고 도움을 받아들이게 하는 가장 큰 변수는 바로 **그 사람과의 '신뢰' 즉, 관계 형성**이었습니다. 고령자는 이성적이고 합리적인 판단보다, 상대방과의 관계를 통해 형성된 믿음을 더 우선시하는 경향을 보였습니다.

평생 자신이 믿고 의지했던 커뮤니티를 통해 옳고 그름을 판단하며 살아왔는데, 이러한 커뮤니티가 해체되면 이전보다 판단이 어려워지는 경우가 많아집니다. 결국, 이를 해결하는 핵심 방법은 바로 '관계 형성'이며, 긍정적인 관계를 통해 만들어진 '상대방에 대한 신뢰'가 중요한 변수로 작용하게 되는 것입니다.

상대방과의 신뢰 관계가 긍정적으로 형성되었을 때, 어르신은 비로소 마음의 문을 열고 도움을 받아들이게 됩니다. 이러한 신뢰 관계를 형성하는 데 가장 중요한 요소는 바로 '사회 연결망'입니다. 사회 연결망이란, 단순히 가족이나 친족뿐만 아니라 주변의 모든 사회 자원을 포함하는 개념입니다.

인간은 사회적 동물이기에 대인 관계가 반드시 필요합니다. 하지만 나이가 들면서 신체·인지기능이 저하되고 가족·친구의 사망 등으로 인적 관계가 변화되면서 외로움과 사회적 고립이 심화되며, 우울감과 함께 치매 발병의 위험이 커집니다.

이는 비단 우리나라만의 문제는 아닙니다. 우리보다 먼저 초고령사회에 접어든 일본에서는 이미 '고독사'와 '무연사회'가 심각한 병폐로 떠올랐습니다.

2023년 11월 28일, 한겨레뉴스에는 〈일본, 고독사 제로작전. 비법은 주민들 서로 돌보는 '관계 맺기'〉라는 기사가 실렸습니다. 일본 역시 계속해서 증가하는 고독사와 무연사회 문제를 해결하기 위해 인공지능(AI) 안부 확인 사업, 독거노인 지원사업 등 다양한 방법을 시도했지만, 그 어떤 대책도 고독사와 사회적 고립 해소 대책을 근본적으로 해결하지 못했습니다.

이에 일본은 '관계 맺기'를 통한 사회적 고립의 대응책을 추진했는데, 그 결과 이웃 간의 관계가 다시 회복되고 서로 돌보며 지지하는 사회적 관계가 형성되었다고 합니다. 이 프로젝트의 핵심은 주민들이 서로 돌보는 상호 돌봄 시스템과 관계 맺기이며, 그중에서도 **'내가 누군가와 함께 있다는 느낌'**을 받게 하는 것이 가장 중요한 요소라고 합니다.

우리나라도 최근 초고령사회 진입을 앞두고, 고령인구 증가와 가족해체로 인한 사회적 고립과 무연사회 문제가 심화되고 있습니다. 사회적 고립은 치매 발병 위험을 높이며, 치매 환자는 다시 사회적으로 고립을 겪는 악순환이 반복됩니다. 이에 사회적 고립의 위험성과 사회 연결망의 필요성을 인식하고, 다시금 사회적 관계를 회복할 수 있도록 다양한 노력이 필요합니다.

예를 들어, 이웃이 누구인지 알고 관심을 가지는 것, 이웃에게 먼저 인사하고 교류하는 것, 지역사회에서 소통할 기회를 늘리는 것 등입니다.

이처럼 초고령사회에서는 사회적 관계와 사회 연결망의 중요성이 더욱 커질 것입니다.

초고령사회에서는 누구나 언제든 1인 가구가 될 수 있으며, 누구나 언제든 돌봄이 필요한 상황에 처할 수 있습니다. 이제는 개인의 노력만으로 사회적 관계를 유지하는 차원을 넘어, 지역사회와 국가 차원에서 사회적 연결망을 구축하고 이를 유지하는 것이 더욱 중요해지고 있습니다.

치매와 함께하는 사회를 만들기 위한 첫걸음!
이제부터 우리는 치매에 대해 올바른 정보를 습득하고, 치매와 관련된 지원 정보를 확인하며, 치매가 있어도 배려와 존중 가운데 지역사회에서 함께 살아가는 방법을 알아보겠습니다.

이러한 노력을 기울일 때, 치매 환자의 의사가 존중받고 익숙한 환경에서 함께 살아갈 수 있는 '치매공생사회'가 조성될 것입니다.

> 장수하게 되면 우리의 인지기능은 반드시 떨어집니다.
> 그렇게 되었을 때 저는 저 그대로 환자가 아니라 한 사람의 인간으로 살고 싶습니다.
> 내가 이런 돌봄을 받을 입장이 머지않아 옵니다.
> 그러니 지금 이 시대부터 그런 것(사회적 관계와 인간 중심의 돌봄 체계)을 구축해 놓지 않으면, 언젠가 제 자신이 고령이 되었을 때 지금 이 상태가 반복되고 있을 것입니다.
>
> 출처: 다큐인사이트 부드러운 혁명 "이것은 기적이 아니다" / KBS 2019. 11. 28.

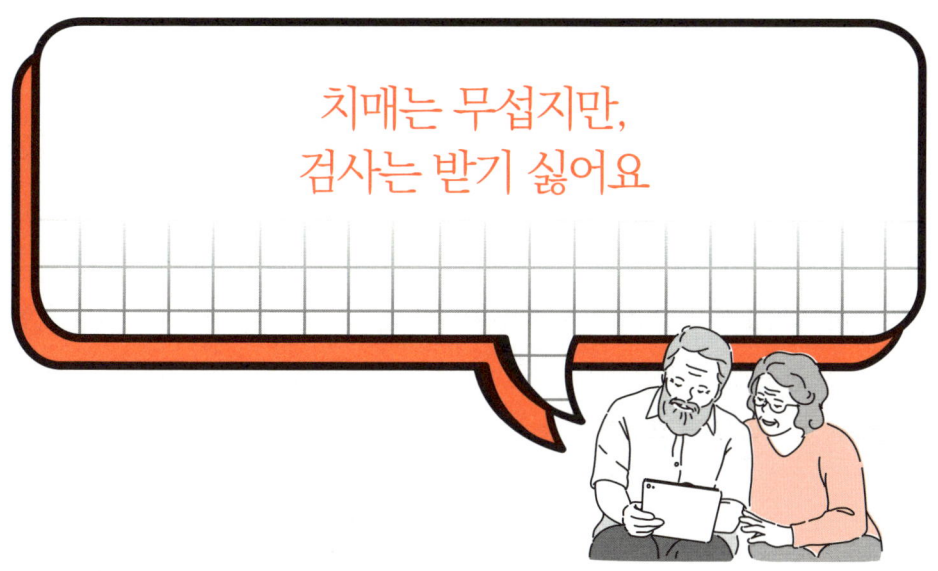

> 치매는 무섭지만,
> 검사는 받기 싫어요

자녀: 아빠, 치매 검사 받으러 가요.
부모: 뭐? 내가 무슨 치매 검사냐? 내가 치매로 보이냐?
자녀: 아빠가 요즘 건망증도 심해지고 해서 한 번 받아 보면 좋겠어요.
부모: 무슨 소리야? 난 치매 같은 거 없어. 완전 멀쩡해. 그딴 거 필요 없다.

"치매 검사 받아 보세요."

이 말이 여러분들에게는 어떻게 느껴지시나요? 보통 자녀들이 고령의 부모님에게 하거나, 치매안심센터와 같은 복지기관에서 자주 사용하고 있는 말입니다.

그렇다면, 치매 검사를 받아 보라는 말을 들은 고령자의 반응은 어떨까요?
"왜? 내가 치매기가 있어 보여!?"
"나 아직 그 정도는 아니야!!"
"나 건강해! 그딴 거 필요 없어!!"
많은 고령자가 치매 검사를 권유받으면 다른 건강검진과는 다르게 기분이 상하거나 화가 난 모습을 보이곤 합니다.

치매안심센터에서는 주민들을 대상으로 치매 검사를 안내하는데, 많은 분들이 본인은 멀쩡하다며 검사를 거부하거나 화를 내는 경우가 많습니다. 어떤 분은 TV 건강 프로그램에서 '치매는 완치할 수 있는 약이 없다'는 내용을 봤다며 '치매에 걸리면 치료받지 않고 그냥 죽을 거니까 검사를 받지 않겠다.'고 하기도 합니다. 또 다른 분은 유튜브에서 본 치매 예방법을 매일 실천하고, 치매 예방약도 챙겨 먹고 있기 때문에 검사가 필요 없다고 말씀하기도 합니다.

치매 검사를 안내했을 때 많은 분들이 화를 내거나 거부하는 이유는, 치매 검사를 받아 보라는 말이 다음과 같은 의미로 들릴 수 있기 때문입니다.

"당신은 이제 나이가 들어서 텔레비전이나 영화에 나오는 치매 환자처럼 문제를 일으킬 것 같고, 스스로는 올바른 판단도 하기 어려울 것 같아 불안해요. 불안하고 위험하니 하루빨리 치매 진단을 받아 그동안 당신이 평범하게 누리던 일상생활을 안전을 위해 통제하고 못하게 관리해야겠어요."

고령자에게 치매 검사는 자신이 치매 환자로 의심받고 있다는 느낌을 주며, 치매에 걸렸다는 것은 굉장히 수치스럽고 부끄러운 일처럼 여겨지기 때문입니다.

상담을 하다 보면, 고령자들이 가장 많이 하는 말이 있습니다. 치매 검사를 받기 전에는 "아유…, 엄청 떨려요. 죄지은 것도 없는데…"라고 하며, 검사 중에는 수시로 "어때요? 괜찮아요? 치매면 큰일이에요."라고 말합니다.
치매안심센터에서는 간단한 문답 테스트인 '치매 선별검사'를 통해, 더 정밀한 검사가 필요한지를 판단하고 있습니다.

많은 고령자께서 치매안심센터를 방문하기까지 숱한 걱정과 고민을 한 끝에 오셨다고 하며, 검사가 시작되면 수시로 결과를 물어보고, 검사 후 정상 판정을 받으면 매우 기뻐하며 귀가하시곤 합니다. 어떤 분들은 기쁜 마음에 배우자와 자녀에게 연락하여, 검사 결과 정상으로 나왔고 아무 문제가 없으며 운전면허도 갱신할 수 있다고 흥분된 목소리로 말씀하기도 합니다.

하지만 치매 선별검사 결과 인지 저하로 판정된 경우, 추가적인 진단검사가 필요합니다. 그런 경우에는 더 정밀한 검사의 필요성을 본인도 느꼈다면서 진단검사에 흔쾌히 응하기도 하지만 많은 분이 이렇게 말씀하시곤 합니다.

"내가 평소에 집중을 잘 안 해서 그런 거예요. 다시 검사해 봅시다."
"제가 많이 안 좋나요? 애들한테 알리면 절대 안 돼요. 애들은 바빠요."
"이런 엉터리 검사가 무슨 치매 검사야? 그딴 거 필요 없어."

정밀 검사를 거부하는 분들은 검사 결과에 대한 두려움과 걱정으로 인해 검사를 피하는 경우가 많습니다. 또한 정밀 검사를 위해 가족과 동행할 것을 권유하면, 가족 특히 자녀에게 알리고 싶지 않다며 혼자 방문하겠다고 하시는 경우가 많습니다. 그 이유는, 자녀들이 생계로 바쁘고 힘든데 당신까지 치매로 아프면 안 된다는 마음에서 비롯된 것입니다. 이러한 경우 저희는 고령자의 마음을 이해하고 이렇게 말씀드리곤 합니다.

"정확한 검사를 위해서는 어르신에 대해서 잘 아는 분과 상담하는 것이 도움이 됩니다. 검사 결과에 따라 필요한 대처 방안도 가족의 도움이 있으면 더욱 원활하게 진행할 수 있습니다. 잠시라도 시간을 내주실 수 있도록 부탁드리겠습니다. 만약 어르신께서 직접 가족에게 말씀하시기 어려우면 제가 대신 말씀드리겠습니다."

가장 중요한 것은 치매에 대한 두려움을 가진 고령자를 안심시키는 것입니다. "치매는 불치병이 아니라 85세 이상 10명 중 2명이 경험할 정도로 흔한 병이며, 치매로 진단을 받아도 약을 먹고 정기적으로 관리하면 진행을 늦출 수 있습니다. 어르신은 치매가 있어도 지금처럼 사랑받고 인정받고 존중받으며 끝까지 권리를 보장받을 것입니다. 그 길에 우리가 함께하겠습니다. 걱정하지 마세요."

치매에 대한 막연한 불안감을 갖지 않도록, 고령자의 마음을 안심시키는 것이 가장 중요합니다.

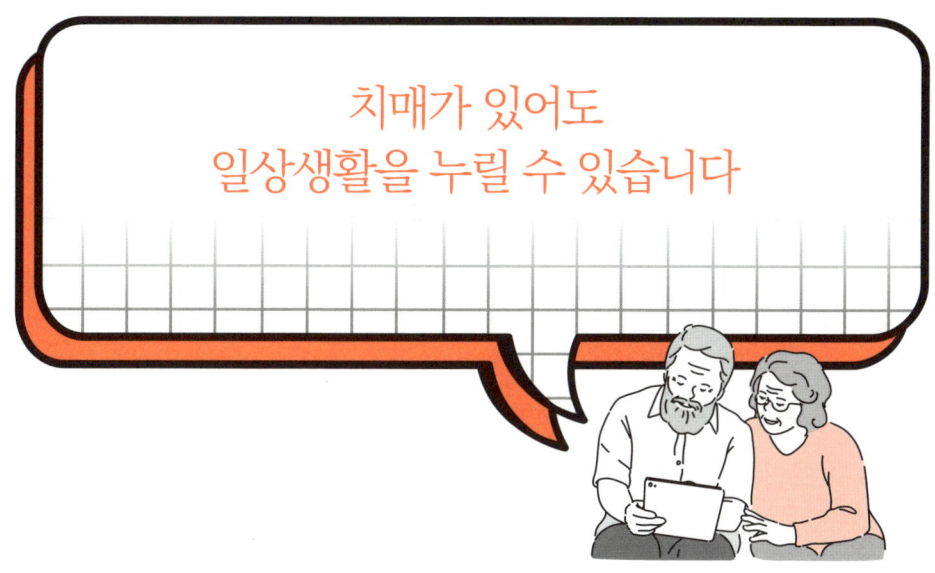

치매가 있어도 일상생활을 누릴 수 있습니다

일상생활이란 평상시의 생활을 의미합니다. 대부분의 사람은 일상, 즉 날마다 반복되는 생활을 하루하루 평범하게 누리고 있습니다. 보통의 사람들에게 일상생활이라는 것은 평범하게 반복되는 하루이고 현재일 것입니다.

'살고 싶은 대로 즐겁게 살아가는 일상생활'
그런 일상생활을 누리지 못하게 된다는 것은 매우 고통스러운 일입니다.

잠이 오지 않을 때는 텔레비전을 보거나, 하고 싶은 일을 하다가 잠들 수도 있고, 자유롭게 외출하며 가고 싶은 곳으로 언제든 마음대로 떠나고 싶고, 만나고 싶은 사람이 있거나 연락하고 싶은 사람이 있다면 편하게 소통하고, 정해진 식사 시간에 무조건 먹는 것이 아니라 먹고 싶을 때 먹고, 먹기 싫으면 먹지 않고, 씻고 싶을 때 씻고, 입고 싶을 때 입을 수 있는 그런 일상의 생활들.

"치매 검사를 받아 보세요."
이 말이 치매 검사를 권유받는 사람에게는 어떻게 들릴까요?

그들에게는 치매 진단을 받으면 평범한 일상생활을 누리지 못할지도 모른다는 두려움과 불안이 밀려옵니다.

"내가 이제 평범한 삶을 못 살 수도 있어."

"내 사랑하는 가족이 나에게 그런 말을 하다니… 내가 늙고 병들었다는 뜻인가?"

이런 생각이 들면, 마음의 문을 닫고 대화를 거부하는 경우도 많습니다.

치매라는 병에 대한 여러분의 인식은 어떠한가요?

그 누구도 병에 걸리고 싶지 않겠지만, 유독 치매라는 병에 더욱 걸리고 싶지 않은 이유는 바로 그 병이 가지는 부정적인 낙인효과 때문일 것입니다. 이에 고령자에게 치매에 걸리고 싶지 않은 이유를 물어보면 이런 말씀을 하십니다.

"치매에 걸리면 평범한 일상을 점차 누리지 못하게 될 거에요."

"살던 집과 익숙한 곳을 떠나, 자유가 없는 시설로 가야 할지도 몰라요."

"내 돈과 재산도 마음대로 쓰지 못하면서, 낯선 장소에서 평생 처음 보는 사람들과 생활해야 하겠죠."

"사랑하는 가족과 친구도 자주 볼 수 없고, 내 마음대로 외출도 못할 거예요. 결국 아무도 나를 찾지 않는 곳에서 외롭고 고통스럽게 살다가 죽게 되겠죠."

어떤가요? 너무 극단적으로 표현된 것처럼 보이시나요?

하지만 고령자들이 치매를 바라보는 인식은 실제로 이와 크게 다르지 않습니다. 많은 고령자는 치매를 '사회적 격리' 또는 '통제된 삶'으로 연결 지어 생각하면서, 다른 병은 몰라도 치매만큼은 절대 걸리고 싶지 않다며 두려워합니다.

특히, 현재까지 개발된 치매 치료제가 치매로 진단받기 이전으로 되돌릴 순 없고 단지 치매의 중증화를 지연시키는 정도라고 알려졌기에 사람들은 어떻게 해서든 치매만큼은 완벽하게 예방해서 절대로 걸리지 않아야겠다고 생각하고 있습니다.

그렇다 보니 치매와 관련된 예방법과 건강기능식품의 판매량은 급증하고 있습니다. 하지만 정작 치매라는 질병에 대한 공포심은 더욱 증가하고 있어서 정확한 치매 검사와 치료가 필요한 고령자들이 오히려 완강하게 거부하는 현상이 발생하고 있습니다.

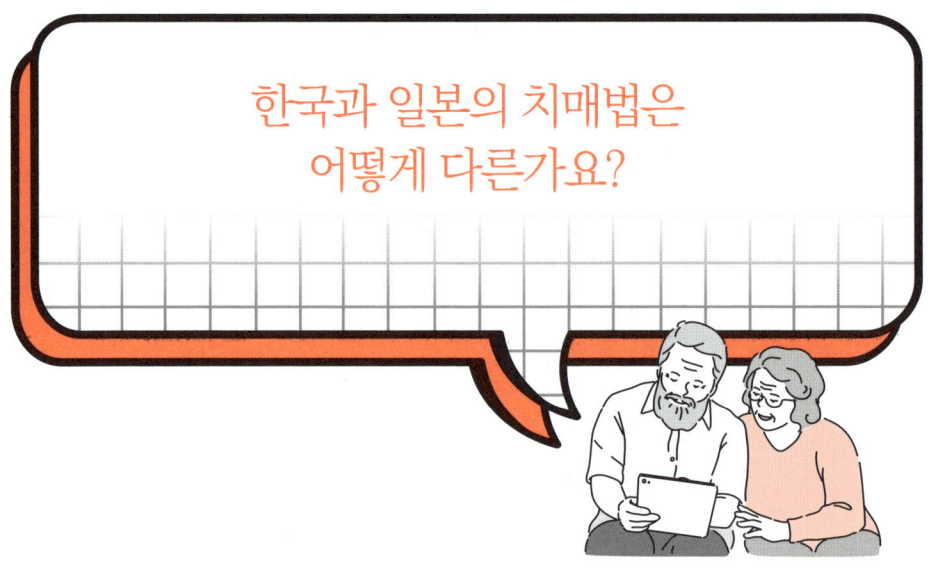

> 한국과 일본의 치매법은
> 어떻게 다른가요?

2023년 6월. 일본 국회는 '인지증 기본법'을 통과시켜 인지증^(일본은 치매를 인지증이라고 부름)에 대한 법적 지원 근거를 마련했습니다. 이 법의 공식 명칭은 **'공생사회 실현을 추진하기 위한 인지증 기본법'**입니다. 고령인구 증가에 따라 인지증 환자와의 공생 방안을 확립할 필요성이 대두되었고, 이에 따라 초당파적 의원연맹이 주축이 되어 법안을 성안하여 만장일치로 통과하게 되었습니다.

인지증 기본법의 핵심 목적은 인지증 환자가 존엄성을 유지하면서 희망을 갖고 살 수 있도록 치매 관련 정책을 종합적이고 계획적으로 추진하는 것입니다. 이를 통해 인지증 환자를 포함한 국민 개개인이 그 개성과 능력을 충분히 발휘하고, 서로 인격과 개성을 존중하며 함께 의지하여 살아가는 '공생사회'를 실현하는 것을 목표로 합니다.

특히, 공생사회 실현 추진이라는 목적을 위해 국가와 지방자치단체가 협력하여 치매 관련 정책을 마련하고 시행하도록 법적 기반을 마련했습니다.

우리나라에는 이미 치매와 관련된 법이 있습니다. 바로 '치매관리법'입니다. 한국의 치매관리법은 2011년 8월 제정 후 2012년 2월 시행되었습니다. 한국의 치매법은 2011년 8월 제정된 치매관리법, 일본의 치매법은 2023년 6월 제정된 인지증 기본법입니다.

　한국과 일본의 치매법에서 가장 큰 차이점은 일본의 치매법에서는 한국의 치매법에 없는 법의 기본이념이 있다는 것입니다. 치매가 있다고 해서 관리를 받아야 하는 대상이라고 여기는 것이 아니라 공생사회 즉 함께 살아가는 사회 구성원으로 받아들여야 한다는 것이 일본 인지증 기본법의 기본이념입니다.

> **[공생사회 실현을 추진하기 위한 인지증 기본법]**
>
> 제3조 (기본이념) 인지증 시책은 인지증 사람이 존엄을 유지하면서 희망을 가지고 살 수 있도록 다음에 열거하는 사항을 기본이념으로 하여야 한다.
> 1. 모든 인지증 환자가 기본적 인권을 향유하는 개인으로서 자신의 의사에 따라 일상생활 및 사회생활을 영위할 수 있음
> 2. 국민이 공생사회 실현을 추진하기 위하여 필요한 인지증(치매)에 관한 올바른 지식 및 인지증 환자에 관한 올바른 이해를 심화시킬 수 있음
> 3. 인지증 환자에게 일상생활 또는 사회생활을 영위하는 데 장벽이 되는 것을 제거함으로써 모든 인지증 환자가 사회의 대등한 구성원으로서 지역에서 안전하고 안심하고 자립적인 일상생활을 영위함과 동시에 자신과 직접 관련된 사항에 관해 의견을 표명할 기회 및 사회의 모든 분야에서의 활동에 참여할 기회의 확보를 통하여 그 개성과 능력을 충분히 발휘할 수 있음
> 4. 인지증 환자의 의향을 충분히 존중하면서 양질의 적절한 보건의료서비스 및 복지 서비스를 끊임없이 제공
> 5. 인지증 환자뿐만 아니라 가족 등에 대한 지원을 통하여 인지증(치매) 환자 및 가족 등이 지역에서 안심하고 일상생활을 영위할 수 있음

> 6. 공생사회 실현에 이바지하는 연구 등을 추진하는 동시에 인지증(치매) 및 경도 인지기능 장애와 관련된 예방, 진단 및 치료, 재활 및 개호방법, 인지증 환자가 존엄성을 유지하면서 희망을 가지고 살기 위한 사회참여 방식 및 인지증 환자가 다른 사람들과 서로 의지하며 공생할 수 있는 사회환경 정비 기타 사항에 관한 과학적 식견에 기초한 연구 등의 성과를 널리 국민이 누릴 수 있는 환경을 정비
> 7. 교육, 지역 개발, 고용, 보건, 의료, 복지 및 기타 각 관련 분야의 종합적인 대응으로 실시

이처럼 우리나라보다 고령화가 먼저 시작된 일본에서는 치매 환자와의 공생사회, 즉 치매 환자와 서로 도우며 함께 살아갈 수 있는 사회를 만들어 가고자 노력하는 모습을 볼 수 있습니다.

우리는 65세 이상의 인구가 전체 인구의 20% 이상을 차지하는 초고령사회에서 살고 있습니다. 치매라는 병은 지금까지의 의학으로는 완벽하게 예방하고 치료할 수는 없다고 합니다. 치매를 완벽히 예방하는 방법은 아직 존재하지 않으며, 치매를 완벽히 예방하는 방법이 있다면 어쩌면 그것은 노화를 극복한 것과 같을 것입니다.

어쩌면 고령자께서 치매 검사와 치료를 거부하는 것은 지금까지 치매라는 질병에 대해 정확하지 않은 정보를 여러 경로를 통해 습득했기 때문일 것입니다. 부정적이고 공포감으로 가득한 치매라는 병으로 진단받기 두렵고, 치매로 진단을 받는다는 사실을 받아들일 수 없어서 검사와 치료를 거부한다면 병에 대한 치료가 되지 않아 더 좋지 않은 결과를 가져오게 될 것입니다.

이제부터 우리는 치매라는 병의 올바른 인식과 함께 치매 환자를 이해하고 대하는 방법을 배울 것입니다. 치매라는 병에 대해 올바로 인식하고 치매와 공생할 수 있는 사회를 함께 노력해서 만들어 간다면, 언젠가 내가 사랑하는 가족과 친구 그리고 나 자신이 치매로 진단을 받게 되었을 때 치매가 있어도 행복하게 살아갈 수 있을 것입니다.

그리고 치매가 걱정되거나 진단을 받게 되더라도 치매 돌봄에 대한 경험과 지식을 가진 전문기관과 인력이 전국에 있으니, 절대 혼자서 고민하거나 가족 내에서만 견디려 하지 말고 의지할 수 있는 돌봄 전문가의 힘을 빌릴 수 있기를 바랍니다.

치매 돌봄은 나만이 또는 가족만이 온전히 떠안을 수 없고 사회의 과제입니다. 치매 돌봄은 전문가의 도움이 절대적으로 필요합니다.

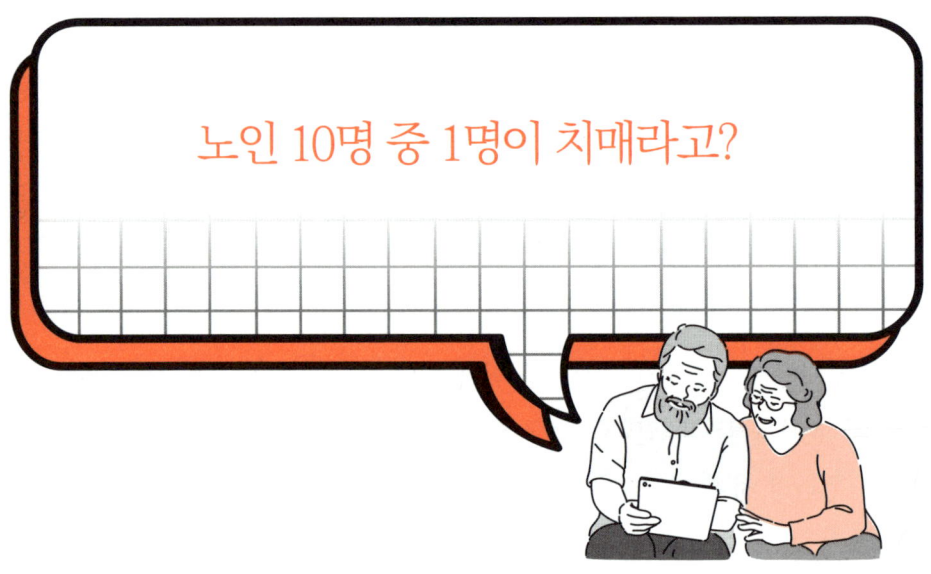

노인 10명 중 1명이 치매라고?

'65세 이상 노인 10명 중 1명이 치매 환자'라는 말은 뉴스와 방송에서 많이 들어보셨을 것입니다. 하지만 단순히 '노인 10명 중 1명은 치매가 있다'라고 이야기하는 것은 치매를 무섭고 부끄러우며 감추어야 하는 병으로 인식하게 만들 수 있습니다.

보건복지부가 발표한 '2023년 치매역학조사' 결과, 2025년 치매 환자 수는 97만 명(치매 유병률 9.17%)으로 추정되며, 치매 환자 수가 100만 명을 넘어서는 시점은 2026년, 200만 명을 넘어서는 시점은 2044년으로 예측되었습니다.

치매 환자와 가족의 돌봄 현황 등을 파악한 '치매실태조사' 결과에 따르면, 지역사회에 거주하는 치매 환자의 가족 중 절반에 가까운 45.8%가 돌봄 부담을 느끼고 있었으며, 비동거 가족의 경우 주당 평균 돌봄 시간은 18시간, 외부 서비스를 이용하는 시간은 주당 평균 10시간으로 나타났습니다. 돌봄 과정에서 가장 큰 어려움은 경제적 부담으로, 지역사회는 38.3%, 시설·병원은 41.3%가 이를 가장 큰 문제로 꼽았습니다. 또한, 치매 환자 1인당 연간 관리 비용은 지역사회

거주자의 경우 1,733.9만 원, 시설·병원 입소자의 경우 3,138.2만 원으로 조사되었습니다. 이는 전체 관리 비용 중에서 보건의료비보다 돌봄비의 비중이 더 크다는 점을 보여 줍니다. 한편, 치매 유병률은 이전 2016년 역학조사에 비해 소폭 감소하였으며, 그 결과 2025년 65세 이상 노인의 치매 유병률은 9.17%로 나타났습니다.

65세 이상 10명 중 1명이라니…!
정말로 그렇게나 많은 사람이 치매가 있다면 앞으로 65세 이상이 되면 10명이 모인 곳에서 1명은 무조건 치매가 있다고 해야 할까요?
그렇지 않습니다. 우리는 여기서 추가적인 통계자료를 확인할 수 있습니다.
첫 번째는 연령별 치매 유병 현황이며, 두 번째는 중증도별 치매 유병 현황입니다.

1. 먼저 연령별 치매 유병 현황을 살펴보면, 65세 이상 10명 중 1명이 치매라는 것은 65세부터의 모든 인구를 말하고 있는 것이기에 더욱 정확하게 표현하면 연령별 노인 인구수 대비 치매 유병률과 치매 환자 수를 봐야 합니다.

보건복지부에서 발표한 전국치매역학조사에 따르면 다음과 같습니다.

연령별	노인인구수	치매 환자	
		환자수	유병률
60~64세	4,143,522	43,508	1.05%
65~69세	3,685,447	156,853	4.26%
70~74세	2,533,229	127,361	5.03%
75~79세	1,828,637	199,148	10.89%
80~84세	1,352,964	211,961	15.67%
85세 이상	1,184,977	275,436	23.24%
60세 이상	14,728,776	1,014,266	6.89%
65세 이상	10,585,254	970,759	9.17%

출처: 치매 연령별 유병 현황 / 중앙치매센터 2025

이처럼 60대의 치매 추정인구는 100명 중 1명 정도이나, 75세 이상부터는 치매 추정인구가 10명 중 1명까지 증가하고 있으며 85세 이상은 10명 중 2명까지 증가하는 것을 볼 수 있습니다.

2. 잘못된 상식을 깨기 위한 두 번째는 중증도별 치매 유병 현황입니다.

연령별 치매 유병 현황까지 말씀드리면 보통 이렇게 말씀합니다.

"아니, 그러면 85세 이상부터는 10명 중 2명은 치매라는 거잖아요? 치매는 굉장히 무서운 병인데 앞으로 그렇게 치매 환자가 많아지면 정말 무섭네요. 내가 그 나이까지 되기 전에 절대로 치매에 안 걸릴 수 있는 치매 예방약이 빨리 나와야겠어요!!"

이처럼 보통 치매 환자라 하면 요양시설과 요양병원에서의 돌봄이 필요하거나 문제행동이라고 하는 망상과 같은 행동심리증상(BPSD)으로 많은 돌봄이 필요한 사람으로 생각하고 있습니다.

연령별	경도치매 (CDR 1.0)	중등도치매 (CDR 2.0)	중증치매 (CDR 3.0)
60세 이상	686,658명	299,209명	28,399명
	67.70%	29.50%	2.79%

출처: 치매 중증도별 유병 현황 / 중앙치매센터 2025

하지만 위 표에서 보는 것과 같이 실제 치매로 인해 많은 돌봄이 필요한 중증치매(CDR 3.0) 환자는 100명 중 2~3명이며, 신체기능과 환경에 따라 다를 수 있으나 스스로 일상생활 수행이 가능하다고 할 수 있는 경도치매(CDR 1.0)는 10명 중 6~7명이라고 할 수 있으며, 중등도치매(CDR 2.0) 환자까지 포함하면 10명 중 9명까지 증가합니다.

이처럼 치매의 중증도가 높아 누군가의 도움이 없이는 일상생활 수행이 쉽지 않다고 할 수 있는 중증치매(CDR 3.0) 환자는 100명 중 2~3명 정도밖에 되지 않고, 나머지 대부분은 일상생활 수행이 스스로 가능하거나 일부 지원만 필요하기에 지역사회에서 생활이 충분히 가능한 상태라 할 수 있습니다. 중증도가 높은 치매는 혼자서 일상생활을 수행하는 것에 어려움이 있을 수 있으나, 중증도가 높지 않은 경우라면 충분히 혼자서 일상생활을 수행할 수 있습니다.

모든 병은 중증도에 따른 환자의 증상과 그에 대한 개입이 달라질 수 있는데, 유독 치매라는 질병에 대해서는 많은 사람이 치매는 무조건 누군가의 돌봄이 필요한 질병으로 생각하고 있습니다. 그렇게 된 이유로는 여러 가지가 있겠지만 치매에 대한 잘못된 인식과 공포심이 많은 곳에 남아 있기 때문일 것입니다. 보통 치매는 공포의 질병으로 표현되며 치매에 걸리면 결국 통제된 곳에서 살아야 하거나 스스로는 아무것도 못하는 모습으로 묘사되곤 합니다. 많은 프로그램에서 치매는 절대 걸리면 안 된다며 치매 예방에 좋다는 여러 건강기능식품을 홍보하고, 영화와 드라마에서는 치매라는 질병을 감동적인 가족화합의 소재로 활용하고 있습니다.

그렇다면 치매에 대한 잘못된 인식을 변화시키기 위해서는 무엇을 해야 할까요? 이 책을 읽는 여러분 스스로 먼저 이렇게 생각해야 합니다. 그동안은 "치매는 무섭고 걸리면 큰일이 나는 질병으로 절대 걸리면 안 된다."라고 생각을 했다면 앞으로는 이렇게 생각을 바꿔 보면 어떨까요?

"초고령사회에서 치매는 누구나 걸릴 수 있는 질병으로 치매의 예방과 진단의 여부보다 더 중요한 것은 치매가 있어도 함께 살아갈 수 있는 치매 공생사회를 만드는 것입니다. 정기적인 검진으로 조기발견을 하고, 치매로 진단을 받았다면 악화하지 않도록 관리하는 한편, 치매가 있어도 살던 곳에서 친숙한 사람들과 익숙한 환경 속에서 존중받으며 살아갈 수 있도록 우리가 함께 노력해야 합니다. 그런 노력의 결과는 나와 내가 사랑하는 사람에게 돌아가게 될 것입니다."

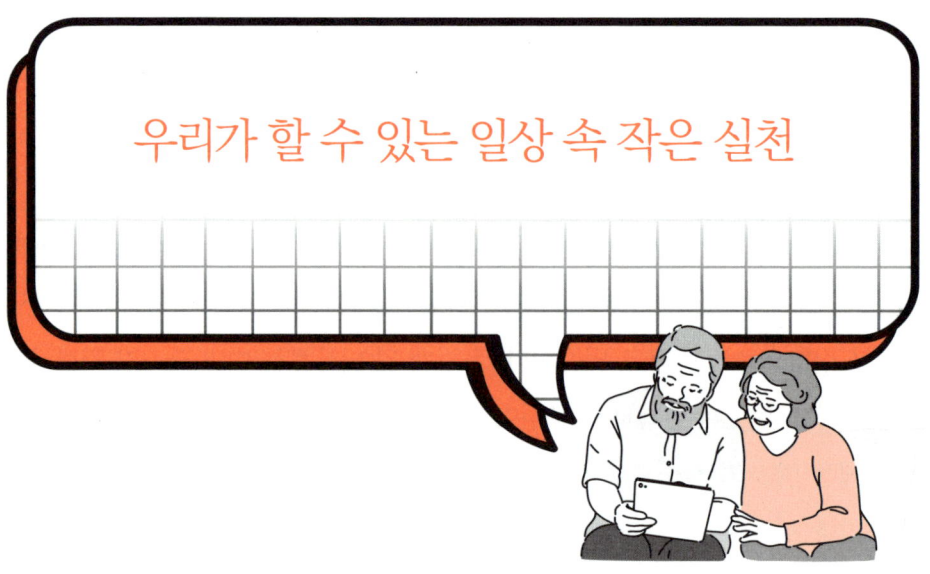

우리가 할 수 있는 일상 속 작은 실천

'서로에게 비난하기보다 격려해 주자'

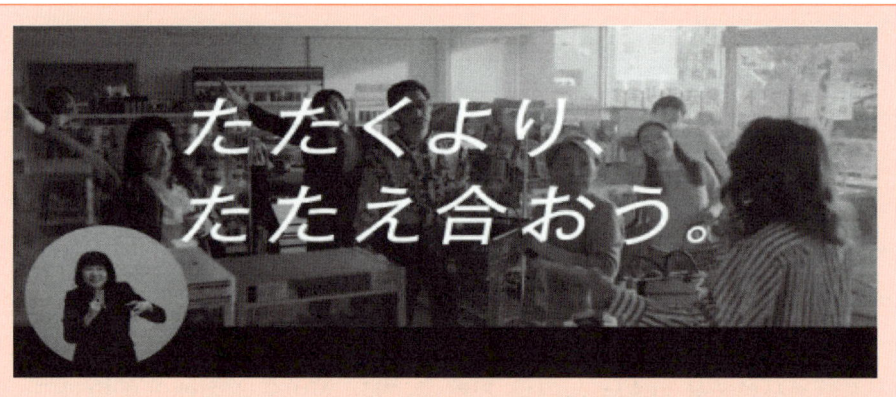

편의점 계산대에서 할머니가 계산하려고 지갑에서 돈을 꺼내려 하는데 생각대로 잘되지 않고, 앞에는 편의점 직원이 뒤에는 벌써 여러 사람이 기다리는 와중에 바로 뒤에는 험상궂은 얼굴의 젊은 남자가 언짢은 얼굴이라 더 초조해지고 그 남자가 화가 났는지 구두로 바닥을 치자 더 불안해지게 됩니다.

그때, 갑자기! 험상궂은 얼굴의 젊은 남자가 아이스크림을 마이크로 할머니에게 랩을 합니다.

> "혹시 당황했어요, 할머니? 아무도 화 안났어요. 당신 페이스로 괜찮아요, 아무것도 신경 쓰지 마세요. 나답게 당당하게 사는 거예요."
> 험상궂은 젊은 남자의 예상외 친절한 말에 할머니는 랩으로 답합니다.
> "폐를 끼치고 있다고 생각해 초조했는데 뜻밖의 친절한 말. 겉보기로 판단한 나도 반성. 색안경 따위는 필요 없어."
>
> 이후 젊은 남자와 할머니 그리고 편의점 직원이 함께 말합니다.
>
> **"모두가 다른 건 당연하며 나는 나이고 너는 너다. 한 사람 한 사람을 존중하고 서로 비난하기보다 칭찬하자."**
> 그렇게 영상은 해피엔딩으로 마무리됩니다.
>
> 출처: 비난하기보다, 격려해 주자 / 일본 공익광고협의회 AC JAPAN

2022년 일본 공익광고협의회 AC JAPAN이 선정한 공익광고인데, 영상에서 나온 일명 '관용 랩'이 SNS 등을 통해서 사람들의 관심과 호응을 받았습니다. 광고를 제작한 AC JAPAN은 '관용 랩'이라는 작품에 대해 이렇게 설명합니다.

"다양성이 요구되는 시대, 세대를 막론하고 자신과 다른 입장과 생각에 대한 편협한 행동이 사회적으로 문제가 되고 있습니다. 이 기획은, 상대를 비방하지 않은 랩 배틀로 서로 공격하는 것이 아니라 상대를 존중하고 인정하는 것의 중요성, 거기에서 나오는 교류를 전하고자 합니다."

다양성과 관용이 필요한 시대에 오히려 엄격해져 버린 무관용의 사회. 우리는 고령자와 함께 행복하게 지내기 위해 고령자를 이해해야 하며, 치매 환자와 함께 살아가기 위해 치매를 이해해야 합니다.

일본 공익광고의 주제처럼, 서로 다르더라도 비난하기보다 격려해 주어야 합니다. 우리는 누구나 나이가 들면 노인이 됩니다. 노인이 되면 이전보다 신체기능과 인지기능이 저하될 수 있지만, 행복하게 지내고 싶고 사랑받고 싶은 마음은 영원히 변하지 않습니다.

치매로 인해 할 수 있는 것이 이전보다 줄어들더라도, 여전히 하고 싶은 일이 있고, 사랑받고 싶고, 인정받고 싶고, 존중받으며 살아가고 싶습니다. 하지만 우리는 치매를 너무나도 무섭고 두려운 병으로 만들어 버렸습니다. 우리는 무의식 중에 치매 환자는 안전한 곳에서 통제되고 보호받아야 한다고 생각하고, 사회활동, 요리, 장보기, 외출과 같은 일상생활은 어려울 것으로 생각합니다.

그런 우리들의 생각을 바꿀 수 있게 해 주는 사례가 있습니다. 바로 호그벡 마을이라는 이름으로 유명한 네덜란드 치매요양시설 '드 호그벡(De Hogeweyk)'입니다.

네덜란드 치매요양시설인 '드 호그벡'은 중증환자가 거주하는 요양시설임에도 불구하고 쇼핑센터, 극장, 대형마트, 레스토랑, 문화센터 등 다양한 편의시설을 갖추고 있습니다. 그러나 이곳이 특별한 이유는 단순히 시설이 많기 때문이 아닙니다. 호그벡이 특별한 것은 호그벡이 하나의 마을처럼 운영되며, 마을 곳곳에 근무하는 직원은 모두 요양 전문 인력이지만 곳곳의 편의시설에서 직원으로 위장하여 입소한 주민들의 상태를 수시로 확인하고 있다는 것입니다.

호그벡 마을은 치매 노인을 위한 요양시설이지만, 이곳에서는 '환자'라는 단어를 사용하지 않습니다. 대신, 이곳에 사는 사람들은 '거주자'로 불립니다. 이 마을을 설립한 창립자는 치매 노인도 남은 일생을 재미와 보람을 느끼며 살아가야 한다는 철학에서 출발한 시설이라고 하며, 실제로 호그벡 마을에 거주하는 치매 환자들은 자유롭게 마을 곳곳을 누비며 사람들을 만나고 사회 활동을 하기에 스트레스를 적게 받아 다른 요양시설보다 행복하게 생활하며 약물도 적게 투여된다고 합니다.

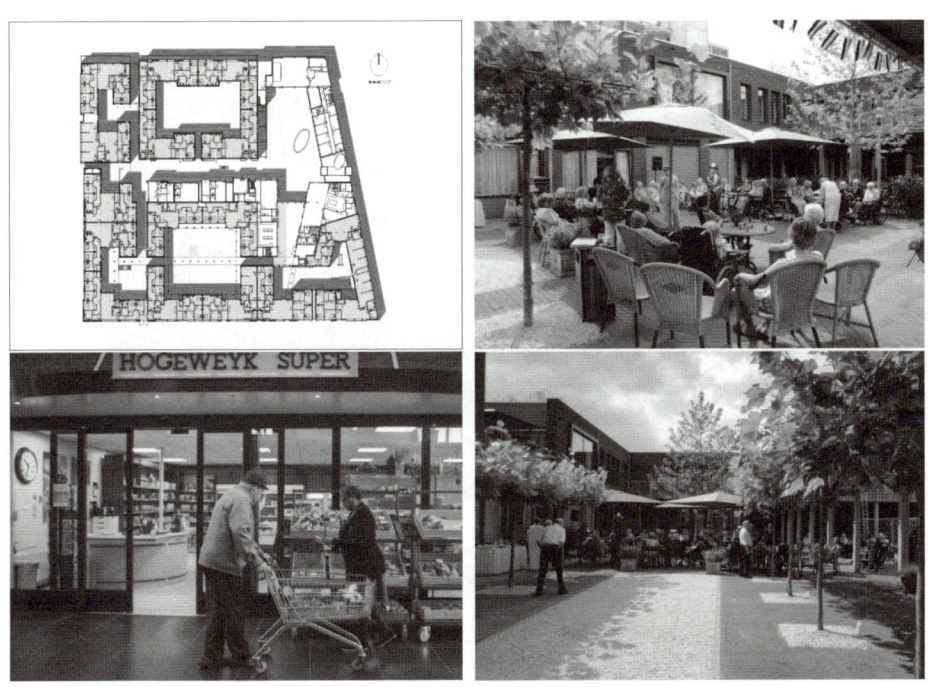

출처: 호그벡 마을 홈페이지 https://hogeweyk.dementiavillage.com

언젠가 고령자가 될 수밖에 없는 나와 내 가족이, 치매가 있어도 행복하고 고립되지 않을 수 있도록 하려면 일상 속 작은 실천이 필요합니다. 이 실천은 내가, 그리고 내 가족이 받기를 바라는 이해와 배려, 존중을 고령자의 관점에서 바라보고, 그것을 일상에서 실천하는 것입니다.

이를 위해 보건복지부에서는 치매파트너 사업을 추진하고 있습니다.
치매파트너란 치매에 대한 교육을 받고 이를 바탕으로 지역사회에서 치매 환자와 가족을 배려하는 따뜻한 동반자입니다.

중앙치매센터 홈페이지와 인근 치매안심센터에서 치매에 대한 기본적인 교육^(치매파트너 온·오프라인 교육 1시간 이수)을 받은 후 치매 환자와 가족을 이해하고 돕는 모든 일을 할 수 있는 것이 바로 치매파트너 사업입니다. 치매 환자를 이해하고 배려하는 방법은 일본 치매파트너 홍보영상에서 잘 표현되고 있습니다.

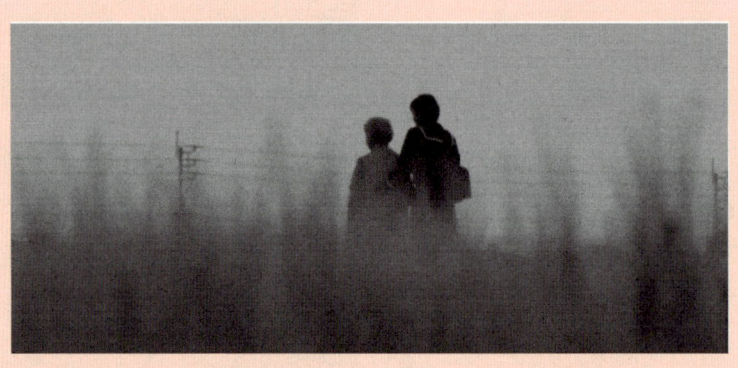

어르신과 학생이 손을 잡고 걸으며, 대화합니다.

어르신: 카즈미!
학생: 응?
어르신: 학교는 재미있니?
학생: 네, 재미있어요.
어르신: 카즈미, 공부는 열심히 하고 있니?
학생: 음… (부끄러워하며) 그럭저럭?

잠시 후 둘은 어떤 집에 도착하고, 중년의 여성이 맞이합니다.

중년여성: (반가워하고 안도하며 부른다.) 어머니!
중년여성: (감사해하며) 언제나 고마워, 유짱.
학생: (웃으며) 아니에요. (인사하며 헤어진다.)

이런 상황을 어르신은 어리둥절한 얼굴로 바라봅니다.
중년여성과 어르신은 집으로 들어가며, 학생은 인사를 하며 헤어집니다.

> 마지막으로 자막이 나오며 영상은 마칩니다.
> "치매, 함께 돌보고 지역 안에서 지지합니다. 치매 서포터"
>
> 출처: 일본 Dementia Support Caravan

영상에서 어르신은 길을 잃고 헤매고 있었는데, 지나가던 학생이 발견해 어르신을 안전하게 집으로 모셔 드렸습니다. 어르신은 학생을 자기가 아는 사람(카스미)의 이름으로 부르지만, 실제 학생은 어르신이 생각하는 사람이 아니거나 이름이 다른 것으로 보입니다.

하지만 학생은 이를 지적하거나 바로잡기보다는 치매라는 질병을 이해하고 어르신의 말을 경청하고 공감하는 모습을 보여 주며, 가족에게 안전하게 안내해 드렸습니다.

바로 이것이 전 세계적으로 추진되고 있는 치매파트너(치매서포트) 사업입니다.

앞으로 모든 나라는 고령화로 인해 이전보다 판단이 어렵거나 치매가 있는 분들이 많아지게 될 것이며, 일상에서 자연스럽게 치매가 있는 분들을 만나게 될 것입니다. 이때 치매파트너 교육을 이수한 사람은 편의점, 식당, 시장, 마트, 은행 등 지역사회 여러 곳에서 만나게 되는 치매 환자를 이상하게 여기거나 피하지 않고, 자연스럽게 함께하며 도움을 주고자 할 것입니다.

우리가 할 수 있는 일상 속 작은 실천은 바로 이해하고 배려하는 것입니다. 치매로 인해 자꾸만 기억이 나지 않는다며 당황해한다면 이렇게 말씀해 주세요.

"선생님, 제가 나이를 먹으니 자꾸 깜빡깜빡해요…."
"그럼요, 그럴 수 있어요. 괜찮습니다. 걱정하지 마세요, 저 시간 많습니다."

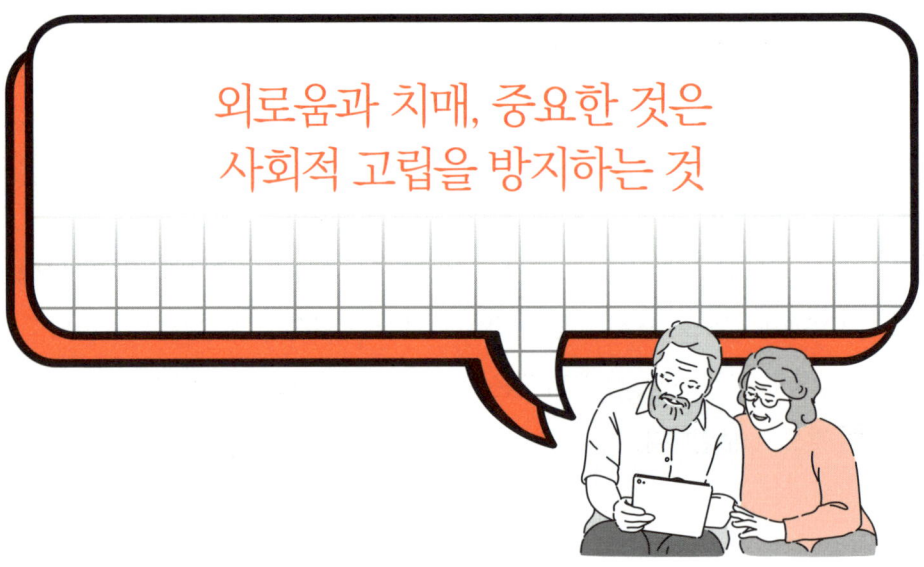

외로움과 치매, 중요한 것은 사회적 고립을 방지하는 것

> "가난한 노인들이 많고, 고독사하는 노인들이 많은 사회를 그대로 두면, 그 사회에 사는 사람들은 기분이 괜찮은가. 기분이 괜찮아선 안 될 것 같은데…"
> _네덜란드 50플러스당 연구소장
>
> 출처: 치매 노인을 위한 공간 네덜란드 호그벡 마을 / 한국일보 2021. 2. 7.

현대사회를 흔히 '각자도생(各自圖生)' 사회라고 합니다. 이는 '각자가 스스로 제 살길을 찾는다.'라는 뜻의 한자성어로, 오늘날의 경쟁사회에서 스스로 생존 전략을 찾아야 하고, 그렇지 못하면 도태되는 것이 당연한 것처럼 여겨지는 사회를 의미합니다.

경쟁은 현대사회에서 피할 수 없는 현상입니다. 그리고 이런 경쟁 속에서 우리는 과학과 의료 기술의 발전을 이루었고, 그 덕분에 사람들은 이전보다 오래 살면서 신체적으로 건강해질 수 있었습니다. 그러나 여기에서 문제가 발생합니다. 사람들은 이전보다 더 오래 살고 더 건강해졌지만 마음은 점점 더 외로워졌습니다.

부부가 함께 살아도 언젠가 둘 중 한 명은 먼저 고령자가 되어 점차 인지·신체 기능이 저하되기에 노인이 노인을 돌보는 노노케어(노인이 노인을 돌보는 상황)가 발생합니다. 일본의 경우 노노케어에서 한 단계 더 나아가 인인케어라는 것이 사회적 문제가 되고 있다고 하는데, 이는 치매(인지증)가 있는 사람이 치매 환자를 돌보는 것입니다.

과거와 같은 대가족 형태라면 가족 간 돌봄이 가능했을지도 모릅니다. 그러나 현대사회에서는 대가족의 형태를 유지하기가 여러모로 쉽지 않습니다. 한 개의 건물이나 가까운 지역에 가족이 함께 살아가며 서로의 안부를 확인하는 방법도 있지만, 이는 현실적으로 어려운 일입니다.

우리나라는 다른 나라보다 유독 혼자 사는 노인이 많다고 합니다. 통계청에서 매년 발표하는 자료 중 '2024 고령자통계'를 살펴보면 다음과 같이 조사되었습니다.

> **[특별기획] 혼자 사는 고령자의 생활과 의식**
> 2023년 혼자 사는 고령자 가구는 213만 8천 가구로 전체 고령자 가구의 37.8%
> 2023년 혼자 사는 고령자 가구 중 취업 비중은 32.8%, 생활비는 49.4%가 스스로 마련
> 2023년 혼자 사는 고령자의 18.7%는 도움받을 수 있는 사람이 없음
> 2022년 혼자 사는 고령자의 주관적 건강 평가는 전체 고령자보다 부정적
> 2023년 혼자 사는 고령자의 44.2%는 노후를 준비, 45.4%는 취미활동 희망
> 출처: 2024 고령자 통계 / 통계청 2024. 9. 26.

고령자 가구는 계속 증가하는 추세이며, 고령자 가구 중 혼자 사는 고령자 가구의 비중도 2015년 이후 계속 증가 추세입니다. 또한 혼자 사는 고령자 가구의

연령대별 비중을 보면, 70대는 축소되고, 65~69세와 80세 이상에서 확대되는 경향을 보인다고 합니다.

I. 인구·가구
- '24년 65세 이상 고령인구는 우리나라 전체 인구의 19.2%로, 향후 계속 증가하여 '25년에 20%, '36년에 30%, '50년에 40%를 넘어설 것으로 전망됨
- '24년 고령인구 비중을 성별로 보면, 여자 21.5%, 남자 17.0%로 여자의 고령인구 비중이 남자보다 4.5%p 높음

II. 건강
- '22년 65세의 기대여명은 20.7년(남자 18.6년, 여자 22.8년)으로 경제협력개발기구(OECD) 평균 대비 남자는 0.7년, 여자는 1.5년 더 높은 수준임
- '22년 65세 이상 고령자의 1인당 진료비는 522만 9천 원, 본인부담금은 123만 6천 원으로 전년 대비 각각 25만 6천 원, 6만 8천 원 증가함

III. 소득보장
- '23년 가구주 65세 이상 고령자 가구의 순자산액은 4억 5,540만 원으로 전년 대비 176만 원 증가함
- '22년 66세 이상 은퇴연령층의 상대적 빈곤율은 39.7%로 전년 대비 0.4%p 증가하였고, 지니계수는 0.383, 소득 5분위 배율은 7.11배임

IV. 사회참여·관계
- '23년 65세 이상 고령자의 자원봉사 참여율은 7.4%, 단체 참여율은 57.1%, 평생교육 참여율(65~79세)은 23.5%임
- '22년 19세 이상 성인의 10.4%가 인권침해나 차별을 가장 많이 받는 집단이 「노인」이라고 생각하였고, 「장애인(18.9%)」다음으로 높았음

V. 생활환경
- '23년 65세 이상 고령자의 74.0%는 인터넷을 이용하였고, 93.9%는 인스턴트 메신저를 이용하여, 대화하기 기능을 주로 이용함
- '23년 65세 이상 고령자 10만 명당 보행 교통사고 사망률은 5.8명으로 전년 대비 0.4명 감소하였고, 부상률은 111.6명으로 0.1명 증가함

VI. 주관적 웰빙
- '23년 65세 고령자 중 자신의 현재 삶에 만족하고 있는 사람의 비중은 31.9%로 전년 대비 2.4%p 감소함
- '23년 65세 이상 고령자 중 자신의 사회·경제적 성취에 대해 만족하고 있는 사람의 비중은 26.7%로 전년 대비 4.6%p 감소함

출처: 2024 고령자 통계 / 통계청 2024. 9. 26.

고령자통계에서 특히 주목해야 할 것은 혼자 사는 고령자의 생활과 인식입니다. 전체 고령자 10명 중 4명이 혼자 살고 있으며, 혼자 사는 고령자 10명 중 2명은 도움을 받을 수 있는 사람이 없고, 가족이나 친인척 그 외 다른 사람과의 교류가 없다고 응답했습니다.

이렇게 혼자 사는 고령자가 많아지고, 누군가의 도움을 받을 수 없는 고령자가 많아지게 되면 외로움이 더해지게 됩니다. 그리고 외로움과 함께 사회적 고립이 깊어지면, 치매의 위험성은 더욱 커집니다.

독거 노인은 치매에 더 취약하다?
혼자 사는 55세 이상, 치매 확률 30% 더 높다

사회적 고립이 완전히 제거될 수 있다면 치매 사례가 5.9% 줄어들 수 있다고 계산한 길 리빙스턴(UCL Psychiatry, 유니버시티 칼리지 런던 정신의학) 교수의 2017년 연구에 이어, 2020년 7월에는 같은 대학의 루팔 데사이(UCL Psychology & Language Sciences) 연구팀이 유럽과 아시아 7개국의 12개 연구에 포함된 55세 이상 21,666명의 데이터를 연구한 결과, **혼자 사는 55세 이상의 사람들은 다른 사람들과 함께 사는 사람들보다 치매에 걸릴 확률이 30% 더 높다**는 결과가 나왔습니다.

출처: 독거노인은 치매 발병 위험도 크다?…'잘 죽으려면' 필요한 건? / KBS뉴스 2022. 1. 18.

제2장 치매가 있어도 평범한 일상을 누릴 수 있습니다

치매의 가장 큰 위험 요소 중 하나는 바로 '사회적 고립'입니다.

고립은 기분과 인지기능에 부정적인 영향을 미치고, 혼자 사는 것으로 측정된 사회적 고립은 치매 발병 위험을 높인다고 합니다. 사회적 고립은 이전에 확인된 것보다 더 중요한 인구 위험 요소이며, 운동 부족이나 고혈압과 당뇨병 그리고 비만과 같은 질병보다 더 치매 위험을 높인다는 연구 결과도 있습니다.

영국에서는 외로움 관련 대책으로 **'사회적 처방'**을 제시하고 있습니다.
우리가 몸이 아파 병원에 간다고 할 때 어떤 경우는 외로움 때문에 그런 문제를 겪고 있는 것일 수도 있으며, 이에 의사는 약물 대신 다른 사람과 관계를 맺을 방법을 대안적으로 처방하는 정책이 바로 '사회적 처방'입니다.

우리는 어떤가요?
치매는 무서운 질병이고 두려운 질병이지만, 나와 내 가족과는 아무런 관계가 없으리라 생각하나요? 치매가 있는 고령자를 안전과 돌봄을 위한다는 이유로 시골에서 모시고 와 친구도 없고 아무도 없는 곳에서 위험하니 아무것도 하지 말고 나가지도 말고 온종일 혼자 지내도록 하여 고립된 관계망을 만들고 있지는 않나요?

최은수 교수(고려대학교 심리학부)는 연구논문의 주제이자 마지막 글에서 다음과 같이 말합니다.

"노인(老人)에게는 사람(人)이 필요하다.
노인에게는 사회적 관계가, 사람이 필요하다."

우리는 치매가 있는 고령자를 단순히 환자로 보고 있나요?
아니면 치매가 있더라도 인생을 즐길 수 있는 주체로 보고 있으신가요?

나이가 많아도 치매가 있어도 누구나 행복할 수 있는 권리가 있습니다.

'내가 나로서 있을 수 있는 곳에 있고 싶다.'
우리에게는 당연한 말이지만 치매가 있는 고령자에게는 소망일 수 있습니다. 치매가 있는 고령자가 꿈꾸는 소망을 현실이 될 수 있도록 해 주는 것은 바로 우리들의 일상 속 작은 실천입니다.

우리는 초고령사회에서 청년 인구보다 고령 인구가 더 많은 세상에서 살아가게 될 것입니다. 그렇게 되었을 때 앞으로의 세상은 지금과는 사뭇 달라질 것입니다.

지금의 현대사회는 각자도생 사회라고 합니다. 각자도생의 반대말은 '공존동생(共存同生)'입니다. 함께 생존하고 같이 살아나간다는 뜻입니다.

초고령사회에서 불가피하게 찾아올 수밖에 없는 외로움과 치매!
치매를 예방하고, 치매가 있어도 함께 살아갈 수 있는 사회를 만들 수 있는 가장 좋은 방법은 사회적 고립을 방지하는 것입니다.

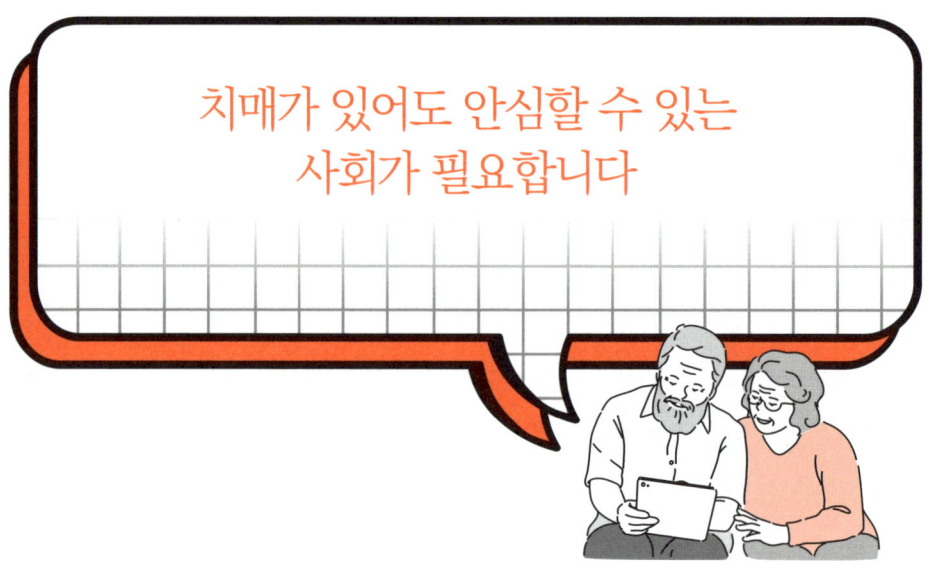

치매가 있어도 안심할 수 있는 사회가 필요합니다

많은 사람이 이런 고민을 합니다.
"왜 부모님은 치매가 의심되는데 검사를 안 받으려고 할까?"
"왜 부모님은 치매가 있다고 인정을 하지 않으실까?"
"왜 도움이 필요 없다고 하시며, 혼자서도 괜찮다고 이야기하실까?"

이런 질문을 하게 되는 이유는 크게 두 가지로 볼 수 있습니다.
첫 번째는 치매라는 병에 대해 잘 모르기 때문에, 두 번째는 치매에 걸리게 된 그 사람에 대해 잘 모르기 때문입니다.

우리는 '치매에 걸리지 않으려면 이렇게 해야 해'라거나, '치매에 걸리면 결국 이렇게 된다더라'는 이야기를 종종 합니다. 그리고 '만약 치매가 있으면 혼자서는 살기 어려우니 돌봄을 받아야 해. 그래서 치매가 의심되면 바로 진단을 받고 치료를 받아야 해'라고 말하곤 합니다.

그러나 이 말 속에는 가장 중요한 게 빠져 있습니다.

바로 '그렇다면 치매 환자는 어떤 생각을 할까?'입니다.

치매 환자는 어떤 생각을 할까요?

여러분의 가족이 아닌 여러분 자신이 치매가 있다고 생각해 본 적이 있나요? 막연하게 치매가 있기 전에 빨리 죽어야지 치매에 걸리면 죽어 버릴 거라고 하지는 않나요?

치매를 겪다가 돌아가신 아버지가 기억과 싸워가며 작성한 노트를 발견했다는 어느 일본인의 글이 있습니다. 간단한 메모를 적은 노트이지만, 내용을 완벽하게 이해하기 어려운 부분도 있을 만큼 힘겹게 적어 내려간 노트에는 치매로 인해 여러 가지가 어려워진 모습을 이겨 내려고 노력한 외롭고 슬픈 마음이 담겨 있었습니다.

노트에 남겨진 글에서 아버지가 쓴 글은 처음에는 나름 또박또박 작성되고 문장의 구성도 복잡했으나, 점차 단순해지는 모습을 보였습니다. 그런데도 아버지께서는 아들의 이름은 한자로 정확하게 기억하고 작성된 모습을 보였는데, 아버지께서는 치매가 진행되는 과정에서도 아들의 이름을 잊지 않고 작성하기 위해 큰 노력을 하지 않았을까 생각합니다.

> "오늘은 본가에 있는 돌아가신 아버지의 방에서 잡니다. 치매에 걸리셨는데 아마도 어머니에게 혼나면서도 당신의 기억과 싸우던 아버지의 노트를 보는 바람에 방금 병원에서 아버지의 유해를 봐도 여유였지만 지금은 눈물이 멈추지 않습니다."
>
> 선풍기는 … (찢어짐)

> 산책하러 갈 때는 … (찢어짐)
>
> 자기 생각대로 행동하지 말 것
>
> 화장실 휴지는 다 쓴 다음에 새 걸 쓸 것
>
> 들은 대로만 하고 쓸데없는 일은 하지 말 것
>
> 행주는 바닥에 두지 말 것
>
> 걸레는 조심할 것
>
> 남에게 폐를 끼치지 않게 할 것
>
> 밤에는 꼭 덧문을 닫을 것
>
> 그리고 마지막에는 이렇게 남겨 있었습니다.
> '미안했다. 신이치.' (신이치는 아들의 이름).

일본에는 세계 최초의 표준치매 진단검사를 만든 일본 치매 의료의 1인자인 '하세가와 가즈오'라는 의사가 있습니다. 그분은 반세기 넘게 치매 환자를 치료하고 연구해 왔는데, 그런 그도 88세에 치매에 걸리게 되었습니다.

하세가와 가즈오는 치매에 걸렸다는 것을 알게 된 후, 치매에 걸리는 것이 결코 특별한 일이 아니라고 생각하며 누구나 치매에 걸릴 가능성이 있다고 하면서 본인이 치매에 걸렸다는 것을 세상에 알렸습니다.

"치매를 두려워하는 이유는 일상생활에서의 장애 때문이며, 이는 지금까지 당연하게 해 왔던 평소의 생활이 점점 불가능해지는 것이기 때문입니다. 하지만 주위 사람들이 치매 환자를 어떻게 대하느냐에 따라 그 어려움을 훨씬 줄일 수 있습니다. 저는 그 사실을 꼭 알려 주고 싶었습니다."

이후 그는 치매가 있어도 잘 살아갈 수 있다는 이야기를 전하고 싶어 '나는 치매 의사입니다' 라는 책을 썼고, 한국에도 출판되었습니다. 책에서는 이런 이야기가 나옵니다.

> 젊었을 때 한 선배가 저에게 이렇게 말했습니다.
> "너 자신이 같은 병에 걸리지 않는 한, 너의 연구는 진짜가 아니야. 인정할 수 없어."라고.
> 지금이라면 말할 수 있습니다. "저도 진짜가 되었습니다."

하세가와 가즈오는 책에서 이런 말을 합니다.
"가장 중요한 것은 주변에서 치매 당사자를 그 상태 그대로 받아들여 주는 일입니다. '저는 치매입니다.'라는 말을 들으면 '그래요? 하지만 문제없어요. 우리가 도울 테니까 너무 걱정하지 마세요.' 하고 안심시켜 주면서 여러 가지 지혜를 짜내는 것이 좋습니다. 그리고 무엇보다 상대를 그때까지와 똑같이 대해야 합니다."

치매는 진행됨에 따라 일상생활에서 어려움이 발생하며, 그로 인해 이전과 같이 일상생활을 자유롭게 누릴 수 없는 것이 치매 환자와 가족들의 어려움이라고 할 수 있습니다. 하지만 만약 일상생활을 누리는 것에 장애가 생기더라도 이에 대해 안심시켜 주고 도와줄 수 있다면 약간의 어려움이 있더라도 안심하고 살아갈 수 있을 것입니다.

우리에게는 치매가 있어도 안심할 수 있는 사회가 필요합니다. 그렇다면 어떻게 해야 안심할 수 있는 사회라고 할 수 있을까요?

여러분은 어디에 있을 때 제일 편안한가요? 많은 곳이 이야기될 수 있겠지만 가장 편한 곳은 아마도 집이라고 할 수 있을 것입니다.

치매가 있는 고령자가 집이 아닌 주야간보호센터나 요양시설에 있으면 이런 말을 많이 하시곤 합니다. 혹은 집에 계심에도 불구하고 이렇게 말씀하곤 합니다.

"집에 가고 싶어."
일반적으로 많은 사람은 힘들고 지치면 집에 가고 싶다고 합니다. 집에 가면 내가 원하는 쉼을 가질 수 있고, 나를 반겨 주고 기다리는 누군가도 있을 것입니다.

치매가 있는 고령자께서 자주 찾는 것도 바로 '집', 즉 가장 마음이 편안한 곳입니다. 치매로 인해 지금 있는 곳이 낯설게 느껴지고, 불안과 두려움, 혼란이 반복되면서 심리적으로 큰 어려움을 겪게 됩니다. 그래서 이렇게 말씀하시곤 합니다.

"집에 가고 싶어."
'즐거운 곳에서는 날 오라 하여도, 내 쉴 곳은 작은 집 내 집 뿐이리.' 즐거운 나의 집이라는 노래에서는 아무리 좋은 곳에서 날 오라고 해도, 가장 기쁘고 쉴 수 있는 곳은 바로 내 집이라고 합니다.

이처럼 치매가 있어도 안심할 수 있는 사회는 어쩌면 집과 같은 곳일 것입니다. 치매로 인해 불안하고 무섭고 혼란스러운 일상이라도 내가 가장 마음이 편안한 집과 같이 내가 실수해도 받아 주고, 내가 어려움이 있다면 도와주는 그런 사회.

치매라는 질병에 대한 접근이 그동안은 안전과 통제가 우선이었다면, 이제는 행복과 관용이 우선될 수 있는 사회. 그런 사회가 만들어지기 위해서는 우리 한 사람 한 사람의 노력이 필요하며, 그 노력이 모여졌을 때 비로소 치매에 걸려도 안심할 수 있는 사회가 만들어질 수 있을 것입니다.

그리고 그로 인한 치매 당사자의 행복은 내가 사랑하는 가족과 이웃 그리고 나에게 다시 돌아오게 될 것입니다.

> "치매에 걸리고 싶지 않은 이유는 무엇을 기억하거나 떠올릴 수 없다는 것 그 자체가 싫다는 것보다 내가 할 수 있다고 생각했던 것들을 하지 못하게 되고, 존중받지 못하며, 사회에서 배제되는 것이 두렵기 때문이다."

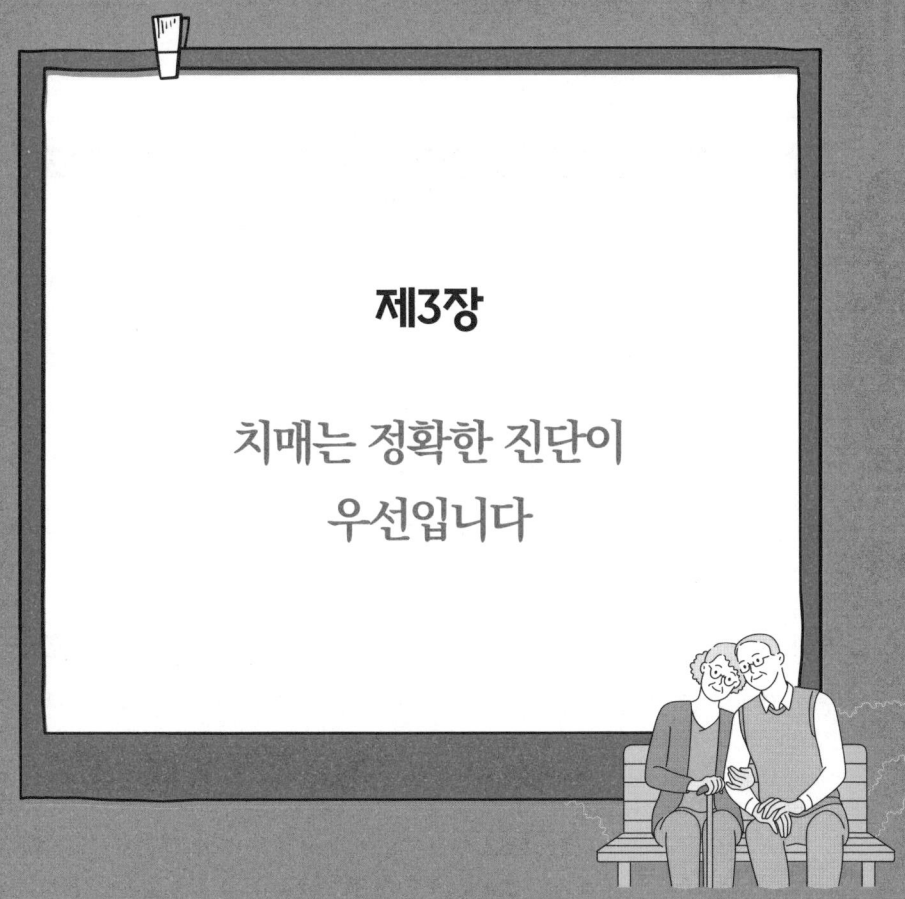

제3장

치매는 정확한 진단이 우선입니다

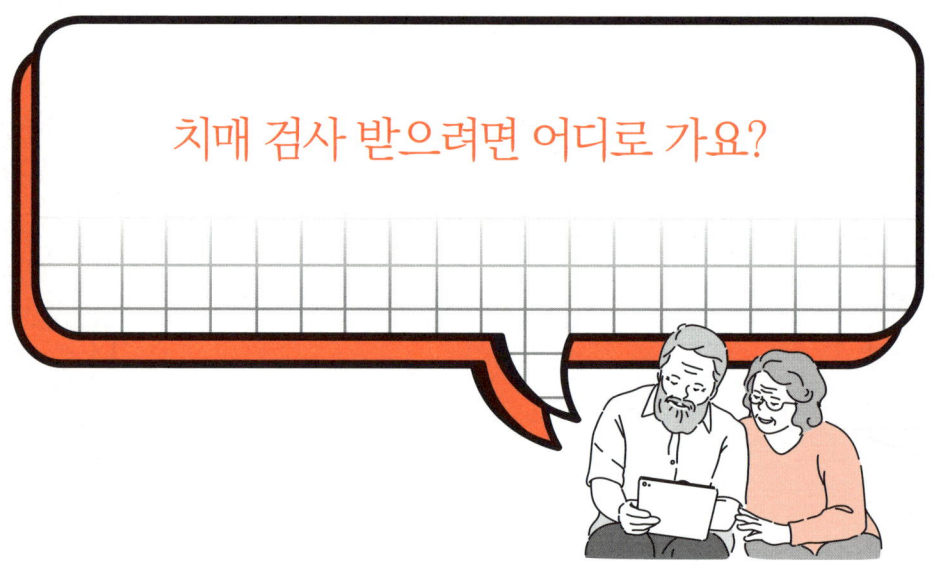

치매 검사 받으려면 어디로 가요?

먼저 꼭 명심해야 할 것이 있습니다.

치매는 정확한 진단이 필수적이며, 가장 위험한 것은 스스로 진단하거나 단편적인 정보를 맹목적으로 믿는 것입니다.

정확한 진단을 받기 위해서는 전문가를 만나 전문적인 검사를 받아야 합니다. 그 이유는 치매로 보이는 증상이 실제로는 치매가 아닐 수도 있기 때문입니다.

그렇다면, 치매로 오인할 수 있는 질환에는 무엇이 있을까요?

대표적으로 뇌 안의 문제라고 할 수 있는 수두증과 경막하혈종, 그리고 우울증과 비타민 결핍, 갑상선 기능의 이상과 약물 부작용 등이 있습니다. 이런 질환들은 치매처럼 보이지만 실제로는 치매가 아니며, 치료가 가능합니다. 그러나 치료 시기를 놓치면 인지기능이 다시 회복되지 않을 수 있으므로, 정확한 진단을 통해 조기에 발견하는 것이 무엇보다 중요합니다.

그럼 치매 검사를 받으려면 어디로 가야 할까요?

치매는 신경과와 정신건강의학과뿐만 아니라 내과, 가정의학과, 재활의학과 등에서도 진단할 수 있습니다. 보통의 치매 검사는 신경과와 정신건강의학과를 통해 진단과 치료를 받지만, 내과, 가정의학과, 재활의학과 등에서도 치매의 진료와 처방을 할 수 있습니다.

그중에서도 기억력 저하가 우선으로 의심되는 경우라면 신경과를, 기억력 저하와 함께 우울한 모습이 있거나 망상 등 이해할 수 없는 모습을 보이는 행동심리증상(BPSD)이 있는 경우라면 정신건강의학과를 안내하고 있습니다. 추가로 2024년 7월부터 '치매관리주치의' 시범사업이 시행되고 있으며, 그 사업에 참여하고 있는 병원에서도 치매 검사와 관리를 받을 수 있습니다.

여기서 가장 중요한 사실이 있습니다.

바로 전국 256곳에 있는 치매안심센터를 통해 치매 검사를 받으면 치매 검사에 대한 지원과 함께 진단 후 관리에 대한 지원도 받을 수 있습니다. 치매안심센터에서 선별검사와 상담을 통해 정밀한 검사가 필요하다고 판단하면 치매안심센터 협약병원을 통해 진단검사와 감별검사를 받을 수 있고 관련 비용을 지원받을 수 있습니다.

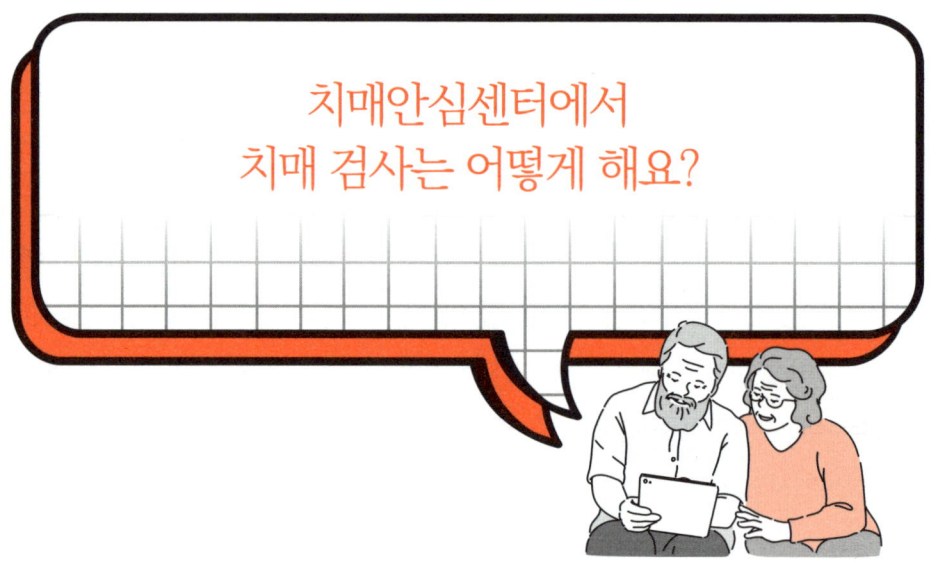

치매안심센터에서 치매 검사는 어떻게 해요?

2025년 현재 전국 256곳의 치매안심센터에서는 치매 검사를 포함한 다양한 치매 관리 사업을 운영하고 있으며, 검사 비용 지원 등 총체적인 치매 관련 지원을 제공합니다. 따라서 전국 치매안심센터를 통해 검사를 받으면 치매 검사와 관련된 지원과 관리를 받을 수 있으며, 치매 검사에 대한 문의는 가까운 치매안심센터와 치매상담콜센터(1899-9988)를 통해서 안내받을 수 있습니다.

치매상담콜센터는 보건복지부가 개설하고, 중앙치매센터(국립중앙의료원)에서 운영하는 전문 상담 서비스입니다. 365일, 언제 어디서나 전문 상담사들이 맞춤형 치매 상담 서비스를 제공하고 있으며, 전국 어디서나 국번 없이 1899-9988로 전화하면 치매상담콜센터에서 전문 상담을 받을 수 있습니다.

치매상담콜센터 1899-9988
"18세의 기억을 99세까지, 99세까지 88(팔팔)하게"

그렇다면 치매안심센터에서의 치매 검사는 어떻게 진행될까요?

치매안심센터에서 시행되는 치매 검사는 ①선별검사 ▶ ②진단검사 ▶ ③감별검사 순으로 진행되며, 주소지와 관계없이 가까운 치매안심센터를 통해 이용할 수 있습니다. 이때 가까운 치매안심센터에 대한 문의는 치매상담콜센터(1899-9988)를 통해서 안내받을 수 있습니다. 이를 치매조기검진 사업이라고 하는데, 치매를 적절히 치료·관리하고 치매에 동반된 문제증상을 개선할 경우 환자와 가족의 고통과 부담을 크게 경감시킬 뿐만 아니라 치매로 인한 사회적 비용을 절감시킬 수 있습니다.

그런데 상담을 하다 보면 이런 문의를 종종 하십니다.

"선생님, 치매안심센터에서 하는 치매 검사는 믿을 수가 없어요. 제가 치매 검사를 받아 보니 몇 가지 간단히 물어보기만 하고 제대로 된 검사는 하지도 않고… 이게 무슨 치매 검사에요. 치매 검사는 꼭 큰 병원에 가서 정확하게 해야죠?"

"그렇지 않습니다. 치매안심센터에서 하는 치매 검사와 병원에서 하는 치매 검사는 같은 형태로 진행됩니다. 다만, 선별검사는 치매전문교육을 받은 치매안심센터 직원이, 진단검사 중 신경심리검사는 치매안심센터 임상심리사나 간호사가 치매임상평가는 협력의사가 진행하며, 감별검사는 협약병원에서 진행하고 있습니다.

오늘 선생님께서 하신 간단한 검사는 선별검사이며, 검사 결과 정상이 아닌 인지저하로 판정받으면 보다 정밀한 검사인 진단검사를 하게 됩니다. 선생님께서는 선별검사 결과 정상으로 판정받았고, 상담 중 이상 소견이 없었기에 굳이 진단검사를 안내하지 않고, 정기적인 선별검사와 함께 치매 예방수칙을 안내해 드리겠습니다."

치매안심센터의 치매 검사는 조기검진사업으로 다음과 같이 진행됩니다.

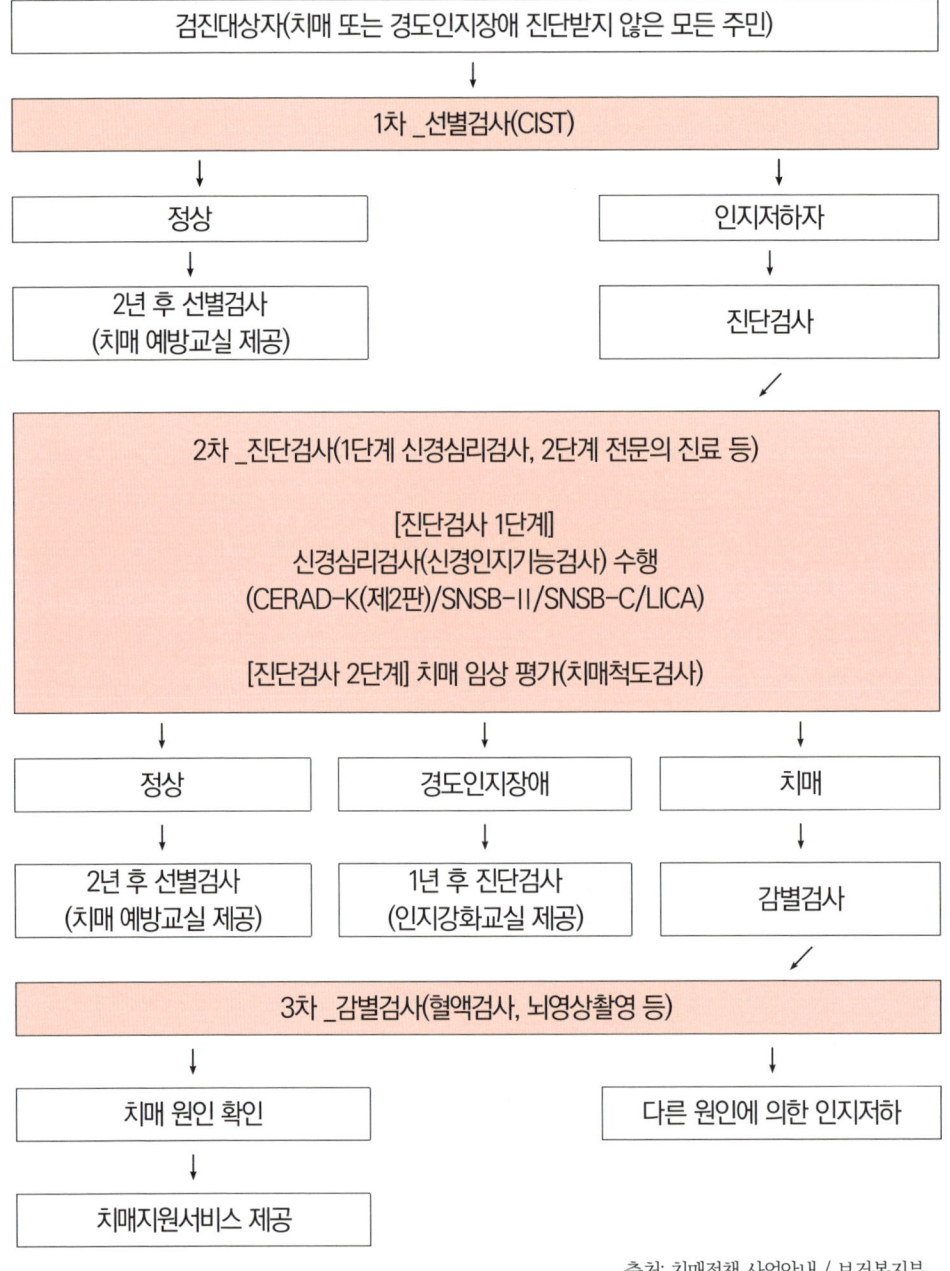

출처: 치매정책 사업안내 / 보건복지부

1. 선별검사

선별검사는 치매 또는 경도인지장애로 진단받지 않은 모든 주민을 대상으로 진행되는 첫 번째 검사입니다. 문답 방식의 간단한 테스트로, 약 15분에서 20분 정도 소요됩니다. 이 검사는 치매전문교육을 받은 치매안심센터 직원이 인지선별검사(CIST)를 사용하여 진행합니다.

선별검사 결과 기준점수 이상일 경우에 정상으로 분류되어 정기적인 선별검사를 안내받고, 기준점수 이하일 경우는 인지저하자로 분류되어, 두 번째 검사인 진단검사로 안내받습니다.

2. 진단검사

진단검사는 선별검사 결과 인지저하가 의심되는 사람이나, 선별검사에서 정상으로 평가되었으나 치매 증상이 뚜렷하여 진단이 필요한 경우(인지저하 의심군)에 진행됩니다.

진단검사는 약 60~120분간 두 단계에 걸쳐 진행됩니다. 치매안심센터 직원인 임상심리사 또는 훈련받은 간호사가 1단계 신경심리검사를, 치매안심센터 협력의사가 2단계 치매임상평가를 진행합니다. 검사는 검사자의 안내와 설명에 따라 여러 질문에 대해 답하고 상담의 형태로 진행됩니다. 검진장소는 치매안심센터 및 협약병원에서 이루어지는데, 진단검사 결과 정상으로 판정받으면 선별검사를, 경도인지장애로 판정받으면 진단검사를, 치매로 판정받으면 세 번째 검사인 감별검사를 안내받습니다.

치매안심센터에서 진단검사를 하는 협력의사는 아래 우선순위에 따라 위촉됩니다.
- 협약병원(혹은 감별검사 위탁 중인 병원) 의사로, 정신건강의학과 또는 신경과 의사 중 위촉

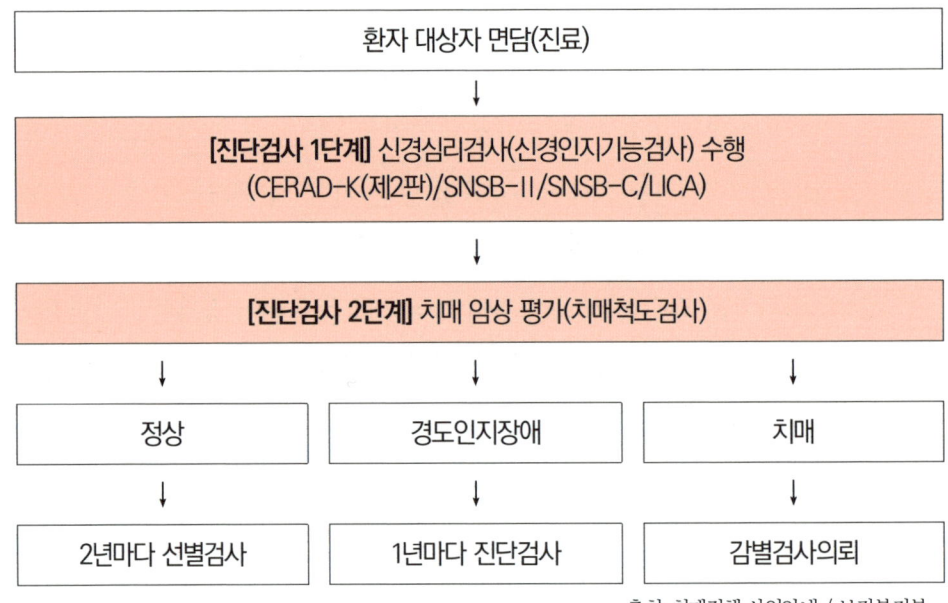

출처: 치매정책 사업안내 / 보건복지부

- 협약병원은 아니더라도 의료기관에 소속된 정신건강의학과 혹은 신경과 전문의 위촉 가능
- 관내 정신건강의학과 혹은 신경과 전문의가 없는 경우 보건복지부 '의사대상 치매전문교육(보건복지부 의사대상 치매전문교육 수행기관에서 개최한 교육 인정)'을 이수한 의사만 위촉 가능

3. 감별검사

감별검사는 두 번째 치매 진단검사에서 치매로 판정을 받은 경우 진행됩니다. 감별검사는 치매의 원인을 규명하기 위한 검사로, 진단의학검사, 뇌영상촬영, 전문의 진찰 등이 포함됩니다. 이 모든 검사는 협약병원에서 진행되며, 필요한 검사를 협약병원에서 시행합니다.

감별검사 진행 시에는 치매 검사비 지원사업에 따라 대상자 선정기준(보건복지부 치매정책사업 상 연령기준과 소득기준을 충족하는 자)에 부합하는 경우 비용을 지원받게 됩니다.

감별검사를 시행하는 치매안심센터 협약병원은 '정신건강의학과 또는 신경과 전문의 등을 1인 이상 확보한 의료기관' 중에서 선정하며, 만약 정신건강의학과 또는 신경과 전문의가 없으면 보건복지부의 '의사대상 치매전문교육'을 이수한 의사를 1인 이상 갖춘 의료기관을 협약병원으로 선정하게 됩니다.

이처럼 치매안심센터의 치매 검사는 기본 검사는 치매안심센터 직원이, 정밀검사와 감별검사는 협약병원 및 협력의사에 의해 시행됩니다. 따라서 개별적으로 병원을 찾아가서 치매 검사를 받는 것과 치매안심센터를 통해서 치매 검사를 받는 것은 결과적으로 큰 차이가 없다고 할 수 있습니다.

다만, 협약병원과 협력의사는 치매안심센터에서 지정하는 형태이기에 희망하는 병원 또는 의사가 치매안심센터에서 지정된 곳이 아니라면, 개별적으로 원하는 병원에서 치매 검사를 받아야 하며, 이 경우 검사비용에 대해서는 치매관리사업의 지원을 받을 수 없습니다.

치매안심센터를 통해 치매 검사를 받게 되면, 선별검사는 전액 무료, 진단검사와 감별검사는 치매 검사비 지원사업 등을 통해 선정기준에 따른 비용 지원을 받을 수 있으며, 진단에 따라 등록관리사업도 함께 지원받을 수 있습니다. 반면, 치매안심센터를 통해 치매 검사를 받지 않고 개별적으로 검사를 받으면, 검사비용은 지원을 받을 수 없으나 진단에 따른 등록관리사업은 동일하게 지원받을 수 있습니다.

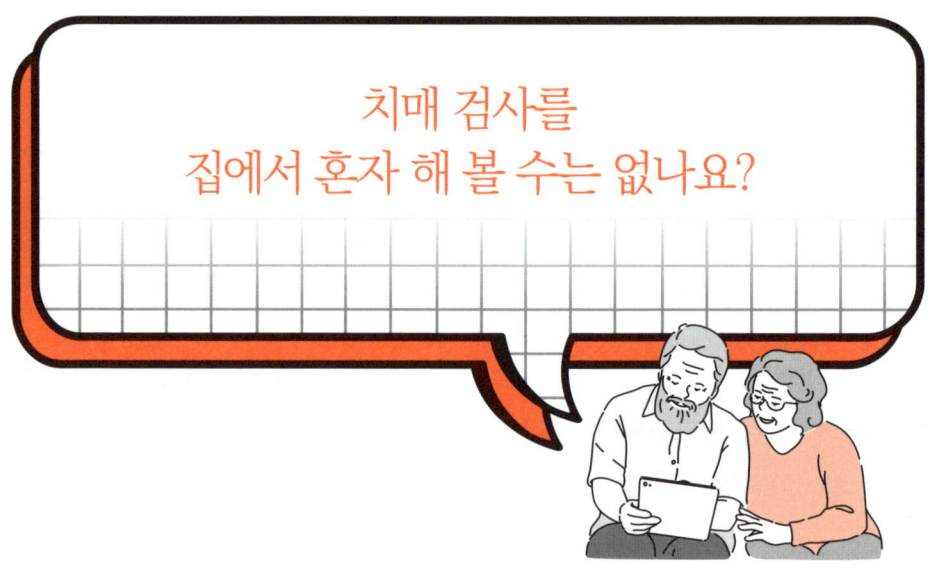

치매 검사를 집에서 혼자 해 볼 수는 없나요?

"치매 검사를 집에서 간단하게 혼자 해 볼 수는 없나요?"

가능합니다.

일반적으로 치매 검사는 3단계로 진행됩니다.

1단계는 간단한 문답테스트를 시행하는 선별검사, 2단계는 신경심리검사와 전문의 진료를 시행하는 진단검사, 3단계는 혈액검사와 뇌영상촬영 등을 시행하는 감별검사로 진행됩니다.

그런데 이런 검사를 받기 위해서는 치매안심센터나 병원을 방문해야 합니다. 이 때문에, 치매 검사에 대한 두려움을 가지고 있는 분들은 '집에서 혼자 해 볼 수 있는 치매 검사'에 대해 자주 문의하곤 합니다.

많은 사람이 치매 검사 받기를 꺼리는 가장 큰 이유는 '검사 결과에 대한 두려움' 때문입니다.

'검사를 했는데 치매로 진단을 받으면 어떡하지?'

'내가 치매 환자가 되었다고? 그럼 앞으로 나는 운전도 못하게 되고, 내가 사랑하는 사람들도 만나지 못하고, 혼자서는 대소변 등 기본적인 일상생활도 어려워져 어쩔 수 없이 누군가의 도움을 받아야 될 거야.'

'결국 내 의지와는 상관없이 요양시설에 가서 평생을 그곳에서 생활하며 통제된 삶을 살다가 비참하게 생을 마감하게 될지도 몰라.'

어떤가요? 여러분들의 생각과 같거나 비슷한가요?

이렇게 생각하는 분들이 많다 보니 많은 분이 치매 검사를 거부하고, 누군가 치매 검사를 권유하면 화를 내곤 합니다. 이에 치매 검사를 병원이나 치매안심센터에서 받지 않고, 집에서 혼자 해 볼 수는 없는지 많이 물어보시곤 합니다. 혹은 일반적인 치매 검사가 아닌 혈액검사 형태로 받아 볼 수는 없는지도 많이 물어보시곤 합니다.

치매 검사를 집에서 혼자 해 보거나 혈액검사로 치매 검사를 받고 싶은 사람이 많은 이유는 치매라는 질병에 대한 공포심과 두려움 그리고 아직은 한국에서 치매로 진단을 받게 되었다는 현실이 부끄럽고 창피하다고 생각하기 때문일 것입니다. 그렇다면 집에서 혼자 해 볼 수 있는 치매 검사에는 무엇이 있을까요? 집에서 혼자 해 볼 수 있는 치매 검사는 문제풀이 방식으로 진행되는 치매선별검사와 다르게 응답자가 설문지에 대한 응답으로 검사가 진행됩니다. 그중에서 많이 사용되는 인지기능장애평가(KDSQ-C)와 주관적 기억감퇴 평가(SMCQ)를 안내해 드리겠습니다.

▶ 인지기능장애평가(Korean Dementia Screening Questionnaire-C: KDSQ-C)

먼저 한국판 치매선별 설문(KDSQ-C)이라고 하는 인지기능장애평가입니다. 인지기능장애평가는 총 15개 항목에 응답자 본인 혹은 응답자의 기능에 대해 잘 아는 사람이 평가하는 방식입니다. 인지기능장애평가의 문항은 기억력에 관련된 5개 문항, 언어능력을 포함한 기타 인지기능과 관련된 5개 문항, 복잡한 일의 수행능력의 장애와 관련된 5개 문항, 총 15개 문항으로 구성된 3개의 세부항목으로 나누어집니다. 인지기능장애평가를 통한 검사 결과 총 점수가 6점 미만이라면 인지기능을 정상으로 판단하며, 6점 이상이라면 인지기능저하로 판단하여 추가적인 검사가 필요합니다.

인지기능장애평가는 코로나 검사 전 불안감을 해소하기 위해 많은 분이 코로나 자가진단 키트를 구매해서 코로나가 의심되거나 불안할 때마다 혼자 해 볼 수 있었던 것과 유사합니다. 코로나 자가진단 키트를 통해 코로나 진단에 대한 막연한 불안감과 걱정을 해소할 수 있었다는 것이 코로나 자가진단 키트의 장점이었다면, 인지기능장애평가를 통해 치매 검사에 대한 막연한 불안감과 걱정을 해소할 수 있을 것입니다.

다만 인지기능장애평가는 치매선별검사보다 간단하게 검사가 이루어지며, 응답자 본인이 직접 응답하는 형태이다 보니 객관적인 평가보다는 주관적인 평가로 검사 결과에 대해서는 정확도가 낮을 수 있습니다.

▶ 주관적 기억감퇴 평가(Subjective Memory Complaints Questionnaire: SMCQ)

다음으로 주관적 기억감퇴 평가(SMCQ)입니다.

주관적 기억감퇴 평가는 주관적 기억력과 기분을 알아보기 위한 문항으로, 평소에 주관적으로 경험하는 기억장애에 대한 질문들로 구성되어 있습니다. 총 14개의 문항으로 점수가 높을수록 주관적 기억감퇴가 심한 것을 의미하며, 6점 이상이라면 인지기능저하로 판단하여 추가적인 검사가 필요합니다.

인지기능장애평가(KDSQ-C)와 주관적 기억감퇴 평가(SMCQ) 후에는 꼭 치매안심센터나 병원을 통해 더 정확한 치매 검사를 받아 볼 수 있기를 바랍니다.

인지기능장애평가 설문지(Korean Dementia Screening Questionnaire-C: KDSQ-C)

질문	응답		
	아니오 (0점)	가끔 (조금) 그렇다 (1점)	자주 (많이) 그렇다 (2점)
1. 오늘이 몇 월이고, 무슨 요일인지를 모른다.			
2. 자기가 놔둔 물건을 찾지 못한다.			
3. 같은 질문을 반복해서 한다.			
4. 약속을 하고서 잊어 버린다.			
5. 물건을 가지러 갔다가 잊어 버리고 그냥 온다.			
6. 물건이나, 사람의 이름을 대기가 힘들어 머뭇거린다.			
7. 대화 중 내용이 이해되지 않아 반복해서 물어본다.			
8. 길을 잃거나 헤맨 적이 있다.			
9. 예전보다 계산 능력이 떨어졌다(예: 물건값이나 거스름돈 계산을 못한다).			
10. 예전보다 성격이 변했다.			
11. 이전에 잘 다루던 기구의 사용이 서툴러졌다(세탁기, 전기밥솥, 경운기 등).			
12. 예전보다 방이나 집안의 정리 정돈을 하지 못한다.			
13. 상황에 맞게 스스로 옷을 선택하여 입지 못한다.			
14. 혼자 대중교통 수단을 이용하여 목적지에 가기 힘들다(신체적인 문제(관절염)로 인한 것은 제외됨).			
15. 내복이나 옷이 더러워져도 갈아입지 않으려고 한다.			
총점			점

※ 검사 결과 총 점수가 6점 이상이라면 인지기능이 저하되었다고 판단할 수 있으며, 가까운 치매안심센터(1899-9988)나 병원에서 추가검사가 필요합니다.

출처: 치매정책 사업안내(보건복지부)

주관적 기억감퇴 평가 설문지 (Subjective Memory Complaints Questionnaire: SMCQ)

질문	응답	
	아니오	네
1. 당신은 기억력에 문제가 있습니까?		
2. 당신의 기억력은 10년 전에 비해 저하되었습니까?		
3. 당신은 기억력이 동년의 다른 사람들에 비해 나쁘다고 생각합니까?		
4. 당신은 기억력 저하로 일상생활에 불편을 느끼십니까?		
5. 당신은 최근에 일어난 일을 기억하는 것이 어렵습니까?		
6. 당신은 며칠 전에 나눈 대화 내용을 기억하는 것이 어렵습니까?		
7. 당신은 며칠 전에 한 약속을 기억하는 것이 어렵습니까?		
8. 당신은 친한 사람의 이름을 기억하기 어렵습니까?		
9. 당신은 물건 둔 곳을 기억하기 어렵습니까?		
10. 당신은 이전에 비해 물건을 자주 잃어 버립니까?		
11. 당신은 집 근처에서 길을 잃은 적이 있습니까?		
12. 당신은 가게에서 사려고 하는 두, 세가지 물건 이름을 기억하기 어렵습니까?		
13. 당신은 가스불이나 전기불 끄는 것을 기억하기 어렵습니까?		
14. 당신은 자주 사용하는 전화번호(자신 혹은 자녀의 집)를 기억하기 어렵습니까?		
총점		점

※ 검사 결과 점수가 높을수록 주관적 기억감퇴가 심한 것을 의미하며, 가까운 치매안심센터(1899-9988)나 병원에서 추가검사가 필요합니다.

출처: 치매정책 사업안내(보건복지부)

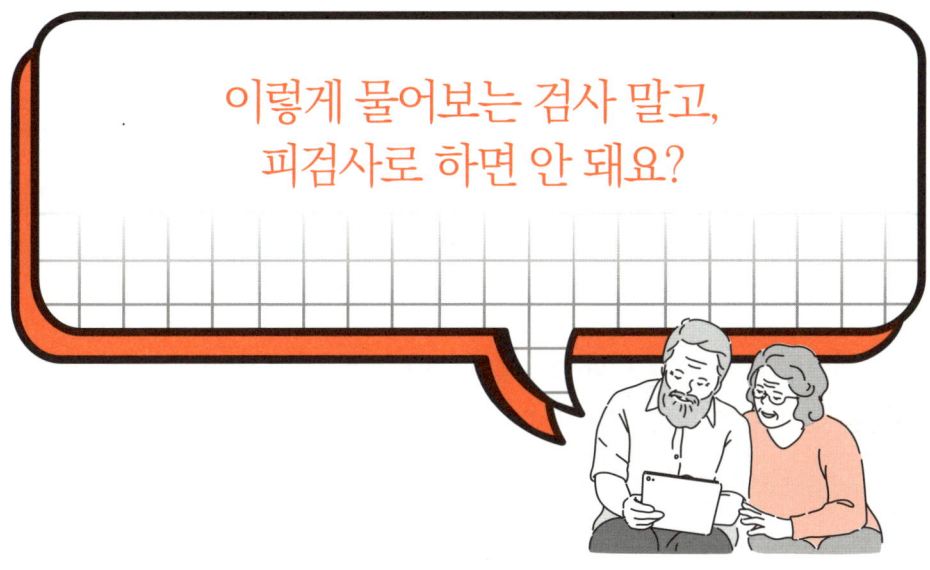

"이렇게 쉬운 검사 말고, 피(혈액)검사로 하는 치매 검사는 없나요?"

치매안심센터에서 선별검사를 받은 분 중에는 종종 혈액검사에 대해 문의하는 경우가 있습니다. 치매 검사에 대한 걱정과 결과에 대한 두려움을 가지고 치매안심센터에 방문했는데, 막상 검사를 받아 보니 짧은 시간에 끝나는 문답 테스트이고 생각보다 문항도 어렵지 않게 느꼈던 것입니다. 그렇다 보니 일반적으로 생각하는 질병 유무를 파악하는 혈액검사를 문의하시곤 합니다.

결론부터 말씀드리면, 치매안심센터에서 시행하는 치매 검사와 일부 병원에서 혈액검사로 시행하는 치매 검사는 다른 검사입니다. 간혹 치매 혈액검사를 지역주민에게 한시적으로 지원하는 지자체가 있는데, 이는 모든 지자체에서 치매관리사업 지침상 운영하는 사업이 아닌 일부 지자체에서 민간회사에 예산을 지원해 시행하는 사업입니다.

치매 혈액검사란 혈액 채취를 통해 치매의 대부분을 차지하는 알츠하이머성 치매의 주요 원인 물질을 확인해 발병 위험도를 알아보는 것입니다. 알츠하이머성 치매 발생의 핵심은 치매유발 단백질인 '베타 아밀로이드'이며, 2개 이상의 단백질이 뭉쳐지는 '베타 아밀로이드 올리고머화'로 알츠하이머병의 위험도를 미리 확인할 수 있습니다.

치매 혈액검사는 **'올리고머화 아밀로이드 베타 혈액검사'**가 대표적이며, 소량의 혈액만으로 알츠하이머성 치매의 원인 물질인 올리고머화 아밀로이드 베타를 검출할 수 있다는 장점이 있습니다. 다만, 치매 혈액검사는 치매의 확진검사가 아닌 진단을 보조하는 검사로 혈액검사를 통해 고위험 대상자로 분류되어도 알츠하이머성 치매로 확진되는 것이 아니며, 추가적인 치매 검사와 진료 등을 통해 종합적인 진단을 받아야 합니다.

현재의 혈액검사는 비급여로 검사 후 검체를 분리하여 냉동보관해 검체이송을 해야 하기에 치매 혈액검사를 시행하는 일부 병원에서만 검사할 수 있지만, 최근 뉴스에 의하면 집에서 간편하게 혼자 혈액을 채취해 우편으로 보내면 알츠하이머 검사를 할 수 있는 연구가 진행되고 있다고 합니다.

만약 그렇게 되면 코로나 자가진단 키트처럼 가정에서 혈액검사를 통해 나에게 어느 정도의 알츠하이머성 치매의 위험도가 있는지 발병 위험도를 검사해 볼 수 있을 것 같습니다. 이는 장단점이 있는데, 장점은 가볍게 집에서 혈액검사를 해보면서 치매의 불안을 낮출 수 있다는 것이고, 단점은 혈액검사를 통해 알츠하이머성 치매의 원인 물질이 발견되었다고 해도 이것이 우리가 흔히 생각하는 치매의 진단과는 다른 것이기에 오히려 치매에 대한 불안이 높아져 치매 검사를 거부할 수 있다는 것입니다.

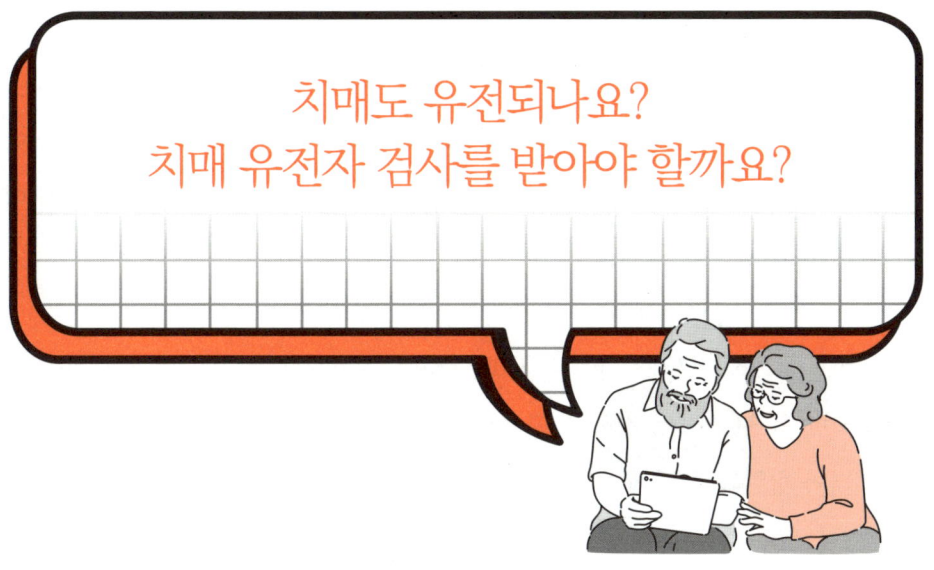

> 치매도 유전되나요?
> 치매 유전자 검사를 받아야 할까요?

치매 혈액검사와 함께 많이 물어보는 질문 중 하나는 '치매 유전자 검사'입니다. 마블 영화에서 '토르' 캐릭터를 연기하며 전 세계적으로 알려진 배우 크리스 햄스워스가 디즈니플러스 다큐멘터리 시리즈인 '리미트리스' 촬영 중 시행한 유전자 검사에서 'ApoE4(아포지 단백질 E4 대립유전자)'로 불리는 알츠하이머 고위험 유전자를 가진 사실을 알게 되었고, 해당 유전자를 가지고 있는 경우 일반 사람보다 알츠하이머에 걸릴 위험도가 최대 12배까지 높다고 하여 연기 활동을 중단하겠다는 뉴스가 보도되며 대중에게 치매 유전자 검사가 알려지기도 했습니다.

해당 유전자를 보유한 경우 치매 발병 위험도가 높아지는 것으로 알려졌지만, 해당 유전자를 가지고 있다고 해서 반드시 치매가 발병하는 것은 아니며, 또 가지고 있지 않다고 해서 치매가 발병하지 않는다는 것도 아닙니다.

얼마 전 뉴스기사('치매 유전자 검사' 받아야 할까?, 2024. 08. 07. KBS)에 따르면 치매 발병 여부는 수많은 치매 유전자의 상호작용으로 결정되며, 단 하나의 유전자 검사로 치매 발병을 정확히 예측할 수는 없다고 합니다.

　실제로 의사들은 APOE 유전자 검사를 치매 발병 예측용으로 쓰지 않습니다. 다만, 어떤 종류의 치매인지 애매할 때 유전자 검사에서 e4가 나오면 알츠하이머형 치매일 가능성이 더 크다고 판단하기도 합니다. 즉, 치매 종류를 구분하기 어려울 때 APOE 유전자 검사를 통해 도움받는 것입니다.

　이처럼 치매 혈액검사와 치매 유전자 검사는 치매를 확진하는 검사가 아니라 치매의 진단을 보조하는 검사로 활용되고 있으니, 정확한 진단을 위해서는 치매안심센터와 병원을 통해 체계적인 검사를 받아야 합니다.

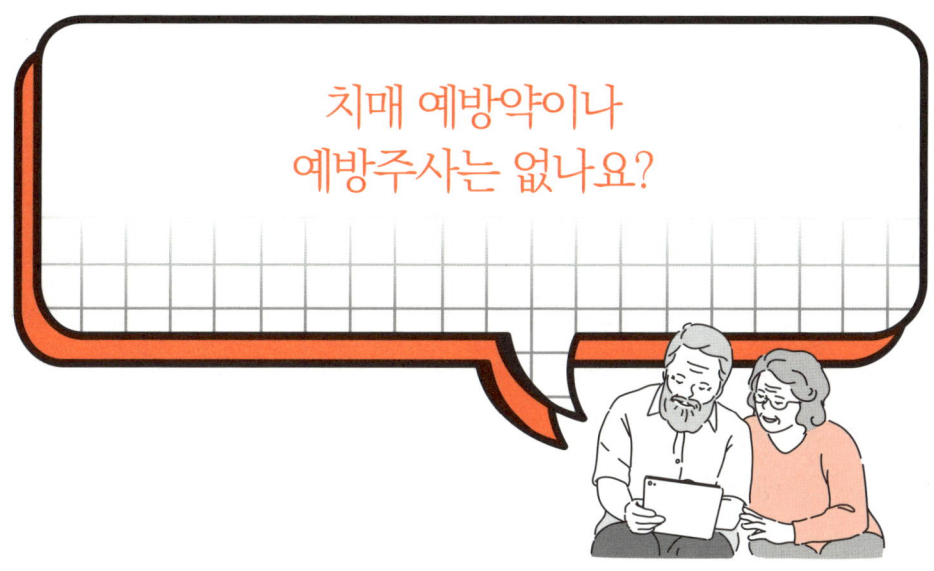

치매 예방약이나 예방주사는 없나요?

"이런 거(치매 선별검사) 말고, TV에 나온 치매 예방약을 먹고 싶은데 어떻게 해요?"

치매안심센터에서 선별검사를 받은 후, 많은 사람들이 혈액검사만큼이나 자주 문의하는 것이 바로 '치매 예방약'과 '치매 예방주사'입니다. 치매 검사에 대한 걱정과 결과에 대한 두려움을 가지고 치매안심센터에 방문하였는데, 검사를 받아도 치매에 대한 걱정과 두려움이 완전히 해소되지 않기 때문입니다.

선별검사 결과 정상으로 판정되어 정기검사를 받을 수 있도록 안내하고 치매 예방수칙을 설명해 드렸음에도, 본인이 최근 기억력이 예전과 같지 않다고 생각되거나 여러 정보를 통해 치매로 인한 걱정과 두려움이 해소되지 않은 경우가 많이 있었습니다. 또는 치매 검사가 생각한 것과 다르게 문진과 상담을 통해 이루어지다 보니, 제대로 된 검사라는 생각이 안 들어서 검사에 대한 의문을 제기하며 더욱 확실한 예방약과 예방주사를 원하는 경우도 다수 있었습니다.

결론부터 말씀드리면, 아직 치매를 예방할 수 있는 약이나 주사는 없습니다. 흔히 '치매 예방약'이라고 불리는 것은 다음 두 가지를 의미합니다.

①콜린알포세레이트 성분의 의약품으로, 의사의 처방을 받아 복용하는 약
②은행잎 추출물 등을 원료로 만든 건강기능식품입니다.

이 중 의약품으로 분류되는 콜린알포세레이트는 치매, 경도인지장애, 뇌혈관질환 후유증 등에 처방되고 있으며, 미국 등 해외에서는 건강기능식품 수준으로 취급되고 있습니다. 콜린알포세레이트와 관련해서는 현재 여러 논의가 이루어지고 있습니다.

저는 치매 예방약과 예방주사에 대해 질문을 하시는 분들께 이렇게 말씀드립니다.
"치매를 예방할 수 있는 약과 주사는 아직 없고, 건강프로그램과 홈쇼핑 등에서 홍보하는 치매 예방약은 건강기능식품입니다. 건강기능식품은 여러 종류가 판매되니 선택하여 복용할 수 있으나, 과다하게 복용하면 오히려 건강을 해칠 수 있습니다. 건강기능식품은 약이 아닙니다."

	건강기능식품	의약품
정의	건강에 도움을 줄 수 있도록 인체에 유용한 기능성을 가진 원료나 성분을 사용하여 제조(가공)한 식품	사람이나 동물의 질병을 진단·치료·경감·처치 또는 예방할 목적으로 사용하는 물품 중 기구, 기계 또는 장치가 아닌 것
구입처	약국, 편의점, 홈쇼핑 등에서 구매 가능, 온라인 구매 가능	약국에서만 구매 가능. 온라인 구매 불가 (예외: 안전상비의약품인 감기약과 소화제 등만 편의점 구매 가능)

출처: 건강기능식품은 의약품이 아니에요 / 식품의약품안전처 2023. 11. 20.

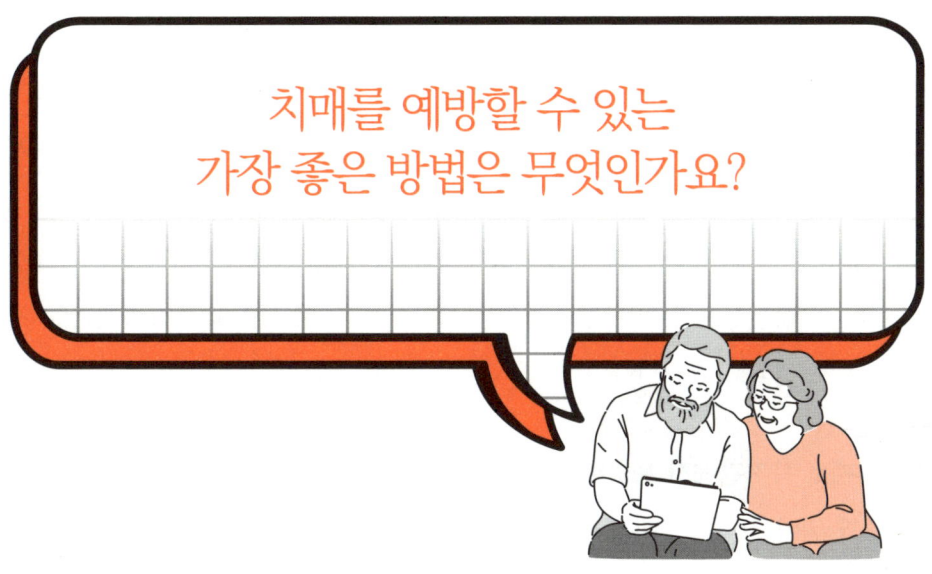

> ### 치매를 예방할 수 있는 가장 좋은 방법은 무엇인가요?

　치매를 예방하고 진행을 늦출 수 있는 제일 좋은 방법은 바로 사회 활동입니다. 운동과 사회 활동은 치매 예방의 필수 요소입니다. 외부 활동이 줄어들고 사회적 관계가 단절되면, 고립감과 우울감이 커지면서 치매의 위험성이 높아질 수 있기 때문입니다. 특히, 우울증은 '마음의 암'이라고 불릴 만큼 무서운 병이며, 치매의 발병에 큰 영향을 미칠 수 있습니다.

　그렇다면 치매 예방을 위해 사람들과 어울리고 활동할 수 있는 방법에는 무엇이 있을까요?
첫 번째로 노인일자리 및 사회 활동 지원사업이 있습니다.
　많은 고령자는 아직 건강하고 여러 활동도 할 수 있기에 약간의 일을 해서 용돈벌이가 될 수 있는 활동을 원합니다. 그런 경우 한국노인인력개발원에서 운영하는 **'노인일자리 여기**(www.seniorro.or.kr)**'** 홈페이지에 접속해 거주하는 지역의 일자리 수행기관을 검색하여 안내받을 수 있습니다. 혹은 가까운 복지관 등에 찾아가서 안내받을 수도 있습니다. 노인일자리 및 사회 활동 지원사업은 월 활동비가 공익형 29만 원(30시간), 사회서비스형 63만 원(60시간)입니다(2025년 기준).

만약, 고령자가 기본적인 활동비에서 추가 사업소득을 원하는 경우라면 식품제조 및 판매, 공산품제작 및 판매, 매장운영, 지역영농, 운송 등을 통한 수익을 창출할 수 있는 '시장형사업단'으로 참여할 수 있습니다.

그 외 서울시 등 일부 지역에서는 서울시어르신취업지원센터와 지자체별 고령자취업알선사업이 운영되며, 4050 중장년층을 위한 서울시 50플러스센터도 지자체별로 운영되고 있습니다.

두 번째로 복지관에서 운영하는 노년사회화교육사업이 있습니다.

교육과 취미·여가 등 여러 다양한 프로그램을 운영하여 건강한 노년 문화 형성을 지원하고 있습니다. 복지관은 가까운 곳이나 교통이 편한 곳, 혹은 친한 사람이 다니고 있거나 원하는 프로그램이 많은 곳을 추천하며, 복지관에서 운영하는 프로그램은 무료나 일부 납부 등으로 운영되니 많이 이용할 수 있기를 바랍니다.

세 번째로 자원봉사 활동이 있습니다.

자원봉사 활동은 금전적인 대가 없이 자발적으로 여러 활동에 참여하고 지원하는 것입니다. 특히, 현대사회는 사회구조의 변화와 개인주의 확산 등으로 인해 사람들 특히 고령자의 사회적 고립이 점차 심각한 문제가 되고 있습니다. 사람은 사회적 동물이라고 합니다. 자원봉사 활동을 통한 행복은 그것을 해 본 사람만이 느낄 수 있다고 합니다. 혹 자원봉사 활동을 한 번도 해 보지 않아 방법을 모른다면 가까운 자원봉사센터와 복지관 등에 등록하여 상담을 통해 안내받고 참여할 수 있습니다. 자원봉사센터는 지자체마다 운영되고 있으며, 홈페이지는 '1365 자원봉사포털'입니다.

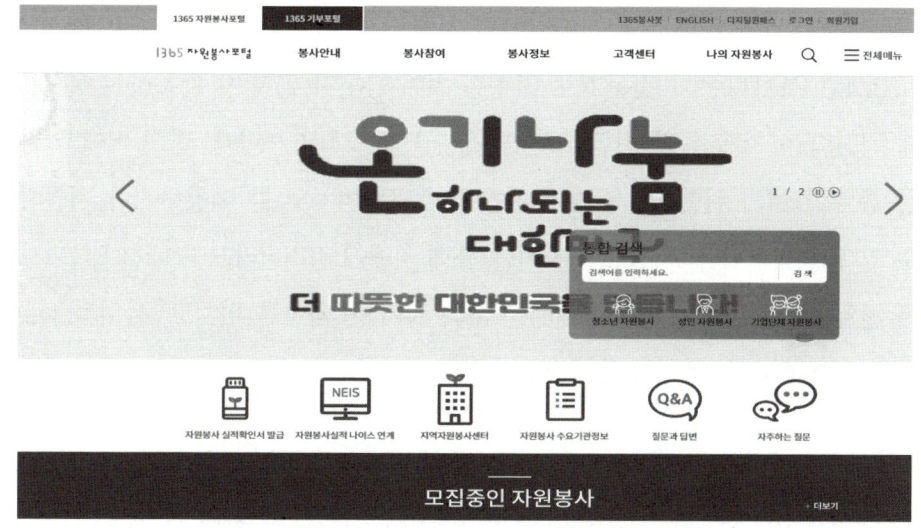

출처: 1365 자원봉사포털 홈페이지

치매 예방과 관련하여 참고할 수 있는 좋은 자료가 있습니다.

첫 번째는 '치매 예방수칙 3.3.3'입니다.

보건복지부는 치매를 예방할 수 있는 여러 정보를 사람들이 쉽게 이해할 수 있도록 정리하여 배포하고 있습니다. 바로 치매 예방수칙 3권 3금 3행입니다.

3권(즐길 것)	일주일에 3번 이상 걷기
	생선과 채소 골고루 먹기
	부지런히 읽고 쓰기
3금(참을 것)	술은 적게 마시기
	담배는 피우지 말기
	머리 다치지 않도록 조심하기
3행(챙길 것)	정기적으로 건강검진 받기
	가족, 친구들과 자주 소통하기
	매년 치매 조기검진 받기

출처: 치매 예방수칙 3.3.3 / 중앙치매센터

제3장 치매는 정확한 진단이 우선입니다 103

두 번째는 랜싯 치매 위원회가 발표한 치매 유발 위험 요인 14가지입니다.

2024년 8월, 다문화 전문가로 구성된 치매 연구자 27명이 활동하는 '랜싯 치매 위원회'는 치매 유발 위험 요인 14가지를 발표하였습니다. 랜싯 치매 위원회는 총 14가지의 위험요인을 제거하면 치매 발병의 45%를 예방하거나 지연시킬 수 있다고 했습니다. 위험요인 제거를 통해 치매에 걸리더라도 치매를 앓는 시간을 줄일 수 있으며, 이는 개인에게는 삶의 질에 큰 영향을 미치고, 사회적으로는 비용 절감 효과를 낸다고 강조했습니다.

연번	세대별	위험요인	위험요인을 제거할 경우 치매 사례 감소율	
1	유·청소년기	교육 부족	5%	
2	중년기	청력 손실	7%	45%
3		나쁜 콜레스테롤	7%	
4		우울증	3%	
5		외상성 뇌손상	3%	
6		신체 활동 부족	2%	
7		당뇨병	2%	
8		흡연	2%	
9		고혈압	2%	
10		비만	1%	
11		과도한 음주	1%	
12	노년기	사회적 고립	5%	
13		대기 오염	3%	
14		시력 손실	2%	

출처: 치매 유발 위험 요인 14가지 / 랜싯 치매 위원회 2024. 08. 31.

랜싯 치매 위원회에서 발표한 치매 유발 위험요인을 관리하고, 보건복지부에서 발표한 치매 예방수칙을 지킨다면 치매를 예방하고 치매의 진행을 늦추는 데 도움이 될 수 있을 것입니다.

그런데, 우리는 일본의 사례를 통해 꼭 기억해야 하는 것이 있습니다. 2019년 5월 일본 정부는 "예방을 통해 70대 인구에서 치매 환자가 차지하는 비율을 2029년까지 10% 줄이겠다."라는 야심찬 목표를 내걸었습니다. 특히, 고독하거나 사회 활동량이 적은 노인이 치매에 걸릴 가능성이 크다는 판단 아래, 생활환경을 바꾸고 이를 통해 고령층의 치매를 조금이라도 줄이겠다는 정책이었습니다.

그런데 일본 정부의 발표 직후 치매 환자를 보살피고 있는 가족들이 맹렬한 반발을 하였습니다. '예방'을 강조하다 보니 '치매에 걸린 사람은 노력이 부족해서라는 새로운 편견이 생겨나게끔 했다.'는 반발이었습니다. 그와 함께 '예방에 관한 과학적 근거가 부족하다.'는 비판도 제기되었습니다. 여기에 치매 감소 목표치를 정하는 과정 전체가 총리 관저 주도로 이뤄진, 돈을 줄이기 위해 일단 목표를 내걸자는 행정 편의주의적으로 진행됐다는 목소리도 커지게 되면서 결국 일본 정부는 설정 목표 수치를 단순 참고 자료로만 활용하기로 하였습니다.

치매를 예방하는 활동은 당연히 좋지만, 그런 활동을 하더라도 치매에 걸리지 않는다는 것은 아니며, 특히 치매에 걸린 사람이라고 해서 예방을 위한 노력을 하지 않았다는 뜻은 아니라는 것입니다.

치매를 예방하기 위해 노력하는 것도 중요하지만 그보다 더 중요한 것은 치매가 있어도 치매가 있는 당사자와 그 가족이 지역사회에서 고립감을 느끼지 않고 함께 공존하며 살아갈 수 있는 치매공생사회를 만들어 가는 것임을 잊지 말아야 하겠습니다.

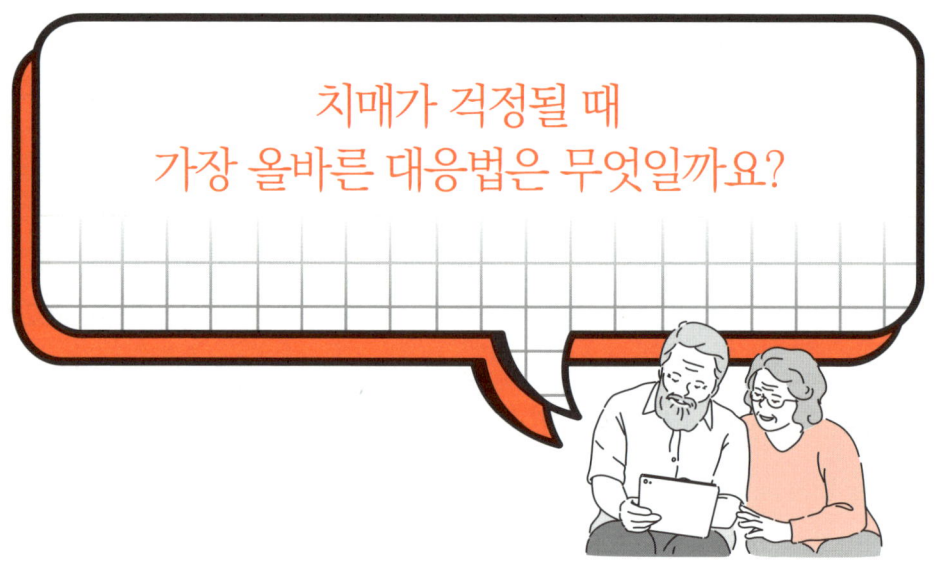

치매가 걱정될 때 가장 올바른 대응법은 무엇일까요?

치매가 시작되면 현재 날짜와 요일을 인식하는 것이 점점 어려워지고, 지금 있는 공간이 낯설게 느껴지며 방향 감각도 흐려집니다. 또한 인물에 대한 개념이 이전보다 어려워지는 형태로 진행되곤 합니다.

일반적으로 치매는 서서히 진행되는 것이 특징입니다. 많은 자녀가 어느 순간 혹은 갑작스럽게 부모님이 평소와는 다르다고 생각되며 치매 검사를 위해 부모님을 모시고 오는 경우가 흔합니다. 특히, 설이나 추석과 같은 명절이 지난 후, 혹은 연초나 연말에 치매 상담 문의가 증가하는 경향이 있습니다. 부모님과 함께 사는 자녀는 그동안 대수롭지 않게 생각했던 것들이 어느 순간 눈에 보이기도 하고, 부모님과 떨어져 사는 자녀는 명절과 같은 특별한 날에 찾아뵈었을 때 이전과는 다른 모습을 보게 되기도 합니다.

가족으로서는 배우자나 부모님이 어떤 모습을 보일 때 치매 검사를 받아야 하는지가 큰 고민 중 하나입니다. 이에 가장 좋은 것은 치매가 의심되기 전부터 정기적으로 '국민건강보험공단 건강검진 인지기능장애검사'를 받는 것이며, 치매 유병률이 높아지는 만 75세 이상부터는 치매안심센터 등을 통해서 정기적인 치매 검사와 상담을 받아 보는 것입니다. 특히, 만 75세 이상 독거노인은 치매안심센터 집중검진 대상자로 조기검진 사업대상이며, 만 75세 이상부터 운전면허를 갱신하기 위해서는 치매 검사 후 결과지를 제출해야 하는 만큼 이전보다 치매 검사의 필요성이 더 강조되는 상태라 할 수 있습니다.

치매가 걱정되는 경우 가족이 같이 살 때는 이전보다 일상에서 대화가 잘 안 되거나 깜빡이는 증상이 있을 때 치매 검사를 받도록 하면 좋고, 떨어져 산다면 집에 찾아갔을 때 집안이 이전보다 정리가 되어 있지 않고 옷차림이 정돈되어 있지 않으며 날짜나 요일에 대한 개념이 이전보다 많이 어려워지거나 엉뚱한 이야기를 하는 등의 증상이 있는 경우 치매 검사를 받도록 하면 좋습니다.

문제는 이렇게 치매로 생각되는 모습이 보일 때 많은 사람이 하는 잘못된 행동에는 건강프로그램과 영상 등을 통해 습득한 단편적인 지식을 통해서 임의로 단정을 내리는 것입니다. 예를 들면 "나이가 들면 원래 다 그렇다고 하더라고요.", "에이, 우리 부모님은 평생을 열심히 사셨고 지금도 건강관리를 잘해서 치매는 없을 거예요."라고 하면서 걱정스런 마음을 안심시키는 것입니다. 어떻게 보면 지금의 치매라는 질병은 무섭고 두렵다 보니 먼 나라 이야기처럼 여기고, 나 혹은 사랑하는 가족과는 무관하다며 아예 생각하고 싶지도 않아 회피하는 것일 수 있습니다.

그렇다면 치매가 걱정될 때 가장 올바른 대응법은 무엇일까요? 바로 스스로 진단을 내리는 것이 아닌 정확한 검사를 통해 올바른 진단과 처방을 받는 것입니다. 정확한 진단이 필요한 이유는 고령자의 이해할 수 없는 행동과 인지기능의 저하가 꼭 치매로 인한 것만은 아니기 때문이며, 치매라는 질병이 노화에 따른 필연적인 현상은 아니기 때문입니다.

　치매가 걱정될 때 가장 올바른 대응법은 검사를 통해 정확한 진단을 받는 것이며, 정확한 진단을 받는 가장 쉬운 방법은 가까운 치매안심센터나 병원을 찾아가는 것입니다. 치매 검사를 위한 상담 안내는 치매상담콜센터(1899-9988)를 통해서 받을 수도 있습니다.
　설령 치매로 진단을 받더라도 일상생활이 충분히 가능하기에 조기에 발견하여 치매 중증도가 진전되지 않도록 관리하는 것이 무척 중요합니다.

　치매로 진단받은 사람은 공기 좋고 물 좋은 아마존 정글에서 동물들과 살면 행복할까요? 아니면 비록 치매가 있더라도 예전처럼 친구, 가족, 그리고 이웃과 함께 어울리며 일상을 살아가는 것이 더 행복할까요? 치매가 걱정될 때, 막연한 두려움 속에 혼자 고민하기보다는 지금의 일상과 관계를 유지하며 살아갈 수 있는 방법을 찾는 것이 중요합니다. 조기 진단을 통해 필요한 도움을 빨리 받으면, 치매가 있어도 가족, 친구, 이웃과 함께 안정적인 삶을 이어 갈 수 있습니다. 치매는 극복의 대상이라기보다 함께 이해하고 관리해 가야 할 삶의 한 부분입니다. 우리가 할 수 있는 가장 좋은 대응은 치매를 정확히 알고, 두려워하지 않고, 필요한 정보를 나누며 서로를 지지하는 것입니다.

이전에는	앞으로는
치매가 걱정되니 치매 검사 안 받을래요.	치매가 걱정되니 정기적으로 관리 받아요.
치매는 절대 안 걸릴 거예요.	치매는 안 걸릴 방법은 없으니, 정기적으로 관리하면 중증화를 막을 수 있어요.
치매는 65세 이상 10명 중 1명이래요. 치매는 정말 무서운 병이에요.	치매가 65세 이상 10명 중 1명이라는 통계는 65세 이상 모든 인구를 말한 것이기에, 사실상 60대는 치매 확률이 굉장히 낮아요.
치매는 예방약을 먹어서 예방해야 돼요.	치매는 예방약이 없지만, 예방수칙은 있어요. 특히, 사람들과 많이 교류하면 좋아요.
치매는 예방이 제일 중요해요.	치매는 예방도 중요한데, 더 중요한 것은 치매가 있어도 행복하도록 도와줘야 해요.
치매는 완치제가 없으니, 치매로 진단을 받아도 약을 먹을 필요는 없어요.	치매는 아직 완치제는 없지만, 치매 증상 완화제가 있기에 처방받아 관리해야 해요.
치매에 걸리면 스트레스 안 받게 공기 좋고 물 맑은 곳에서 지내게 해야 해요.	치매에 걸리면 환경을 바꾸기보다 살던 곳에서 이전처럼 일상생활을 할 수 있고 잔존능력을 유지할 수 있도록 해야 해요.
치매에 걸리면 어떻게든 숨기고 알리지 않아야 사람들한테 무시당하지 않아요.	치매에 걸리면 이전보다 일상에서 어려운 것들이 생길 수밖에 없습니다. 치매가 있는 사실을 밝히고 이를 주변에서 응원하고 지지해 주는 사회적 분위기가 만들어진다면 지금보다 행복한 사회가 될 것입니다.

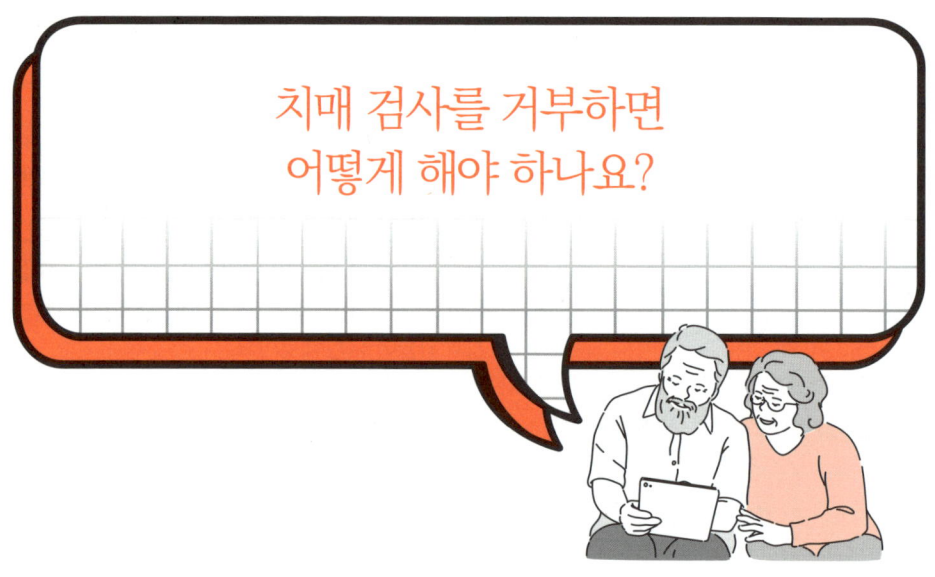

치매 검사를 거부하면 어떻게 해야 하나요?

　이제 우리는 치매가 걱정될 때 가장 올바른 대응법은 검사를 통해 정확한 진단을 받는 것이며, 치매 검사를 받는 곳은 치매안심센터와 병원이라는 사실을 알게 되었습니다. 그런데 아주 어려운 것이 있습니다. 바로 치매 검사를 설득하는 것입니다. 치매가 의심되는 부모님이나 가족에게 치매 검사를 통해 정확한 진단을 받게 하고 싶은데, 문제는 치매 검사를 권유하면 버럭 화를 내거나 강하게 거부하는 분들이 많다는 것입니다.

　"선생님, 저희 부모님이 좀 문제가 있어요. 최근 자꾸만 약속을 잊어먹고, 집 비밀번호도 잊어먹어서 못 들어올 뻔한 적도 종종 있고, 지난번에는 평생 다니시던 교회도 가는 길을 잊어먹어 엉뚱한 곳으로 가서 실종신고 후에 겨우 찾기도 했어요. 치매 검사를 받게 하고 싶은데, 부모님이 너무 완강하게 거부해서 도저히 모시고 오지 못했어요. 도대체 어떻게 해야 하나요?"

　이런 상담은 하루에도 여러 번 반복되는 일이고, 정말로 자주 문의를 하십니다.

본인의 부모님과 배우자, 복지 서비스 대상자, 장기요양 서비스 이용자가 치매로 추정되는 모습을 보여 치매 검사를 받아 볼 수 있도록 안내해도 정작 당사자가 완강히 거부하거나 심지어 화를 내면 도대체 어떻게 해야 하는지에 대해서 상담을 요청하시곤 합니다.

  치매 검사가 필요한 사람이 완강하게 거부할 때 도대체 어떻게 해야 검사를 받을 수 있을까요? 여러 상담을 통해서 경험한 방법을 안내해 드리겠습니다.

치매 검사를 거부하는 사람에게 치매 검사를 받도록 하는 방법.

첫 번째, 치매 검사는 본인보다 가족이나 주변에서 원하는 경우가 대부분입니다.
두 번째, 예방을 위해 건망증 검사를 받아 보자고 하면서 권유합니다.
세 번째, 국가건강검진 인지기능장애검사를 통해 기본 검사를 받도록 권유합니다.
네 번째, 배우자에게 치매 검사를 받고 싶으니 같이 가자고 부탁합니다.
다섯 번째, 검사비용을 걱정하는지 검사자를 믿을 수 없는 것인지 확인합니다.
마지막으로 '고령자가 치매 검사를 거부하는 것은 당연하다'라고 명심해야 합니다.

첫 번째, 치매 검사는 본인보다 가족이나 주변에서 원하는 경우가 대부분입니다.

  정작 검사가 필요한 본인은 특별히 필요성을 느끼지 못하거나 혹은 뜻하지 않은 결과가 두려워 검사를 기피하는 경우가 대부분입니다. 그렇다 보니 고령자 본인은 원하지 않는데도 주변에서 검사를 계속 권하는 모습이 보이고, 처음에는 치매 검사를 좋게 권유하던 가족과 주변 사람들도 점차 고령자가 치매로 추정되는 증상을 보임에도 거부하는 모습에 지쳐 화를 내기도 합니다.

  그럴 때 가족과 주변인께서는 꼭 생각해 주셔야 합니다. 만약, 누군가가 나에게 내가 불필요하다고 생각하거나 혹은 원하지 않는 것에 대해 당사자는 이해 못하는 필요성을 인지시키면서 계속 강요한다면 과연 그것이 받아들여질지 말입니다.

두 번째, 예방을 위해 건망증 검사를 받아 보자고 하면서 권유합니다.

치매 검사를 거부하는 사람에게 효과적이었던 방법 중 하나는 예방을 위해 건망증 검사를 받아 보자고 권유하는 것이었습니다. 치매가 걱정되어서 받는 것이 아니라 깜빡깜빡하는 건망증의 예방을 위해 검사를 받도록 하는 것은 치매 검사에 대한 거부감을 일부 낮출 수 있었습니다. 예방을 위한 검사를 통해 가족을 고생시키지 않을 수 있고, 가족을 안심시킬 수 있다고 생각하여 검사에 대한 권유를 받아들이곤 하였습니다.

이때 고령자와 관계가 좋거나 고령자가 의지하는 사람이 기억력 검사를 권유하면 좋고 가능하면 동행까지 해 주면 더욱 좋습니다. 필요한 경우 치매 검사라는 말보다는 기억력 저하 예방 또는 건망증검사라고 하여 부담을 낮춰도 좋습니다. 치매라는 병이 가지는 여러 비관적인 모습들이 많기에 치매 검사를 받자고 권유하면 많은 분들이 부정적인 의미로 받아들이기 때문입니다.

세 번째, 국가건강검진 인지기능장애검사를 통해 기본 검사를 받도록 권유합니다.

고령자의 관심사 중 많은 부분을 차지하고 있는 단어는 노화이며, 노화로 인해 자연스럽게 발생하는 여러 기능, 특히 신체의 기능이 이전보다 전반적으로 저하되고 아프지 않던 곳들이 자꾸 아프다 보니 자연스럽게 건강에 대해 관심도가 높아지게 됩니다.

이에 무료로 받을 수 있는 국가건강검진은 고령자에게 꼭 필요하며, 특히 66세 이상부터는 인지기능장애검사도 건강검진 항목에 추가된 상태입니다. 국가건강검진에서 시행되는 인지기능장애검사 결과에서 더욱 정밀한 검사를 받아 보도록 권장하는 경우에는 치매안심센터를 통해 검사를 받을 수 있습니다. 그러므로 국가건강검진 인지기능장애검사를 통해 검사를 받은 후 자연스럽게 치매 검사로 연결될 수 있습니다.

또한 만성질환과 함께 관리를 받을 수 있도록 안내합니다. 치매 검사만 받으러 가는 것보다는 거주하고 있는 지역의 보건소에서 운영하는 만성질환 관리사업과 함께 관리받을 수 있도록 안내하면 좋습니다. 단순히 치매 검사만을 위해서 보건소 치매안심센터를 가는 것보다는 많은 고령자가 건강관리를 위해 신경을 쓰고 관심 있어 하는 만성질환^(고혈압, 당뇨, 고지혈증 등)에 대한 점검 차원에서 보건소를 방문할 수 있도록 하며, 이때 정신건강에 대한 관리를 위해 치매 검사를 받도록 권유하면 좋습니다. 고령자는 가족이나 주변에서 치매 검사를 받으러 가자고 하면 본인은 정상이라고 말씀하나, 만성질환에 대한 관리를 위해 보건소^(또는 병원)를 가자고 하면 건강에 대한 관리이기에 동행하는 경우가 많이 있었습니다. 이때 만성질환에 대한 관리와 함께 자연스럽게 치매 검사를 받도록 하는 방법으로 고령자의 심리적 부담을 낮출 수 있습니다.

네 번째, 배우자께서 본인이 치매 검사를 받고 싶으니 같이 가자고 부탁합니다.
배우자가 치매 검사가 필요하다고 생각되나 거부하실 때 "당신 요즘 건망증이 심해진 것 같아 검사가 필요해요."라고 말하기보다 "내가 요즘 건망증이 심해진 것 같아 검사가 필요해요. 저랑 같이 가주세요."라고 하면 검사가 필요한 분께서 보호자로서 함께 오시는 경우가 많이 있었습니다. 이후 함께 상담을 받아 보자고 하며 검사를 받도록 한다면 치매 검사가 필요한 당사자께서는 본인이 이상해서 혼자 받는 것이 아니라 보호자로서 검사를 받아 본다고 생각하여 받아 주시곤 하였습니다.

다섯 번째. 검사비용을 걱정하는지 검사자를 믿을 수 없는 것인지 확인합니다.
치매 검사를 권유할 때 검사가 필요한 고령자가 어떤 생각을 하고 있는지 사전에 확인하면 좋습니다. 어떤 고령자께서는 치매 검사와 치료에 비용이 많이 발생한다고 생각해서 검사 자체를 거부하시는 때도 있었고, 이와 정반대로 치매안심센터라는 공공기관을 통해 치매 검사를 받는 것을 원하지 않는 때도 있었습니다.

치매 검사와 치료에 비용이 많이 발생한다고 생각해서 검사를 거부하는 경우에는 치매안심센터라는 공공기관을 통해서 치매 검사를 받을 시 여러 비용을 지원받을 수 있는 부분을 설명해 주면 좋습니다.

이와는 반대로 치매안심센터라는 공공기관을 통해 치매 검사를 받는 것을 원하지 않을 때는 원하는 병원이나 의사가 있는지를 확인하면 좋습니다. 간혹 보건소와 같은 공공기관은 일반적인 병원보다 여러 가지 면에서 부족하다고 생각하는 분들이 있는데, 그런 경우에는 고령자께서 희망하는 특정병원이나 의사가 있는지를 파악해서 검사를 받도록 하면 좋습니다. 간혹 고령자께서 고혈압과 같은 대사증후군 관리를 위해 정기적으로 방문하는 의원의 의사를 믿고 의지한다면 해당 의원에 고령자와 동행하여 고령자의 치매증상에 대한 이야기를 나누는 방법도 있습니다.

아울러 '고령자가 치매 검사를 거부하는 것은 당연하다'라고 생각해야 합니다.

고령자가 치매 검사를 받고자 하는 이유가 본인이 스스로 원한 경우보다 가족이나 주변에서 권유하여 받는 경우가 많았습니다. 평생을 열심히 자신의 삶을 살아온 고령자에게 치매 검사를 권유하는 것은 어쩌면 "이제는 당신이 나이가 들어 늙고 병들었으니, 치매로 진단받아 아무것도 하지 마세요."라고 생각하게 할 수 있습니다.

고령자를 안전하게 보호하고 치료받게 하겠다는 이유로 고령자의 행동을 통제하고 치매 검사를 강제하려고 한다면 관계는 더욱 틀어질 수밖에 없습니다. 고령자의 행동을 이해하기 어려울 수 있겠지만, 고령자를 이해하고 노력하며 진심으로 다가갔을 때 그들도 마음의 문을 열어 줄 수 있습니다.

아마 이 책을 보고 있는 우리도 누군가 우리에게 찾아와 당신은 정말로 치매가 의심된다고 하면서 치매 검사를 받아 보라고 하면 받아들이기 힘들지 않을까요? 치매안심센터라는 현장에서 치매상담과 검진을 지속해서 경험해 보면서 느끼는 바는 치매 검사에 대한 문의와 상담을 적극적으로 원하는 분들은 검사 결과 정상으로 나오는 경우가 많은데, 주변에서 치매 검사를 받기를 원하나 본인은 정상이라며 거부하는 분들은 또래와 비교하면 인지기능이 저하되거나 청력장애 등 여러 이유로 추가적인 개입이 필요한 경우가 많았습니다.

현장에서 근무하면서 가장 안타까운 경우는 혼자서 치매안심센터를 찾아온 고령자께서 선별검사를 통해 정밀 검사가 필요한 결과가 나왔음에도 검사 결과를 부정하며 추가적인 검사를 받으려 하지 않거나 혹은 자녀의 정보를 알려 주지 않고 혼자서 검사를 받겠다고 하는 경우입니다.

자녀의 정보를 알려 주지 않는 이유는 대부분 자녀가 일해서 바쁜데 괜히 자녀를 불편하게 하고 싶지 않다는 것입니다. 혹여나 당신의 건강으로 인해 자녀에게 짐이 되지는 않을까 걱정하는 부모님의 마음이 검사 결과의 부정과 혼자서 해결하려는 형태로 이어지고 있었습니다.

심지어 자녀가 일을 하는 시간에는 바빠서 전화도 받지 못한다면서 전화도 걸면 안 된다고 하는 분들도 많이 있었습니다. 괜히 자녀에게 전화해서 혹여나 조금이라도 불편이 있지는 않을까 혹여나 당신 때문에 자녀가 걱정이라도 하면 안 된다는 고령자분들이 굉장히 많이 있었습니다.

저는 고령자분들에게 치매에 걸리지 않는 것보다 조기에 진단을 받아 중증화가 되지 않도록 관리를 하는 것이 더 중요하며, 부모님의 상태를 자녀에게 알려 줘야 부모님도 자녀도 함께 다음 상황에 대비할 수 있다는 점을 강조하고 있습니다.

"어르신, 저도 지금 일하는 중이에요. 자녀분께서 바쁘시더라도 지금의 상태를 알려드리고 함께 상황을 해결할 수 있도록 하는 것이 병이 진행되었을 때 갑작스럽게 알게 되는 것보다 훨씬 좋습니다. 혹여나 치매가 있어도 행복하고 잘 지낼 수 있도록 치매안심센터를 비롯한 여러 곳에서 지원하고 있으니 걱정하지 마세요. 자녀분께는 제가 잘 설명하겠습니다."

우리는 '고령자가 치매 검사를 거부하는 것은 자연스러운 것이다.'라고 생각하고, 치매 검사를 거부하는 고령자의 마음을 이해하고 존중해야 합니다. 바쁜 일상에서 조금씩 시간을 내서 부모님께 연락드리고 교류하다 보면 언젠가 도움이 필요할 때 부모님께서 자녀를 믿고 의지할 수 있을 것이며, 이는 결국 부모님의 치매 검사에 대한 거부감을 낮출 수 있는 계기가 될 수 있을 것입니다.

여러분께서 고령자가 치매 검사를 받도록 하고 싶은 마음의 진심은 결국 고령자께서 건강하고 행복하게 살아갈 수 있기를 바라는 것일 테니까, 그 마음이 전달될 수 있도록 천천히 이해하고 노력한다면 결국 마음의 문을 열어 주실 것이라 믿습니다.

제4장

치매로 진단받으면
돌봄 서비스를 받을 수 있나요

_노인장기요양보험

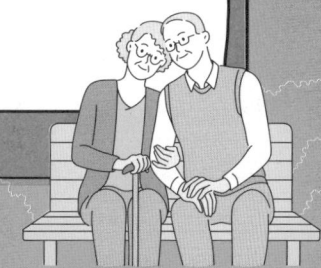

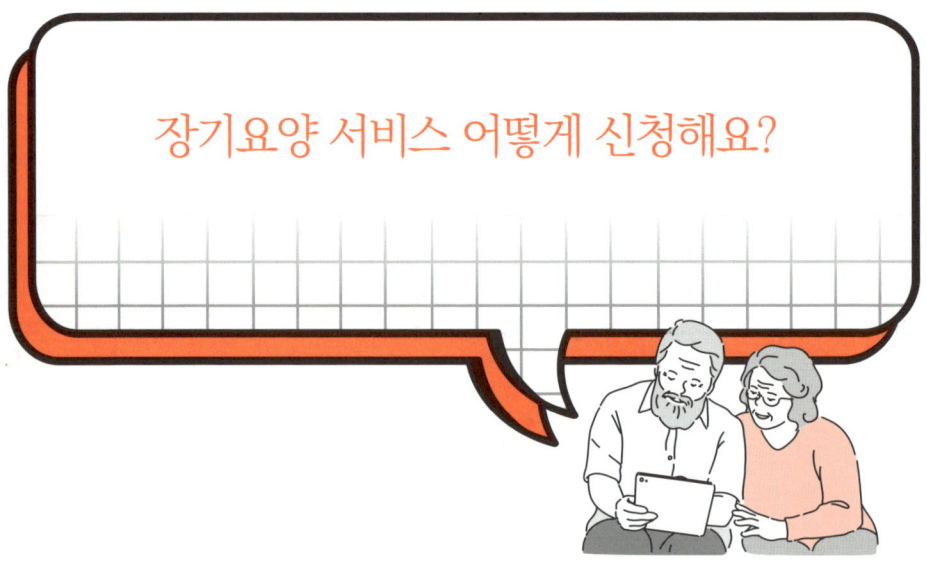

장기요양 서비스 어떻게 신청해요?

가족이 치매로 진단을 받게 되었을 때 가장 많은 질문을 하는 것은 바로 돌봄 지원 서비스입니다. 이를 노인장기요양보험제도라 하는데, 보통 이렇게 문의하십니다.

"집으로 사람 보내 준다고 하는데 그거 어떻게 신청해요?"
"아침에 갔다가 저녁에 오는 게 있다고 하는데 그게 뭐예요?"
"요양원에 가려면 어떻게 해야 해요?"

집으로 돌봄 전문가를 파견하는 방문요양 서비스, 아침에 모시고 갔다가 여러 가지를 배우고 돌봄을 받은 후 저녁에 집에 오는 주·야간보호서비스, 24시간 돌봄 서비스를 제공하는 노인요양시설 및 노인요양공동생활가정. 여기에 돌봄 용품을 저렴하게 대여하거나 구매할 수 있게 하는 복지용구서비스, 일시적인 돌봄을 지원하는 단기보호와 장기요양 가족휴가제까지.

이것이 바로 노인장기요양보험입니다. 흔히 4대 보험이라고 불리는 건강보험,

국민연금, 고용보험, 산재보험에 이은 제5의 사회보험이자 사회보장제도입니다.

Q. 노인장기요양보험이란 무엇인가요?

A. 노인장기요양보험은 65세 이상 또는 65세 미만 노인성 질환자(치매, 뇌혈관질환, 파킨슨병 등) 중에서 6개월 이상 혼자서 일상생활을 수행하기 어려운 노인에게 등급 판정 기준에 따라 장기요양 서비스 수급자로 판정하여 장기요양 서비스를 이용할 수 있도록 정부에서 비용을 지원하는 제도입니다.

이에 65세 이상 고령자는 질병이나 장애가 없더라도 6개월 이상 일상생활을 수행하기 어렵다고 판정을 받으면 장기요양 서비스를 이용할 수 있고, 65세 미만의 경우라면 노인장기요양보험법에 근거한 노인성 질병의 종류에 해당하고 6개월 이상 일상생활을 수행하기 어렵다고 판정을 받은 때에만 장기요양 서비스를 이용할 수 있습니다.

65세 이상의 고령자 또는 65세 미만 노인성 질환자는 6개월 이상 혼자서 일상생활을 수행하기 어려운 상황이어야 정부 지원을 받아 장기요양 서비스를 이용할 수 있으며, 그렇지 않으면 서비스를 이용하지 못하거나 정부 지원을 받지 못해 본인부담 100%로 서비스를 이용하게 됩니다.

간혹 고령자께서 질병이나 수술 등으로 입원 후 퇴원 시에 장기요양을 신청할 수 있는지에 대해 문의하시곤 합니다. 예를 들면 고령자께서 넘어져 팔과 다리를 다쳤거나 수술 등으로 입원하였다가 집으로 퇴원하는 경우가 있습니다. 그런 경우에는 보통 건강보험공단 측에서는 퇴원 3개월 후에 장기요양보험을 신청하라고 안내하고 있는데, 그 이유는 장기요양제도가 6개월 이상 장기적인 돌봄이 필요할 때 서비스를 받을 수 있기에 그렇습니다. 장기요양보험은 일시적으로 병원에 입원 시에는 장기요양 등급신청과 장기요양 서비스 이용이 불가능합니다.

노인장기요양보험법 시행령 [별표 1] 〈개정 2022. 12. 20.〉

노인성 질병의 종류(제2조 관련)

구분	질병명	질병코드
한국표준질병·사인분류	가. 알츠하이머병에서의 치매	F00*
	나. 혈관성 치매	F01
	다. 달리 분류된 기타 질환에서의 치매	F02*
	라. 상세불명의 치매	F03
	마. 알츠하이머병	G30
	바. 지주막하출혈	I60
	사. 뇌내출혈	I61
	아. 기타 비외상성 두개내출혈	I62
	자. 뇌경색증	I63
	차. 출혈 또는 경색증으로 명시되지 않은 뇌졸중	I64
	카. 뇌경색증을 유발하지 않은 뇌전동맥의 폐쇄 및 협착	I65
	타. 뇌경색증을 유발하지 않은 대뇌동맥의 폐쇄 및 협착	I66
	파. 기타 뇌혈관질환	I67
	하. 달리 분류된 질환에서의 뇌혈관장애	I68*
	거. 뇌혈관질환의 후유증	I69
	너. 파킨슨병	G20
	더. 이차성 파킨슨증	G21
	러. 달리 분류된 질환에서의 파킨슨증	G22*
	머. 기저핵의 기타 퇴행성 질환	G23
	버. 중풍후유증	U23.4
	서. 진전(震顫)	R25.1
	어. 척수성 근위축 및 관련 증후군	G12
	저. 달리 분류된 질환에서의 일차적으로 중추신경계통에 영향을 주는 계통성 위축	G13*
	처. 다발경화증	G35

비고 1. 질병명 및 질병코드는 「통계법」 제22조에 따라 고시된 한국표준질병·사인분류에 따른다.
  2. 진전은 보건복지부장관이 정하여 고시하는 범위로 한다.

다만, 예외적인 경우가 있습니다. 만약 고령자께서 입원하게 된 이유가 단기적으로 회복 불가능한 고관절 골절 등으로 장기적인 돌봄이 필요하거나 지속적인 고령자의 질병 등으로 입원하게 되는 때도 있습니다. 그런 경우라면 건강보험공단 측에 장기요양보험 신청 시 고령자의 입원사유와 현 상황을 상세하게 전달 후 답변받아 장기요양보험 신청과 서비스 이용에 대한 여부를 결정할 수 있도록 하면 좋습니다.

Q. 장기요양 서비스는 누가 신청할 수 있나요?

A. 장기요양을 신청할 수 있는 서비스 신청권자는 누구든지 가능하며, 친족이 아니어도 무관합니다. 본인을 비롯해 대리인이라 할 수 있는 가족, 친족, 이해관계인 등 누구든 가능하며, 신청 시 대리인 신분증이 필요합니다.

Q. 장기요양 서비스는 어떻게 신청하나요?

A.
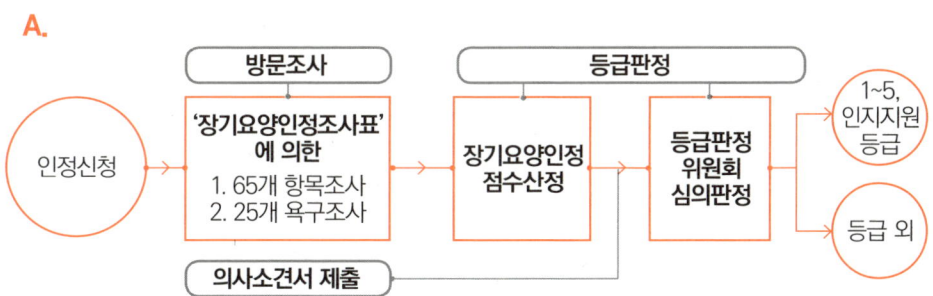

노인장기요양보험은 국민건강보험공단으로부터 고령이나 노인성 질병 등의 사유로 6개월 이상 혼자서 일상생활을 수행하기 어려운 상황임을 입증하여 장기요양 등급을 판정받은 후 장기요양 등급에 따른 서비스를 이용할 수 있습니다.

1. 국민건강보험공단에 장기요양 인정신청을 신청합니다.

장기요양 인정신청 방법으로는 방문·팩스·온라인 신청이 있으며 가족·친척·이해관계인 등이 대리로 신청할 수 있습니다. 공단은 신청인이 신청서를 제출한 날로부터 30일 이내 장기요양등급판정을 완료하여야 하나, 부득이한 사유가 있는 경우 30일 이내의 범위에서 이를 연장할 수 있습니다.

장기요양 인정신청 방법 _①방문신청

전국 공단지사(노인장기요양보험운영센터) 중 서비스를 이용하고자 하는 고령자 거주지에서 가까운 곳으로 방문하여 신청하는데, 주소는 인터넷 검색(예: 국민건강보험공단 ○○지사) 혹은 건강보험공단 대표번호(1577-1000)에서 안내받을 수 있습니다. 방문신청 시 서비스를 이용하고자 하는 고령자는 동행하지 않아도 되며, 치매 고령자의 가족이나 친족 혹은 이해관계인 등의 신분증을 가지고 방문 후 공단 내에 비치된 장기요양인정신청서와 함께 제출하면 됩니다.

장기요양 인정신청 방법 _②팩스신청

인터넷 검색창에 '**노인장기요양보험**' 또는 '**국민건강보험공단 장기요양보험**'으로 검색하여 홈페이지 접속 후 '서식자료실'에서 '[별지 제1호의2서식] 장기요양인정신청서' 서식을 내려받습니다.

장기요양인정신청서 서식은 부록을 참고하세요.
내려받은 '**장기요양인정신청서**' 서식의 내용을 기록하여 신청하고자 하는 공단지사의 팩스번호를 파악 후 첨부서류인 가족이나 친족 혹은 이해관계인 등의 신분증과 함께 제출하면 됩니다.

팩스는 휴대전화에서 '**모바일 팩스**' 애플리케이션을 내려받아 사용할 수 있으며, 신청하고자 하는 공단지사 팩스번호는 아래 주소를 통해 찾을 수 있습니다.

국민건강보험공단 지사별 연락처 및 팩스번호

국민건강보험공단 홈페이지(www.nhis.or.kr)

→ 공단요모조모

→ 조직 및 인원

→ 지사 찾기

→ 우측 아래 OO지사 연락처 클릭

→ 부서명에서 '장기요양' 검색

→ 팩스번호 확인 또는 건강보험공단 대표번호(1577-1000)를 통해 신청지역 공단지사 팩스번호 문의

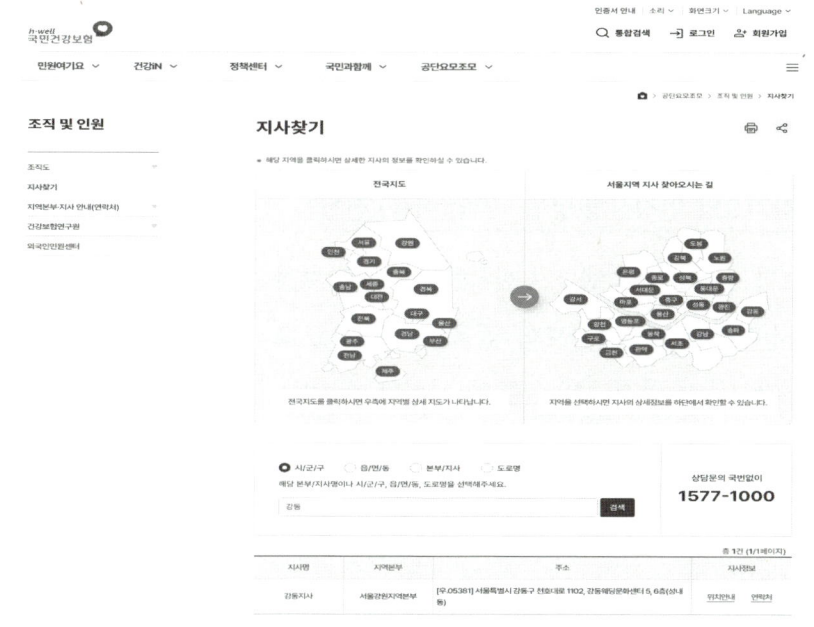

장기요양 인정신청 방법 _③온라인신청

장기요양 인정신청의 온라인 신청방법은 '**국민건강보험공단 장기요양보험**' 홈페이지에 접속 후 본인 또는 대리인의 주민등록번호를 입력하여 공동인증서 또는 금융인증서로 로그인 후 신청할 수 있습니다.

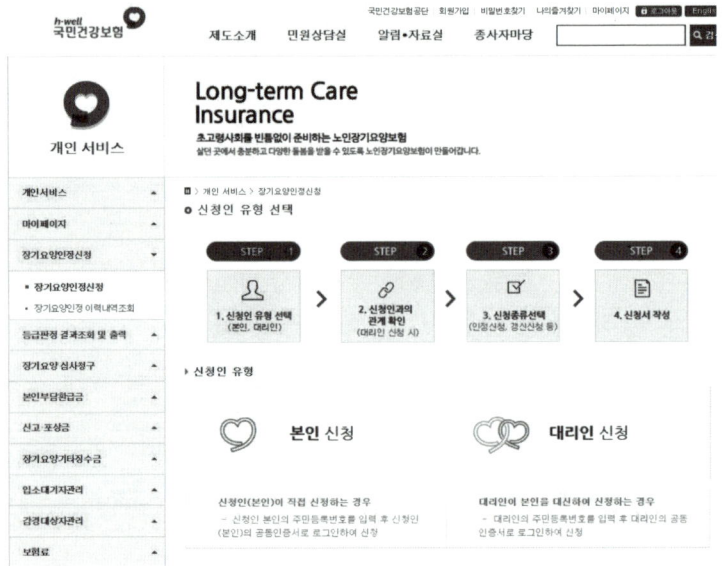

장기요양 인정신청 방법 _④앱(어플) 신청

장기요양 인정신청의 앱(어플) 신청방법은 건강보험공단에서 제작된 'The건강보험' 앱을 내려받아 로그인하여 '장기요양 인정신청'을 통해 신청할 수 있습니다.

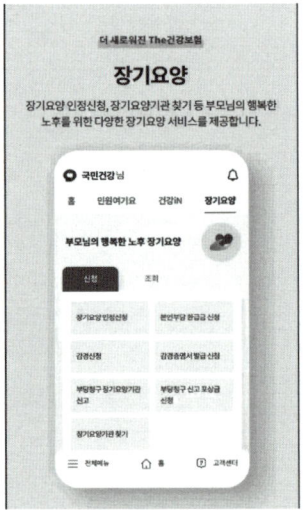

2. 장기요양 인정신청을 하게 되면 공단 직원이 방문조사를 하게 됩니다.

장기요양 인정신청(방문/팩스/온라인)을 하게 되면 공단 직원이 방문조사를 하게 됩니다. 방문조사는 신청인 거주지 방문조사이며, 일정은 사전에 통보하고 원하는 장소와 시간은 공단 직원과 협의하여 조정 가능합니다.

이때 치매가 있는 고령자가 혼자 있는 상태로 방문조사를 받게 하는 것보다 가족이나 친족 이해관계인 등이 동석한 상태에서 방문조사를 받도록 하는 것이 좋으며, 공단 직원의 방문조사 시 고령자의 상태에 대해서 말씀해 주시면 좋습니다.

3. 공단 직원의 방문조사 후에는 의사소견서 제출을 요청받습니다.

공단 직원의 방문조사 후에는 치매가 있는 고령자와 함께 치매로 진단한 혹은 치료받는 병원에 방문하여 의사에게 장기요양 '의사소견서'를 작성해 줄 수 있도록 요청받습니다.

고령자가 치매로 진단을 받거나 치료를 받고 있다면 담당 의사를 찾아가 장기요양 '의사소견서'를 요청 후 의사가 작성한 장기요양 '의사소견서'가 공단으로 제출되면 모든 서류제출은 완료됩니다.

만약, 공단 직원의 방문조사 후 요청받은 의사소견서 제출기한을 병원 측 진료 일정 조율 등으로 맞추기 어렵다면 사전에 공단 측과 협의할 수 있도록 합니다.

단, 거동불편자(복지부 고시에 따른)에 해당하면 의사소견서를 제출하지 않아도 됩니다.

※ 의사소견서 제출제외자: 노인장기요양보험법시행령 제6조(신청인의 심신상태나 거동상태 등이 보건복지부 장관이 정하여 고시하는 '거동불편자'에 해당하는 자, 보건복지부 장관이 고시하는 도서·벽지 지역 거주자)에 해당하는 경우

4. 의사소견서 제출 이후 등급판정위원회를 통해 심의 및 판정이 이루어집니다.

등급판정위원회는 방문조사 결과, 의사소견서, 특기사항 등을 기초로 신청인의 기능상태 및 장기요양이 필요한 정도 등을 등급판정 기준에 따라 심의 및 판정을 하게 됩니다.

등급판정위원회의 심의판정에 따라 최종적으로 장기요양 등급판정이 결정되며, 장기요양 서비스를 이용할 수 있는 장기요양인정서 등을 받게 됩니다. 장기요양인정서 등에는 장기요양인정서, 개인별장기요양이용계획서, 복지용구 급여확인서가 있습니다.

장기요양 등급	심신의 기능상태
1등급	심신의 기능상태 장애로 일상생활에서 전적으로 다른 사람의 도움이 필요한 자로서 장기요양인정 점수가 95점 이상인자
2등급	심신의 기능상태 장애로 일상생활에서 상당 부분 다른 사람의 도움이 필요한 자로서 장기요양인정 점수가 75점 이상 95점 미만인 자
3등급	심신의 기능상태 장애로 일상생활에서 부분적으로 다른 사람의 도움이 필요한 자로서 장기요양인정 점수가 60점 이상 75점 미만인 자
4등급	심신의 기능상태 장애로 일상생활에서 일정 부분 다른 사람의 도움이 필요한 자로서 장기요양인정 점수가 51점 이상 60점 미만인 자
5등급	치매 환자로서(노인장기요양보험법 시행령 제2조에 따른 노인성 질병으로 한정) 장기요양인정 점수가 45점 이상 51점 미만인 자
인지지원등급	치매 환자로서(노인장기요양보험법 시행령 제2조에 따른 노인성 질병으로 한정) 장기요양인정 점수가 45점 미만인 자

5. 장기요양인정서에 따른 장기요양기관과 서비스를 선택 후 이용합니다.

신청자는 장기요양인정서에 적힌 '장기요양등급', '장기요양인정 유효기간'과 '급여 종류 및 내용'에 따라 적절한 장기요양기관을 선택하여 급여계약 체결 후 장기요양 급여를 이용할 수 있습니다.

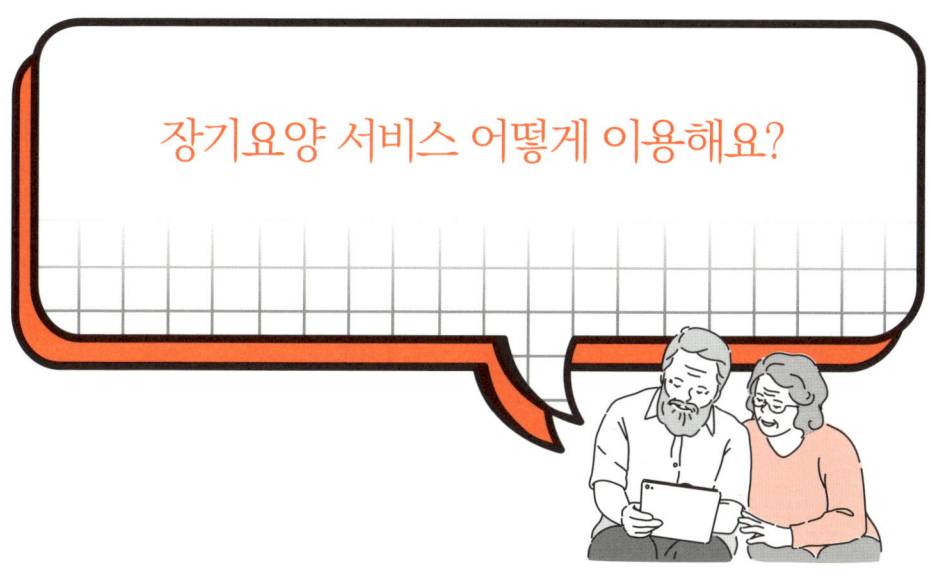

장기요양 서비스 어떻게 이용해요?

장기요양 인정신청에 따라 신청자는 장기요양인정서, 개인별장기요양이용계획서, 복지용구 급여확인서를 공단으로부터 받게 됩니다. 이후 공단으로부터 받은 서류 중 장기요양인정서와 개인별장기요양이용계획서에 기록된 **장기요양등급과 장기요양급여의 종류 및 내용**을 확인하여 장기요양기관을 찾은 후 계약 체결하여 장기요양 서비스를 이용할 수 있습니다.

1등급	2등급	3등급	4등급	5등급	인지지원등급
시설급여와 재가급여 모두 가능		재가급여 가능 (주·야간보호, 단기보호, 방문요양·목욕·간호, 복지용구) 단, 시설급여의 경우 공단에서 필요하다고 인정하는 경우 가능함			주·야간보호, 단기보호, 복지용구

〈5등급과 인지지원등급은 치매 환자에 한함〉

장기요양 1·2등급을 받은 경우 (시설급여, 재가급여)

시설급여와 재가급여를 모두 이용할 수 있으나, 시설급여와 재가급여를 동시에

■ 노인장기요양보험법 시행규칙 [별지 제6호서식] <개정 2022. 6. 23.>

발급번호 :   발행일 :

장기요양인정서

성 명		생년월일	
장기요양 인정번호		장기요양등급	
유효기간		장기요양급여의 종류 및 내용	
장기요양등급 판정위원회 의견			

관리지사		전화번호	
주소		홈페이지	www.longtermcare.or.kr

국민건강보험공단 이사장   [직인]

수급자 안내사항

1. 수급자가 장기요양급여를 받기 위해서는 장기요양기관에 장기요양인정서를 제시하여야 합니다.
2. 「노인장기요양보험법」 제40조제2항에 따라 「의료급여법」 제3조제1항제1호에 따른 의료급여를 받는 사람은 본인부담금이 면제되고, 「노인장기요양보험법」 제40조제4항 각 호의 어느 하나에 해당하는 사람은 본인부담금이 100분의 60의 범위에서 보건복지부장관이 정하여 고시하는 바에 따라 감경됩니다.
3. 장기요양급여는 월 한도액 범위 내에서 이용이 가능하며, 이를 초과하는 비용 및 비급여비용은 본인이 전액 부담합니다.
4. 장기요양보험료를 6회 이상 납부하지 아니하면 장기요양급여를 받을 수 없습니다.
5. 장기요양인정 등급판정결과에 대해 이의가 있는 경우 통보를 받은 날로부터 90일 이내에 공단에 증명서류를 첨부하여 심사청구할 수 있습니다.
6. 장기요양인정의 갱신신청을 하려는 경우에는 유효기간이 끝나기 90일 전부터 30일 전까지의 기간 동안에 공단에 신청해야 합니다.
7. 장기요양급여의 종류 및 내용이 "가족요양비" 인 경우 「노인장기요양보험법」 제27조의2 및 같은 법 시행규칙 제21조의3에 따라 지급계좌를 특별현금급여수급계좌로 신청·변경 할 수 있습니다.
8. 「노인장기요양보험법」 제15조제4항에 따라 거짓이나 그 밖의 부정한 방법 등으로 장기요양인정을 받은 것으로 의심되는 경우 공단은 인정조사를 실시하여 다시 등급판정을 할 수 있습니다.

210mm× 297mm[백상지 80g/㎡]

이용하는 것은 불가합니다. 시설급여는 10인 이상의 입소정원으로 운영되는 노인요양시설과 9인 이하의 입소정원으로 운영되는 노인요양공동생활가정이 있습니다.

장기요양 3·4·5등급을 받은 경우 (재가급여만 가능. 필요인정 시 시설급여 가능)

시설급여는 이용할 수 없고 재가급여만을 이용할 수 있으나, 공단에서 시설급여가 필요한 것으로 인정받게 되면 등급을 변경하지 않고 시설급여를 이용할 수 있습니다. 재가급여의 종류로는 주·야간보호, 방문요양, 방문목욕, 방문간호, 단기보호, 복지용구가 있습니다.

인지지원등급을 받은 경우 (주·야간보호와 복지용구 가능)

재가급여 중에서 주·야간보호서비스를 월 12회 이용할 수 있으며, 장기요양 가족휴가제와 복지용구를 이용할 수 있습니다. 방문요양 서비스는 이용할 수 없습니다.

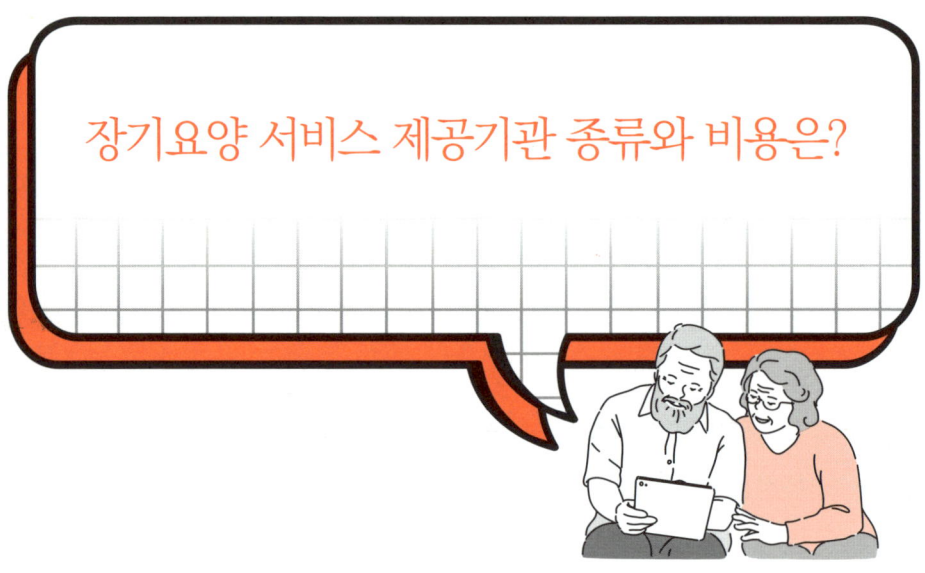

장기요양 서비스 제공기관 종류와 비용은?

그러면 장기요양 서비스를 제공하는 기관의 종류는 무엇이고, 비용은 얼마일까요? 보통 시설급여(요양시설 등)는 본인부담금 20%와 비급여비용을, 재가급여 중 주·야간보호와 단기보호는 본인부담금 15%와 비급여비용을, 재가급여 중 방문요양은 본인부담금 15%를 부담하게 되어 있습니다.

다만 노인장기요양보험 장기요양급여 이용자 중 건강보험료 순위 50% 이하자 및 기타의료급여 수급권자 등에게는 본인부담금을 감경하여 서비스 이용부담을 완화하는 제도가 있으며, 이를 감경대상자라고 합니다. 감경대상자는 본인부담금 60% 감경 적용자(재가 6%, 시설 8%)와 본인부담금 40% 감경 적용자(재가 9%, 시설 12%)가 있으며, 기초생활수급자의 경우 본인부담금이 없습니다.

기초생활수급자는 본인부담금을 내지 않아도 되지만, 주·야간보호와 요양시설을 이용 시 비급여에 해당하는 식비와 간식비에 대해서는 비용을 지급해야 합니다. 예를 들어 주·야간보호를 이용하는 경우 일반적으로 내는 본인부담금

15%에 대해서는 면제되나, 비급여인 식비와 간식비에 대해서는 생계급여 등으로 지원받는 금액에서 부담해야 합니다.

급여 종류	급여대상	급여내용	급여비용
시설급여	- 장기요양 1~2등급자 - 장기요양 3~5등급자 중 등급판정위원회가 인정하는 자	노인요양시설 노인요양공동생활가정	본인부담 20% +비급여(식비 등)
재가급여	- 장기요양 1~5등급 - 인지지원등급(일부 서비스 한정)	주·야간보호 단기보호	본인부담 15% +비급여(식비 등)
		방문요양 방문목욕 방문간호	본인부담 15%
		복지용구 대여·구입	본인부담 15%
특별현금급여 (가족요양비)	섬·벽지 거주 천재지변 등 신체·정신 또는 성격 등의 사유	매월 수급자에게 약 22만 원 지급	

1. 집으로 돌봄 전문가가 찾아와요 _방문요양
2. 학교처럼 다니면서 돌봄과 프로그램을 받아요 _주·야간보호
3. 돌봄 용품을 저렴하게 구매하고 대여해요 _복지용구
4. 일시적으로 시설에 모시고 싶어요 _단기보호
5. 집에서 모시긴 어려운데 방법이 있을까요 _요양시설
6. 노인성 질환으로 입원하여 치료가 필요해요 _요양병원
7. 집에서 종일 돌봄을 받고 싶어요 _장기요양 가족휴가제
8. 집에서 돌아가실 때까지 모시고 싶어요 _입주간병
9. 부모님을 모시면서 급여를 받고 싶어요 _가족요양
10. 돌봄통합지원법이 시행되는 2026년부터는?

1. 집으로 돌봄 전문가가 찾아와요 _방문요양

Q. 방문요양이 뭐예요?

A. 방문요양은 요양보호사가 직접 집으로 찾아와, 어르신을 대상으로 주 5~6일, 하루 3~4시간 정도 개인 위생, 식사 도움, 말벗, 일상생활 지원 등 돌봄 서비스를 제공하는 제도입니다.

Q. 방문요양은 한 달에 얼마나 들어요?

A. 기본적인 방문요양(평일 월~토요일 중 5~6일, 하루 3~4시간)을 이용 시 한 달 평균 20만 원이 발생합니다.

다만, 감경대상자는 건강보험료 기준에 따라 본인부담금이 달라지며, 기초생활수급자는 본인부담금이 0원입니다.

급여 종류	급여대상	세부내용	월 본인부담(비급여 없음)		
			일반(15%)	감경(40%)	감경(60%)
방문요양	장기요양 1~5등급	하루 3~4시간 방문요양 제공	평균 22만 원	평균 13만 원	평균 9만 원

※ 실제 본인부담금은 이용 시간에 따라 달라질 수 있습니다.

장기요양 서비스 중에서 가장 많은 분들이 보편적으로 이용하는 서비스는 바로 '방문요양'입니다. 방문요양은 요양보호사 자격증을 취득한 돌봄 전문가가 어르신의 집으로 직접 찾아가 신체 활동 보조 및 가사 지원(청소, 세탁, 식사 준비 등)과 같은 일상생활 지원을 제공하는 장기요양급여입니다.

　방문요양은 기본 제공 시간 내에서는 별도의 추가 비용이 없습니다. 하지만, 정해진 월 이용 시간 외에 추가로 방문요양 서비스를 요청하는 경우, 요양보호사나 방문요양센터와의 협의에 따라 개별적인 추가 비용이 발생할 수 있습니다. 따라서 서비스 이용 전, 장기요양인정등급에 따른 월 한도 시간과 본인부담금, 추가 이용 시 비용 발생 여부를 미리 확인해 보시는 것이 좋습니다.

2. 학교처럼 다니면서 돌봄과 프로그램을 받아요 _ 주·야간보호

Q. 주·야간보호가 뭐예요?

　A. 주·야간보호는 어르신이 낮 시간(또는 밤 시간)에 센터에 머물며 돌봄을 받는 서비스입니다. 주·야간보호센터에서는 전용 차량으로 아침에 어르신을 집에서 모셔오고, 오후 또는 저녁까지 다양한 프로그램, 신체 활동, 식사, 간식, 휴식 등을 제공합니다. 마치 학교처럼 등·하원하며 생활 리듬을 유지할 수 있어, 치매 어르신이나 장시간 혼자 계시기 어려운 어르신에게 적합한 돌봄 형태입니다.

Q. 주·야간보호는 한 달에 얼마나 들어요?

　A. 기본적인 주·야간보호(평일 월~토요일 중 5~6일, 하루 8~10시간)를 이용 시 한 달 평균 40만 원 발생합니다. 감경대상자는 기준에 따라 본인부담금이 달라지며, 기초생활수급자의 본인부담금은 없습니다.

　단, 기초생활수급자와 감경대상자도 식비와 간식비 등 비급여 항목은 전액 본인 부담입니다. 예를 들어, 급여 서비스에 해당하는 본인부담금 15%는 감경되거나 면제될 수 있지만, 식비와 간식비는 별도로 청구됩니다.

급여 종류	급여대상	세부내용	월 본인부담(급여+비급여)		
주·야간보호	장기요양 1~5등급, 인지지원 등급	하루 3~13시간 주야간보호 제공 (인지지원등급은 월 9일만 이용가능)	일반(15%)	감경(40%)	감경(60%)
			평균 44만 원 (하루 8시간 이용 시)	평균 34만 원 (하루 8시간 이용 시)	평균 29만 원 (하루 8시간 이용 시)

※ 실제 본인부담금은 이용 시간과 비급여에 따라 달라질 수 있습니다.

주·야간보호는 돌봄이 필요한 고령자를 일정 시간 동안 장기요양기관에서 보호하며, 목욕, 식사, 기본 간호, 치매 관리, 응급 대응 등 다양한 서비스를 제공하는 제도입니다. 이를 통해 어르신의 신체·정신 기능을 유지하고 향상시키기 위한 교육과 훈련도 함께 이루어집니다.

주·야간보호는 아침부터 오후 또는 저녁 시간까지 보호가 이루어지며, 센터에서는 식사와 간식도 함께 제공합니다. 혼자 있기 어려운 어르신이 하루 일과를 안전하게 보내고, 가족도 돌봄 부담을 덜 수 있는 서비스입니다.

특히, 치매 어르신을 위한 '치매전담형 주·야간보호센터'도 별도로 운영되고 있습니다. 치매전담형 센터는 인지기능 저하나 문제행동 등을 전문적으로 관리할 수 있도록 치매 친화적인 환경과 치매 전문 인력을 갖춘 기관입니다. 이곳에서는 어르신 개개인의 상태에 맞춘 맞춤형 돌봄과 인지 자극 활동이 제공됩니다.

3. 돌봄 용품을 저렴하게 구매하고 대여해요 _복지용구

Q. 복지용구가 뭐예요?

A. 복지용구는 장기요양등급을 받은 어르신이 일상생활을 보다 안전하고 편리하게 할 수 있도록 도와주는 보조용품입니다. 이 사업을 통해 필요한 용구를 본인부담금 일부만 내고 저렴하게 구매하거나 대여할 수 있습니다. 복지용구는 요양시설에 입소하지 않고, 집에서 생활하는 경우에만 지원됩니다.

Q. 복지용구는 한 달에 얼마나 들어요?

A. 복지용구는 **물품 가격의 15%만 본인이 부담하면 구매 또는 대여가 가능합니다.** 그중 휠체어는 대여물품으로 한 달 평균 5천 원의 대여비가 발생하고, 워커(보행 보조기)는 구매물품으로 9만 원 정도 발생합니다. 최근에는 가장 많은 사고가 일어나는 화장실의 낙상예방을 위해 변기안전손잡이(양변기 탈부착형 안전바)를 많이 구매하는데 이는 구매물품으로 평균 3~4만 원 정도 발생합니다.

급여 종류	급여대상	세부내용	월 본인부담(비급여 없음)		
복지용구	장기요양 1~5등급, 인지지원등급	복지용구를 본인부담금만 부담하여 구매 또는 대여	일반(15%)	감경(40%)	감경(60%)

복지용구는 심신 기능이 저하되어 일상생활을 영위하는 데 지장이 있는 고령자에게 신체 활동을 돕고, 인지기능 유지 및 향상을 지원하기 위해 보건복지부 장관이 지정한 보조용품을 말합니다.

복지용구는 구입품목, 대여품목, 구입 또는 대여품목으로 나누어져 있으며, 품목당 1개의 제품만 구입·대여가 가능합니다. 예를 들면, 대여품목 중 하나인 휠체어를 여러 대 대여할 수 없고, 구입품목 중 하나인 목욕의자를 여러 대 구매할 수 없는 것입니다.

복지용구는 구입·대여 후 지속해서 사용할 수 있으나, 한번 구입·대여하면 사용 가능 연한 내에 해당 제품을 계속해서 사용하게 됩니다. 단, 훼손이나 마모가 되어 사용이 어렵다고 판단되는 경우, 국민건강보험공단에 사유서를 제출해 승인을 받으면, 연한 내에도 재구입 또는 재대여가 가능합니다.

복지용구는 가정에서 생활하는 어르신만 이용할 수 있으며, 노인요양시설 등 시설급여를 이용 중인 경우에는 지원 대상에서 제외됩니다. 따라서 복지용구를 사용 중인 어르신이 요양원 등에 입소하게 되면 대여했던 물품은 반납해야 합니다. 또한, 병원 입원 중에는 일부 복지용구(전동침대, 수동침대, 이동욕조, 목욕리프트 등)는 대여가 불가능하며, 장기 입원 시에는 대여 업체에 반드시 해당 사실을 알려야 합니다.

4. 일시적으로 시설에 모시고 싶어요. _단기보호

Q. 단기보호가 뭐예요?

A. 단기보호는 요양시설에 상시 입소하지 않고 자택에서 돌봄을 받는 어르신이 일시적으로 시설에 머물며 돌봄을 받을 수 있는 서비스입니다. 가족이 외출하거나 돌봄이 일시적으로 어려울 때, 짧은 기간 동안 보호가 필요한 경우에 유용합니다.

다만, 월 이용 가능 일수가 정해져 있고, 이용 가능한 단기보호시설의 수가 많지 않다는 점이 단점으로 꼽힙니다.

2024 노인복지시설 현황^(보건복지부, 2024)에 따르면, 단기보호시설은 전국에 총 60곳이 운영되고 있습니다.^(서울 20곳, 부산 1곳, 대구 4곳, 인천 2곳, 광주 1곳, 경기도 16곳, 강원도 1곳, 충청남도 6곳, 전라남도 2곳, 경상북도 4곳, 경상남도 3곳)

Q. 단기보호는 얼마나 들어요?

A. 기본적인 단기보호^(월 최대 9일) 이용 시 평균 21만 원의 본인부담금이 발생합니다.

급여 종류	급여대상	세부내용	월 본인부담(급여+비급여)		
단기보호	장기요양 1~5등급, 인지지원등급	월 최대 9일 내 단기보호 제공 (인지지원등급은 가족휴가제 사용만)	일반(15%)	감경(40%)	감경(60%)
			21만 원 (9일 이용 시)	18만 원 (9일 이용 시)	16만 원 (9일 이용 시)

※ 실제 본인부담금은 이용 시간과 비급여에 따라 달라질 수 있습니다.

단기보호는 주보호자인 가족이 병원에 입원하거나, 갑작스럽게 돌봄이 어려운 상황이 발생했을 때, 일시적으로 고령자를 요양시설에 입소시켜 돌봄을 제공하는 재가급여 서비스입니다.

장기입소를 전제로 한 요양시설^(시설급여)과 달리, 단기보호는 일정 기간만 시설에 머물고 다시 가정으로 돌아오는 형태입니다. 이용 기간은 한 달에 1일 이상 9일 이하로, 1회당 최대 9일 이내의 범위에서 연간 4회까지 연장할 수 있습니다.

이러한 단기보호는 가족의 부담을 일시적으로 덜 수 있는 유용한 제도이지만, 단기보호 서비스를 운영하는 기관이 점점 줄어들고 있다는 점이 문제로 지적되고 있습니다. 이에 따라 정부는 '주·야간보호기관 내 단기보호 시범사업'을 추진 중입니다. 이 사업은 기존의 주·야간보호센터에서도 고령자의 단기 돌봄 수요에 대응할 수 있도록 단기보호 서비스를 제공하는 시범모델로, 현재는 점진적으로 참여 기관을 확대해 나가고 있는 단계입니다.

5. 집에서 모시긴 어려운데 방법이 있을까요 _요양시설

Q. 요양시설이 뭐예요?

A. 요양시설은 흔히 '요양원'이라고 불리며, 일상생활에 도움이 필요한 고령자에게 24시간 돌봄 서비스를 제공하는 시설입니다. 요양시설은 「노인복지법」에 따라 다음 두 가지 형태로 운영됩니다.
- 노인요양시설: 입소 정원이 10명 이상인 중·대형 시설
- 노인요양공동생활가정: 입소 정원이 5~9명 이하인 소규모 공동생활형 시설

참고로 2024년 12월 기준, 「노인복지법 시행규칙」 별표 4에 따르면 10명 이상 정원의 노인요양시설은 토지 및 건물을 직접 소유해야 하며, 임차 운영이 불가합니다. 반면, 9명 이하의 공동생활가정은 임차 운영이 가능하여 진입 장벽이 낮습니다. 이에 따라 보험사, 건설사 등에서는 요양시설 진입 기준 완화를 요구하고 있는 상황입니다.

요양시설은 시설급여인 장기요양등급 중 1~2등급을 받아 이용할 수 있으나, 3~5등급을 받은 고령자 중에서도 건강보험공단으로부터 시설급여가 필요한 것으로 인정받으면 입소가 가능합니다. 즉, 일상생활에서 전적으로 또는 상당 부분 다른 사람의 도움이 필요한 상태로 판단되면 본인이나 가족의 동의하에 입소 절차를 진행할 수 있습니다.

Q. 요양시설은 한 달에 얼마나 들어요?

A. 요양시설은 입소형 시설이기 때문에, 특별한 외출이나 외박이 없는 한 하루 24시간 상주하며 생활하게 됩니다. 이로 인해 식사, 돌봄, 간호 등 생활 전반에 대한 비용이 포함되며, 한 달 평균 약 100만 원 정도의 본인부담금이 발생합니다.

급여 종류	급여대상	세부내용	월 본인부담(급여+비급여)		
			일반 (15%)	감경 (40%)	감경 (60%)
요양시설	장기요양 1~2등급 (3~5등급 중 시설 급여가 필요하다 인정받은 자)	장기간 입소한 수급자에게 신체 활동 지원 및 심신기능의 유지·향상을 위한 교육·훈련 등을 제공	평균 100만 원	평균 75만 원	평균 65만 원

※ 실제 본인부담금은 비급여에 따라 달라질 수 있습니다.

요양시설은 장기요양급여에 따라 기본비용이 정해져 있어, 전국적으로 기본적인 본인부담금은 큰 차이가 없습니다. 다만 비급여항목인 식사재료비, 상급침실 이용료(1인실 또는 2인실 이용 시), 이·미용비 등으로 차이가 날 수 있습니다.

일반적으로 요양시설은 3~4인실 기준, 한 달 평균 약 100만 원 정도의 본인부담금이 발생합니다. 하지만 주변에서 요양시설 비용으로 월 300만 원 이상을 낸다는 이야기를 들으셨을 수도 있습니다. 이는 대부분 기본 다인실이 아닌 1~2인실 등 상급침실을 이용한 경우입니다.

요양시설의 기본 구조는 3~4인이 함께 생활하는 다인실 중심으로 운영되며, 이 경우에는 장기요양급여가 적용되어 부담이 적습니다. 그러나 최근에는 1~2인실 중심으로 운영되는 요양시설이 늘어나고 있으며, 이러한 상급침실을 이용할 경우 '상급침실 이용료'라는 비급여 항목이 추가로 발생합니다. 상급침실 이용료는 법적인 기준이 없기에 요양시설마다 요구하는 금액이 달라 개별적으로 문의해야 하며, 요양시설이 위치한 지역마다 비용이 다르기도 합니다.

예를 들어 상급침실 이용료가 적용되는 1~2인실 등의 요양시설을 이용 시에는 기본 요양시설 이용료인 월 100만 원에 추가로 상급침실 이용료(평균 월 100~300만 원)를 부담해 매월 200~400만 원을 부담할 수 있습니다.

Q. 요양원에 부모님을 모셨는데 기저귀 비용은 어떻게 되나요?

A. 요양시설에서는 기저귀 비용이 요양급여 비용에 포함되어 있어 별도로 부담하지 않아도 됩니다. 다만, 보호자나 가족이 특정 브랜드나 제품을 별도로 원할 경우, 그에 따른 기저귀는 개별적으로 구매해야 하며, 이 경우 비용은 본인이 부담하게 됩니다.

Q. 요양시설에 부모님을 모셨는데, 아플 때마다 보호자가 병원에 직접 모시고 가야 하나요?

A. 요양시설에는 계약의사가 월2회 정기적으로 방문하여 기본적인 진료와 처방을 합니다. 하지만 정밀검사나 외부 병원 치료가 필요한 경우에는 보호자에게 연락하여 병원 진료를 동행하도록 안내하고 있습니다. 이는 요양시설에 근무하는 사회복지사나 요양보호사 등이 법적으로 보호자의 역할을 대신할 수 없기 때문이며, 고령자의 의료적 판단이나 치료 결정은 반드시 보호자가 직접 해야 하는 부분입니다.

⚠️ 요양시설 이용 시 꼭 참고하세요!

부모님이 요양시설에 입소하셔도, 정밀검사나 치료가 필요한 경우에는 보호자가 직접 병원에 동행해야 할 수 있습니다. 이러한 상황은 요양병원에서도 동일하게 적용됩니다.

따라서 요양시설을 선택할 때는, 보호자가 자주 방문하기 쉬운 거리인지, 근처에 협력병원이나 의료기관이 잘 갖춰져 있는지도 함께 고려하면 좋습니다.

Q. 기초생활수급자가 요양시설에 입소하면 얼마를 부담해야 하나요?

A. 기초생활수급자가 요양시설에 입소하면, 집에서 생활할 때 지급되던 생계급여와 주거급여는 중단됩니다. 이는 요양시설에서 식사와 주거가 모두 제공되기 때문입니다. 그러나 요양시설 이용 시 일반적으로 부담해야 하는 본인부담금 20%와 비급여 항목인 식비와 간식비는 기초생활수급자에게는 전액 면제됩니다.

즉, 요양시설 입소 후 따로 지불해야 할 비용은 없으며, 생활에 있어 경제적 부담은 거의 없는 상태로 돌봄 서비스를 이용할 수 있습니다. 다만, 기초연금은 요양시설 입소 여부와 관계없이 계속 지급되며, 매월 25일에 이전과 동일하게 지급됩니다.

Q. 장기요양시설급여인 1~2등급을 받지 않았는데 요양시설에 갈 수는 없나요?

A. 일반적으로 장기요양 1~2등급을 받은 경우에만 요양시설(시설급여) 입소가 가능합니다. 하지만, 장기요양 3~5등급을 받은 경우에도 건강보험공단으로부터

'시설급여가 필요하다'는 판정을 받으면 요양시설 입소가 가능합니다. 이 경우 장기요양등급 자체는 변경되지 않고, 장기요양 급여 종류·내용만 재가급여에서 시설급여로 변경됩니다.

✔ 시설급여 전환을 위한 절차

3~5등급 어르신이 요양시설에 입소하기 위해서는 건강보험공단에 '급여 종류·내용변경 신청'을 해야 하며, 이를 통해 '수발곤란사유'가 인정되어야 합니다.

- 신청 시 제출서류: 급여 종류·내용변경 신청서, 사실확인서, 수발곤란 사유에 대한 증빙서류 (예: 가족의 돌봄 불가 사유, 보호자의 질병 등)
- 필요 시 건강보험공단 직원의 가정 방문(출장 확인)을 통해 실제 돌봄 상황을 확인할 수 있습니다. 이후 등급판정위원회 심의를 거쳐 최종 승인 여부가 결정되며, 「노인장기요양보험법」 제16조에 따라 신청일로부터 30일 이내에 결과가 통보됩니다.

구체적인 신청방법은 다음과 같습니다.

① 장기요양 급여 종류·내용 변경신청서(노인장기요양보험법 시행규칙 별지 제1호의 2서식)를 작성 후 공단지사로 방문하거나 팩스 등으로 제출합니다. 이때 '장기요양 급여 종류·내용 변경신청서'에 표기 후 '변경신청 시 사유'에 대해 작성합니다. 재가급여에서 시설급여로 급여 종류·내용변경을 위해 인정되는 사유는 아래와 같으며, 시설급여가 필요한 사유에 대해 구체적으로 작성해야 합니다.

급여 종류·내용변경에 해당하는 수발 곤란 사유

〈3~4등급 수급자의 경우 아래 요건 중 하나 이상 해당하여야 함〉
- 주수발자인 가족구성원으로부터 수발이 곤란한 경우
  - 주수발자인 가족구성원으로부터 방임 또는 유기되거나 학대받을 가능성이 높은 때
  - 주수발자인 가족구성원의 직장, 질병, 해외체류 등의 사유로 수발이 곤란한 때
  - 주수발자로 볼 수 있는 가족이 없는 경우
- 주거환경이 열악하여 시설 입소가 불가피한 경우
  - 화재 및 철거 등 거주하는 주택 또는 건물에서 생활하기 곤란하게 된 때
- 치매 등에 따른 문제행동으로 재가급여를 이용할 수 없는 경우
  - 치매 진단과 치매증상 요건이 모두 확인된 경우
  - 치매증상 요건이 확인되지 않았으나 수급자의 문제행동으로 가족의 수발 부담이 크고 스트레스가 심한 상태에 있는 때

〈5등급 수급자의 경우 아래 요건에 모두 해당하여야 함〉
- 주수발자인 가족구성원으로부터 수발이 곤란한 경우이거나, 주거환경이 열악하여 시설 입소가 불가피한 경우
- 제출한 의사소견서 및 인정조사표 상 치매로 인한 행동변화가 일정 수준 이상

② 건강보험공단에서는 '장기요양 급여 종류·내용 변경신청서'를 접수 후 급여 종류·내용변경 신청에 따라 '급여 종류내용변경 사실 확인서(별지 제31호 서식)'와 '신청 사유를 입증할 증빙자료'를 요청하며, 필요한 경우 출장 확인을 하게 됩니다.

③ 제출된 서류에 따라 건강보험공단에서 요건을 확인 후 등급판정위원회의를 통해서 결정하며, 이후 신청자에게 결과를 안내합니다.
급여 종류 내용 변경 사실확인서 양식은 부록을 참고하세요.

6. 노인성 질환으로 입원하여 치료가 필요해요 - 요양병원

Q. 요양병원이 뭐예요?

A. 요양병원은 「의료법」에 따라 설립된 병원으로, 노인성 질환이나 만성질환을 가진 환자가 장기 입원하며 치료와 요양을 받을 수 있도록 운영되는 의료기관입니다. 환자의 건강 상태와 질환의 특성에 맞춰 기본적인 치료, 간호, 재활치료 등을 지속적으로 제공하는 것이 주요 목적입니다.

요양병원은 '노인장기요양시설등급'이 있어야 입소할 수 있는 요양시설과는 다르게 **장기요양등급이 없어도 입소가 가능**하나, 노인성 질환 등으로 의료적 처치가 필요하다는 의사의 진단을 받아야 입소할 수 있습니다.

요양병원은 노인요양시설처럼 장기요양보험법에 근거하는 요양시설이 아니다 보니 요양보호사가 아닌 간병인이 돌봄 서비스를 제공하며, 이에 간병인 비용에 대해서 비급여로 요양병원 비용과는 별도 부담해야 합니다. 간병비는 본인부담 100%로 요양병원에서 지출되는 비용에서 가장 큰 비용이 지출되는 항목이며, 요양시설과 비교해 큰 비용이 차이 나는 이유도 간병비 때문인 경우가 많습니다. 또한 요양시설은 기저귀 등 기본적인 소모품에 대한 비용이 수가로 지원되지만, 요양병원은 포함되어 있지 않기에 개별적으로 부담해야 합니다.

요양시설은 계약의사가 정기적으로 방문하여 진료하지만 요양병원은 의료진이 상주합니다. 요양병원과 요양시설의 차이점을 정리하면 다음과 같습니다.

요양시설과 요양병원의 차이점		
구분	요양시설	요양병원
목적	돌봄 목적	치료 목적
관련법	노인복지법, 노인장기요양보험법	의료법, 국민건강보험법
재원	노인장기요양보험	건강보험
이용대상	-장기요양 1~2등급자 -장기요양 3~5등급자 중 등급판정위원회가 인정하는 자	노인성 질환, 만성질환 및 외과적 수술 후 회복기간에 있으면서 의학적 치료와 요양을 해야 하는 자
의료 서비스	월 2회 계약의사 방문	의사·간호사 등 의료진이 상주
비용	본인부담금 20% +비급여(식사재료비, 상급침실이용료, 이미용비 등)	본인부담금(입원비) 20% +식비 50% +비급여(간병비, 상급병실료, 기저귀 등)

Q. 요양병원은 한 달에 얼마나 들어요?

A. 요양병원도 요양시설과 마찬가지로 외출이나 외박이 아닌 경우라면 계속해서 입원하여 생활하게 되며, 요양병원의 위치와 병실 형태(다인실, 1~2인실), 간병비 등에 따라 편차가 크게 납니다. 일반적으로 요양병원은 한 달 평균 200~400만 원 사이의 비용이 발생하며, 가장 큰 차이를 만드는 항목은 '간병비'입니다.

Q. 요양병원에 부모님을 모셨는데, 아플 때마다 보호자가 병원에 모시고 가야 하나요?

A. 요양병원은 의사와 간호사 등 의료진이 상주하는 의료기관이기 때문에, 일반적인 진료, 처치, 치료 및 처방은 병원 내에서 바로 진행할 수 있습니다. 하지만, 요양병원에서 진료 범위를 초과하는 정밀검사나 특수 치료가 필요한 경우에

는 보호자에게 연락하여 외부 병원으로 이송하거나, 직접 모시고 가도록 안내하는 경우가 있습니다.

7. 일시적으로 집에서 종일 방문요양 받고 싶어요 - 장기요양 가족휴가제

Q. 장기요양 가족휴가제가 뭐예요?

A. 장기요양 가족휴가제는 장기요양 1~2등급을 받거나 치매가 있는 장기요양 3~5등급과 인지지원등급자를 가정에서 돌보고 있는 가족에게 휴식 시간을 제공하기 위해 마련된 제도입니다. 1년 중 일정 기간 월 한도액과 관계없이 단기보호급여와 종일 방문요양급여를 이용하도록 지원하는 서비스입니다.

장기요양 가족휴가제는 단기보호급여(단기보호시설 이용지원)보다는 종일 방문요양급여를 이용하고자 하는 가족들이 많이 문의하고 있으며, 종일 방문요양이란 일시적으로 요양보호사가 자택에서 종일 방문요양을 제공하는 서비스입니다. 그 이유는 단기보호 서비스를 제공하는 시설이 전국적으로 부족하기에 실제 이용하기가 어렵고, 치매가 있는 고령자가 갑작스러운 환경의 변화에 취약하고 적응하는 데 어려움을 겪기 때문입니다.

치매가 있는 고령자를 부양하는 가족은 갑자기 일이 생겨 일시적으로 고령자를 부양할 수 없는 경우 정말로 난감합니다. 이때 기존에는 방문요양을 하루 3~4시간밖에 받지 못하지만 종일 방문요양을 통해 12시간 이상 방문요양을 받을 수 있다면 가족은 안심하고 휴식할 수 있거나 개인적인 일정을 해결할 수 있습니다.

종일 방문요양의 대상은 자택에서 돌봄을 받는 장기요양 1~2등급 수급자이거나 치매가 있는 3~4등급 그리고 5등급과 인지지원등급자입니다. 종일 방문요양은 일정 기간 일시적으로 1회 12시간 이상 요양보호사가 가정에 방문하여 종일 방문요양을 제공하는 서비스이며, 종일 방문요양에 대한 제공기간은 점차 늘어나고 있습니다. (2025년 기준 연간 1회 12시간 이상 최대 22회로 지속해서 증가하고 있음.)

다만, 종일 방문요양 서비스는 모든 방문요양센터에서 제공할 수 없으며, 방문요양과 방문간호를 함께 제공할 수 있는 기관이거나 방문요양과 주·야간보호 또는 단기보호를 함께 제공할 수 있는 기관에서만 제공할 수 있습니다. 이에 종일 방문요양 서비스를 이용하기 위해서는 건강보험공단 홈페이지 내 장기요양기관 찾기에서 '장기요양 가족휴가제 급여제공 기관'과 '종일 방문요양'을 클릭하여 검색 후 이용할 수 있습니다.

다만, 종일 방문요양은 장기요양 가족휴가제 급여를 제공할 수 있는 기관을 통해서만 이용할 수 있는데, 아직은 이를 제공할 수 있는 기관의 부족 등 여러 이유로 실제 이용을 하기 위해서는 어려움이 있는 것이 현실입니다(2023년 기준 건강보험공단 장기요양 가족휴가제 이용현황 자료에 따르면 0.2%로 이용가능자 1,000명 중 2명이 이용).

8. 시설에 가지 않고 집에서 돌봄 서비스를 받고 싶어요 - 입주간병(입주요양)

Q. 입주간병(입주요양)이 뭐예요?

A. 입주간병 또는 입주요양은 돌봄 서비스를 제공하는 분이 어르신의 집에서 함께 생활하며 24시간 돌봄 서비스를 제공하는 것을 말합니다.

보통 월요일부터 토요일까지 주 6일 24시간 돌봄을 제공하며, 주 1일 일요일은 휴무하는 형태로 운영됩니다. 주1회 돌보미가 휴가를 가는 경우는 가족이 고령자를 돌보거나 다른 돌보미를 요청하여 돌봄을 제공합니다.

입주간병은 정부가 제도권에서 운영하는 장기요양 서비스가 아니며, 서비스 이용자와 돌봄 제공자(돌보미)가 개별 계약을 통해 이루어지는 비제도권 서비스입니다. 따라서 100% 전액 본인부담으로 비용을 지불해야 하며, 공공 지원은 적용되지 않습니다. 다만, 서비스를 제공하는 돌보미가 요양보호사 자격증이 있는 경우에는 방문요양 서비스를 제공하는 시간만큼은 장기요양급여로 제공되어 비용이 일부 절감될 수 있습니다.

문제는 입주간병의 이용률이 점차 증가하고 있지만, 대부분의 입주간병은 돌보미와 이용자 간의 계약이다 보니 비용에 대한 부담과 사고가 발생하였을 때의 대책이 마련되어 있지 않다는 것입니다.

최근 들어 부쩍 입주간병에 대한 문의가 늘었습니다. 입주간병에 관한 관심과 이용률이 늘어나는 현상은, 돌봄이 필요하더라도 요양시설이 아닌 '내가 살던 집'에서 돌봄을 받고자 하는 수요가 늘어난 것을 보여 줍니다. 어르신 본인의 선호와 가족의 돌봄 방식 변화에 따라, 입주형 재가돌봄 서비스에 대한 사회적 관심이 높아지고 있는 추세입니다.

이렇듯 입주간병은 현실적인 돌봄 대안 중 하나이지만, 제도권 밖의 서비스인 만큼 향후 공공성과 안전성을 보완할 수 있는 정책적 논의와 제도적 장치 마련이 필요할 것으로 보입니다.

Q. 입주간병(입주요양)은 한 달에 얼마나 들어요?

A. 입주간병(입주요양)은 본인부담 100%로 돌봄 서비스를 제공하는 분과 개별계약으로 이루어지기에 정해진 금액은 없으나, 한 달 평균 350만 원 정도의 비용이 발생하는 것이 일반적입니다.

급여 종류	급여대상	세부내용	월 본인부담
입주간병 입주요양	해당 없음	24시간 자택 돌봄	평균 350만 원~400만 원 (주 6일 근무/주 1일 휴무)

9. 부모님을 모시면서 급여를 받고 싶어요 - 가족요양(가족인 요양보호사)

Q. 가족요양(가족인 요양보호사)이 뭐예요?

A. 가족요양은 장기요양등급을 받은 고령자를 집에서 가족이 직접 돌보며 이에 대해 급여를 받는 제도입니다. 정확하게는 '가족인 요양보호사' 입니다. 이는 많은 분들이 흔히 '가족요양'이라 부르지만, 실제로는 요양보호사 자격증을 소지한 가족이 직접 방문요양 서비스를 제공하고, 그에 따른 급여를 장기요양급여로 받는 방식입니다. 따라서 단순히 '가족이 돌본다'는 이유만으로 급여가 지급되는 것은 아닙니다.

특별현금급여에 해당하는 '가족요양비'와는 다르나, 많은 분이 '가족인 요양보호사' 제도를 가족요양이라고 부르고 있습니다. 특별현금급여 가족요양비는 장기요양등급을 받은 고령자가 도서·벽지 지역에 거주하거나 천재지변·신체·정신 또는 성격 등의 사유로 가족 등으로부터 방문요양에 상당하는 장기요양급여를 받을 때 지급하는 현금급여입니다.

일반적으로 우리가 말하는 가족요양은 실제로는 '가족인 요양보호사' 제도를 말하며 이는 가족이 돌봄 서비스를 제공하고 급여를 받는 것인데, 이를 위해서는 기본적으로 장기요양등급을 받은 고령자와 가족 중 요양보호사 자격증이 있는 사람이 방문요양센터를 통해 서비스 계약을 체결해야 합니다.

간혹 본인이 요양보호사 자격증을 가지고 있고 장기요양등급을 받은 고령자와 함께 생활하거나 찾아가면 나라에서 알아서 돈을 주는 것인지 물어보시는데, 가족인 요양보호사도 방문요양 서비스와 마찬가지로 **방문요양센터를 통해 가**

족요양 서비스 계약을 체결해야만 그에 대한 급여를 받을 수 있습니다.

가족인 요양보호사는 크게 2가지로 나누어집니다. 먼저 '가족요양 90분'은 월 최대 31일에 대한 급여를 인정받을 수 있으며, '가족요양 60분'은 월 최대 20일에 대한 급여를 인정받게 됩니다. 기본적인 가족요양은 하루 최대 60분 월 최대 20일에 대한 급여를 인정받는데, 만약 가족요양을 제공하는 분이 65세 이상이며 배우자를 부양하거나 혹은 가족요양을 받는 분이 치매로 행동심리증상(폭력, 망상 등)이 있는 경우라면 하루 최대 90분 월 최대 31일에 대한 가족요양 90분 서비스를 인정받을 수 있습니다.

가족인 요양보호사에서 말하는 가족의 범위는 배우자, 직계혈족(부모, 자녀, 조부모, 손자녀 등), 형제자매, 직계혈족의 배우자(며느리, 사위), 배우자의 직계혈족, 배우자의 형제자매가 해당합니다. 가장 중요한 것은 서비스를 제공하는 가족이 요양보호사 자격증이 있어야 하고, 서비스를 받는 가족은 장기요양등급을 받아야 한다는 것입니다.

10. 돌봄통합지원법이 시행되는 2026년부터는?

앞으로는 의료와 돌봄이 통합 지원됩니다.(2026. 03. 돌봄통합지원법 시행)

지금까지는 노인장기요양 등급 판정을 통해 1~2등급자 또는 3~5등급자 중 돌봄의 필요성이 높은 경우에만 요양시설(노인요양시설과 노인요양공동생활가정)을 이용할 수 있었습니다. 또한 장기요양등급이 없더라도 노인성 질환 등으로 의학적 치료와 요양이 필요한 경우에는 요양병원을 이용할 수 있었습니다.

하지만 2026년 3월 의료·요양·돌봄 통합지원 본사업이 시행되면 새롭게 만들어진 통합판정조사를 통해 의료 필요도와 돌봄 필요도의 경중에 따라 이용자에게 4개 영역으로 분류된 적정 서비스를 받게 되고, 각 영역에 필요한 서비스가 구체적으로 제공되어, 보다 효과적인 개인별 지원계획이 수립될 예정입니다.

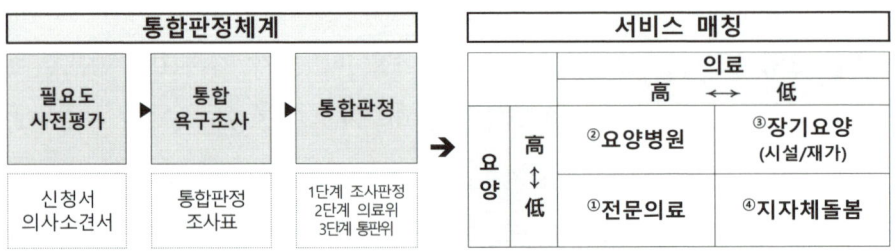

출처: 노인 통합판정체계 개념도_보건복지부 2025

쉽게 말해, 기존에는 서비스가 필요한 사람이 병원, 요양병원, 장기요양(시설/재가), 지자체 돌봄 등을 스스로 판단하고 개별적으로 신청하는 의료와 돌봄이 분절된 시스템이었다면, 「의료·요양 등 지역 돌봄의 통합지원에 관한 법률」(이하 '돌봄통합지원법')이 시행되는 2026년 3월부터는 서비스가 필요한 사람에게 통합판정체

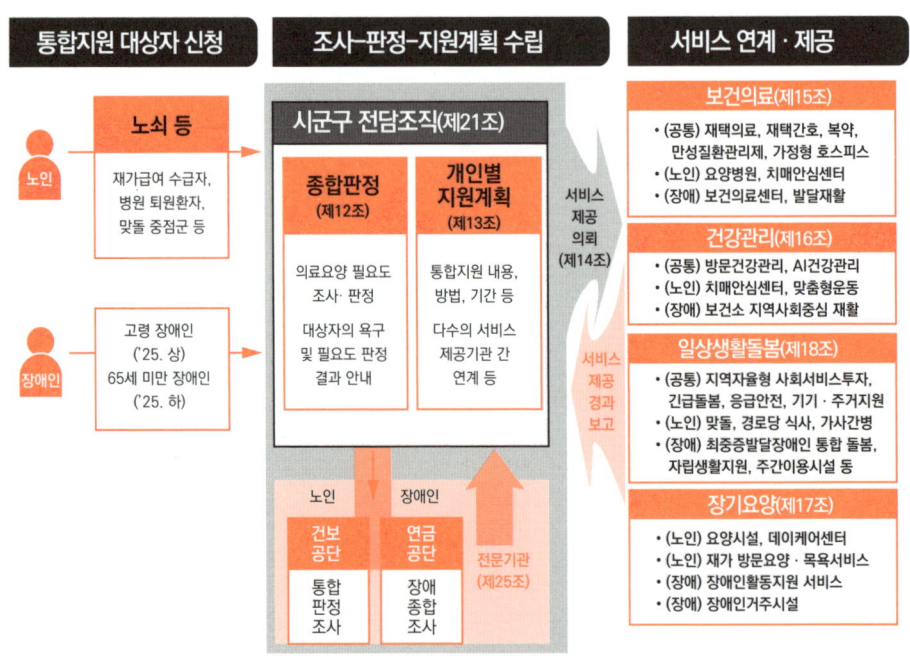

출처: 의료·요양·돌봄 통합지원 개념도_보건복지부 2025

계를 통해 현 상황에 부합하는 계획이 수립되고, 그에 따라 적절한 서비스가 연계 제공될 수 있도록 변화될 것입니다.

지금까지 우리는 집에서 평범하게 생활하다가 건강이 갑작스럽게 악화되거나 혼자 생활하기 어려운 상황이 되면, 버티다가 원치 않더라도 어쩔 수 없이 온종일 돌봄이 필요한 곳에 가야 했습니다. 그 과정에서 기존에 가깝게 지내던 이웃, 친구, 가족과 단절되고, 오직 '안전'을 위한 삶을 살아갈 수밖에 없었습니다.

이러한 상황이 반복되다 보니, 사람들은 어떻게 해서든지 집을 떠나 시설에 가지 않으려 합니다. 이에 따라, 안전과 돌봄을 위해 시설 입소를 권하는 가족과 시설에 가고 싶지 않은 당사자 간의 갈등이 생기기도 하며, 때로는 가족이 돌봄에 대한 모든 부담을 감내하다가 사고로 이어지기도 합니다.

만약 혼자 집에서 생활하기 어려운 경우라도, 충분한 재택돌봄 서비스가 제공되고, 집으로 찾아오는 의료·간호·재활 서비스, 그리고 저녁이나 새벽에도 필요시 방문할 수 있는 수시 방문 서비스가 이루어진다면, 보다 안전하게 생활할 수 있을 것입니다.

또한 돌봄이 필요해 병원이나 시설에 입소하더라도, 회복되면 언제든 다시 집으로 돌아가 생활할 수 있는 환경이 만들어진다면, 지금처럼 시설 입소를 무조건적으로 거부하지는 않을 것입니다. 더불어, 시설은 지역사회에 개방되어야 하며, 나의 공간은 나만의 프라이버시가 보장되는 곳이어야 합니다.

돌봄통합지원법이 시행되는 2026년에는 이러한 모습들이 점차 실현되기를 진심으로 바랍니다.

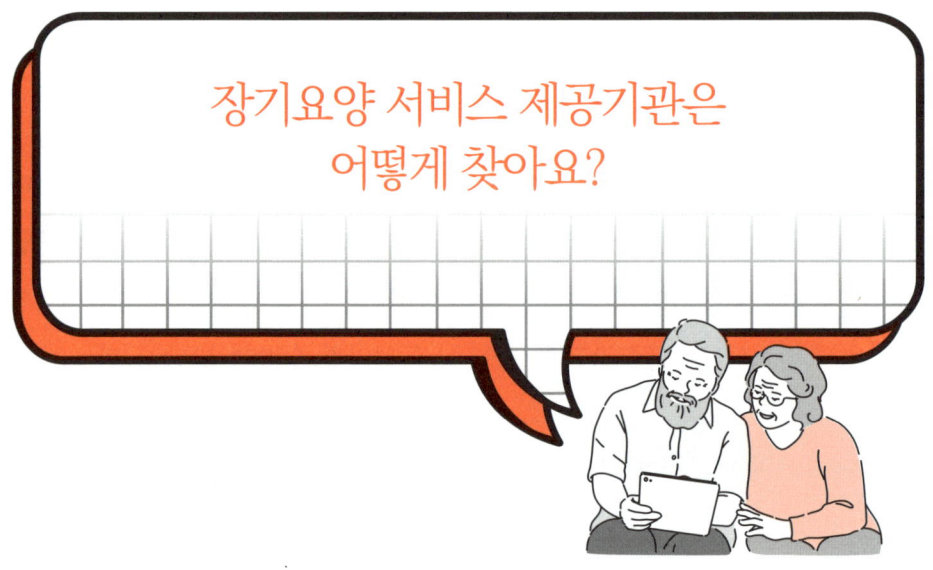

Q. 장기요양 서비스 제공기관은 어떻게 찾을 수 있나요?

A. 많은 사람이 장기요양등급을 신청하고 등급을 받은 이후 장기요양 서비스 제공기관을 찾는 방법을 모르는 경우가 많이 있습니다. 가장 큰 이유는 어떤 곳을 어떻게 이용해야 하는지에 대해 파악하기 어렵기 때문입니다.

장기요양 서비스 제공기관을 찾을 때는 다음의 방법을 통해 확인하는 것이 좋습니다.

1) 온라인 '국민건강보험공단 장기요양보험' 홈페이지
온라인에서 장기요양보험 홈페이지를 통해 장기요양 서비스 제공기관을 찾을 수 있습니다. 온라인 검색창에 '국민건강보험공단 장기요양보험'을 검색하면 홈페이지가 검색되며, 이후 아래 순서대로 장기요양 서비스 제공기관을 찾아서 접촉합니다.

홈페이지(www.longtermcare.or.kr) 접속 ▶ 장기요양기관 찾기 선택 ▶ 지역(서비스 이용 장소) 선택 ▶ 급여 종류(예: 방문요양, 주·야간보호, 단기보호 등) 선택 ▶ 검색 버튼 누르기

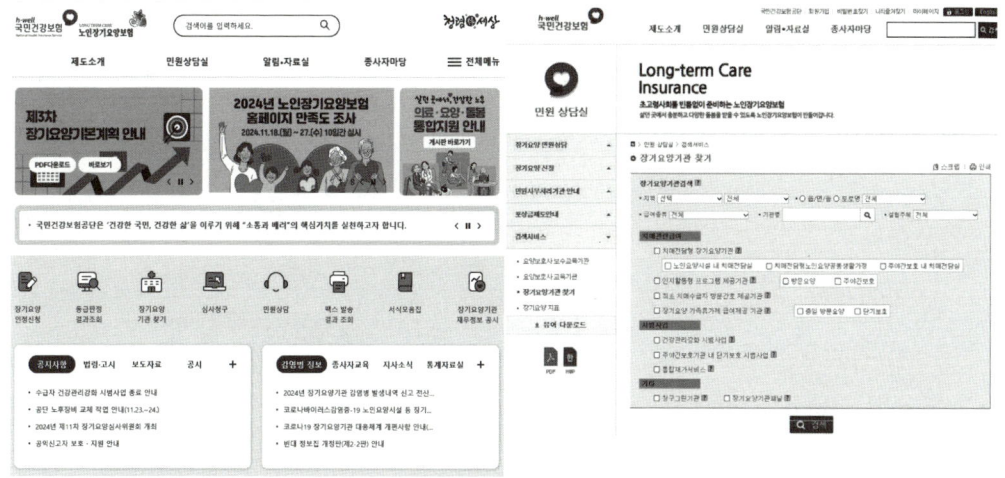

예1) 서울시 강동구에 있는 방문요양기관을 검색하는 경우
지역 설정: 서울특별시 강동구 ▶ 급여 종류 설정: 방문요양
예2) 경기도 하남시에 있는 노인요양시설을 검색하는 경우
지역 설정: 경기도 하남시 ▶ 급여 종류 설정: 노인요양시설

검색 후에는 검색된 여러 곳 중에서 평가정보(평가등급)와 기관위치 정원/현원정보(대기인원과 이용가능 인원을 중점으로 확인) 등을 확인하고 직접 방문하여 상담을 받아본 후, 시설 청결 상태, 직원 태도, 프로그램의 내용 등을 비교하여 결정합니다.

2) 모바일 'The건강보험' 앱

건강보험공단에서 제작된 'The건강보험' 앱을 통해 장기요양 서비스 제공기관을 찾을 수 있습니다. The건강보험 앱을 설치 후 아래 순서대로 장기요양 서비

스 제공기관을 찾아서 접촉합니다.

The건강보험 앱 설치 ▶ 장기요양 메뉴 선택 ▶ 장기요양기관 찾기 선택 ▶ 지역(서비스 이용장소) 선택 ▶ 급여 종류(서비스 종류) 선택 ▶ 조회하기 버튼 누르기

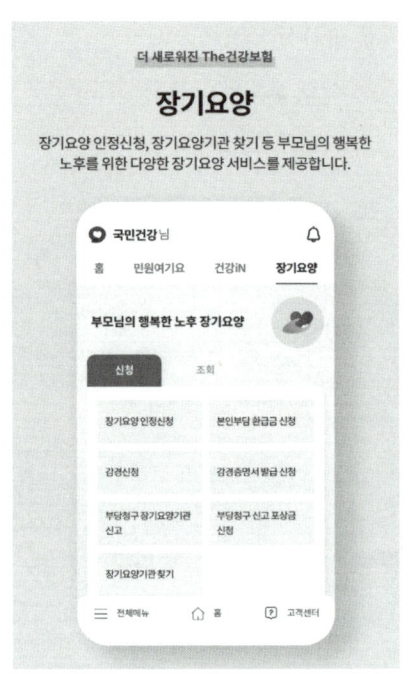

3) 장기요양 서비스 제공기관이 아닌 요양병원을 검색하는 경우

노인성 질환으로 의료적 처치가 필요한 경우 돌봄 서비스도 필요하지만 정기적인 의료적 처치가 필요할 수 있습니다. 그런 경우라면 요양병원 입소를 검토해 볼 수 있으며, 장기요양 서비스와 별개로 요양병원을 파악하여 선정하는 절차를 거치게 됩니다.

요양병원은 장기요양등급으로 입소하는 것이 아닌 노인성 질환자 등의 환자가 의료적 처치와 요양이 필요하다고 판단된 경우 입소가 가능합니다. 또한 요양병원은 장기요양보험법에 근거하고 있지 않기에, 서비스 제공기관을 검색할 때에도 요양병원은 개별적으로 확인하게 됩니다.

국민건강보험 홈페이지(www.nhis.or.kr) 접속 ▶ 건강iN 선택 ▶ 검진기관/병원찾기 선택 ▶ 병(의)원정보에서 병(의)원찾기 선택 ▶ 조건별 검색에서 특성별 병원을 선택 후 요양병원을 선택 ▶ 지역을 선택 ▶ 검색 버튼 누르기

4) 그 외 장기요양 서비스 제공기관을 검색할 수 있는 홈페이지와 앱

그 외에도 최근 민간업체에서 건강보험공단 정보를 활용해 장기요양 서비스 제공기관을 검색할 수 있는 홈페이지와 앱이 운영되기에 이를 활용할 수 있습니다.

장기요양 서비스는 이용자의 등급과 건강 상태, 생활환경 등에 따라 이용할 수 있는 서비스 종류가 달라집니다. 따라서 결정된 장기요양등급과 급여 범위를 정확히 이해하고, 그에 맞는 기관을 선택하는 것이 중요합니다.

▶ 장기요양등급별 이용 가능한 급여 종류
- 1~2등급: 재가급여^(방문요양, 주·야간보호, 복지용구 등) 또는 시설급여^(요양시설) 중 선택 가능
- 3~5등급: 기본적으로는 재가급여만 이용 가능, 단, 치매 등 특별한 사유가 인정되면 시설급여 이용 가능
  (※ 이 경우 '급여 종류·내용 변경 신청'을 통해 공단의 승인을 받아야 함)

- 인지지원등급: 방문요양은 이용 불가, 대신, 주·야간보호센터를 월 9일 이내로 이용 가능, 일부 복지용구의 대여·구매 가능

급여 종류	장기요양등급	장기요양급여 종류	세부내용
시설급여	– 장기요양 1~2등급자 – 장기요양 3~5등급자 중 등급판정위원회가 인정하는 자	노인요양시설 노인요양공동생활가정	입소에 따른 종일 돌봄 서비스를 제공
재가급여	– 장기요양 1~5등급 – 인지지원등급	주·야간보호	낮 동안 돌봄 서비스 제공
		단기보호	일정기간 종일 돌봄 제공
		복지용구를 대여하거나 구매를 지원	
	– 장기요양 1~5등급	방문요양 방문목욕 방문간호	하루 3~4시간 방문돌봄 제공

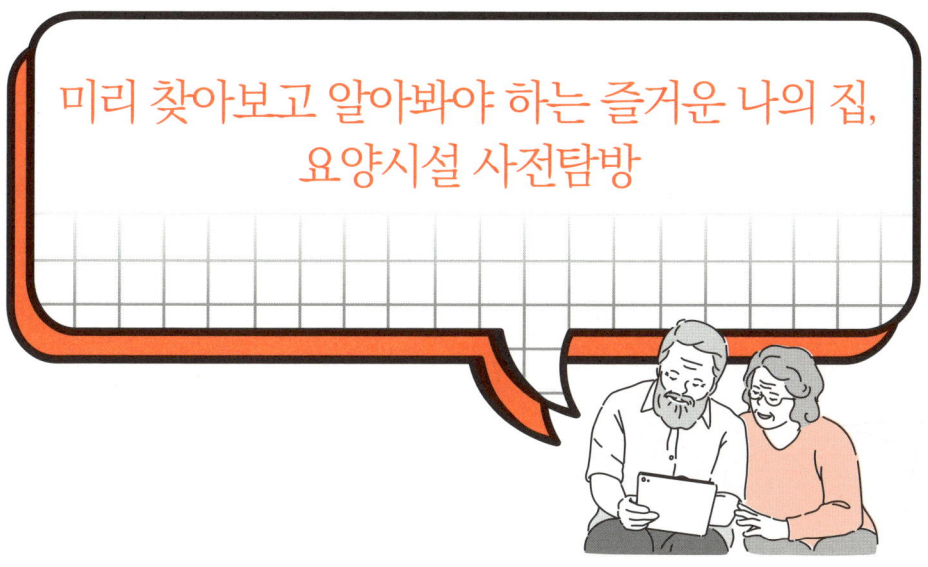

미리 찾아보고 알아봐야 하는 즐거운 나의 집, 요양시설 사전탐방

Q. 좋은 장기요양 서비스 제공기관은 어떻게 찾아요?

기본적으로 좋은 장기요양 서비스 제공기관을 찾는 방법은 건강보험공단에서 서비스 제공기관을 검색할 때 평가등급이 표기되는데, 이를 활용해 평가등급 점수가 높게 받은 곳을 이용하거나 접촉할 수 있습니다.

방문요양 서비스의 경우, 주·야간보호센터나 요양시설에 비해 상대적으로 많은 곳에서 운영되며 요양보호사가 자택으로 찾아오는 방문형 서비스이다 보니 직접 돌봄을 제공하는 요양보호사님과 이를 운영하는 센터장님과 사회복지사 등이 하나의 팀으로 적절한 맞춤형 서비스를 계획하고 제공하는 곳을 찾는 것이 좋습니다.

특히, 가장 중요한 것은 전문적인 인간중심돌봄을 실천하는 요양보호사님이 소속된 방문요양센터와 연결되는 것이기에 지역에 있는 여러 방문요양센터와 상담을 통해 결정할 수 있기를 바랍니다.

주·야간보호센터와 요양시설(노인요양시설, 노인요양공동생활가정)의 경우, 이용하기 이전에 기관 측과 조율해 고령자와 함께 기관견학을 다녀오는 것입니다.

주·야간보호센터는 송영서비스라고 하여 차량으로 이동을 도와주는 서비스가 있기에 이용자를 센터에서 멀리 떨어진 다른 지역에서 모셔 오는 일은 흔치 않으나, 요양시설의 경우 입소한 이후 대부분 사망할 때까지 생활하게 되다 보니 다른 지역에서도 충분히 입소가 가능할 수 있습니다.

그런데 여기서 가장 중요한 것이 있습니다.
바로 요양시설은 고령자가 입소하게 된 이후에는 특별한 이벤트가 있지 않은 한 옮기는 경우가 잘 없다 보니 건강할 때 좋은 요양시설을 함께 파악해 놓아 고령자와 가족 모두 후회 없는 선택을 해야 한다는 것입니다.
입소 후 고령자께서 살고 있던 요양시설을 나와서 집으로 돌아가거나 다른 요양시설로 옮기는 경우는 굉장히 드물게 발생합니다. 어떤 요양시설을 입소하느냐는 문제는 고령자께서 돌봄이 필요할 때부터 생존 기간 살아야 할 집을 구매하는 것과 같은 엄청난 일이라 할 수 있습니다.

이에 좋은 장기요양 서비스 제공기관을 찾는 방법 중 가장 이상적인 것은 고령자가 건강할 때 가족과 함께 후보로 생각하는 요양시설을 찾아가 시설 측의 소개와 함께 생활하는 고령자의 분위기 등을 접하고 그중에서 가장 괜찮은 곳에 미리 관심을 가지고 정기적으로 검토할 수 있도록 권장해 드리고 있습니다.

우리가 살아가면서 가장 큰 결정을 내리는 순간 중 하나는 살아야 할 집을 구하는 때일 겁니다. 그런 관점에서 종일 생활하고 필요한 때에 돌봄 서비스가 제공되는 요양시설도 마찬가지입니다. 그런데 이런 큰 결정을 내릴 때 실제 입소하는 당사자의 의견은 전혀 반영되지 못하고, 당장 돌봄이 필요하다 보니 제대로 알아보고 파악하지도 못한 채 결정을 내리는 분들이 많았습니다.

요양시설은 언제쯤 입소를 해야 하면 좋을지. 대변관리가 어려워지거나 거동이 많이 불편해져서 누군가 온종일 나를 위해 돌봄을 할 때 결정해야 하는지.
가고 싶은 요양시설은 어떤 곳일지. 가족이 인근에 거주하고 왕래할 수 있는 도심에 있는 시설인지, 도심에 있지는 않지만 자유롭게 외출해도 괜찮은 곳인지. 안전을 위한다는 이유로 신체구속을 하는 곳인지. 욕창은 없게 하거나 관리를 잘할 수 있는 곳인지.

당사자 중심의 인간중심돌봄을 실천하는 곳인지. 고령자의 의견을 들어주고, 행복하게 생활할 수 있도록 고민하고 실천하는 곳인지. 매월 발생하는 돌봄에 대한 비용은 어느 정도인지. 이에 대한 비용은 어디서 얼마나 언제까지 부담해야 하는지 등.

이미 한국보다 먼저 초고령사회가 시작된 일본은 지역사회 돌봄을 오래전부터 주장하고 실천하고 최대한 집에서 생활할 수 있도록 하고 있지만, 그것은 절대적으로 집에서만 생활해야 한다는 정책이 아닌 최대한 집에서 생활할 수 있도록 지원하되 자택 돌봄이 어려워질 때는 집과 같이 편안하고 안정적인 돌봄을 받을 수 있는 시설 돌봄으로 전환할 수 있도록 하고 있습니다.

대표적인 예로, 일본에는 '집으로 돌아가자'라는 병원이 있습니다. 이는 일본 지역포괄케어 시스템 중 하나로, 퇴원 후 재활과 돌봄이 필요한 환자에게 치료를 통해 최대한 빨리 회복시켜 집에서 생활할 수 있도록 돕는 곳입니다. 이 병원의 특징 중 하나는 1층 로비의 상당 부분이 지역 주민들이 이용할 수 있는 카페로 운영된다는 점입니다. 병원에서 치료를 받는 환자들은 카페를 이용하는 사람들을 바라보며, '나도 빨리 회복해서 저 사람들처럼 자유롭게 움직이고, 집으로 돌아가고 싶다'는 동기부여를 받을 수 있도록 구성되어 있습니다. 이 외에도, 환자들이 가능한 한 빨리 회복하여 퇴원할 수 있도록 돕는 다양한 시스템을 갖춘 곳으로 잘 알려져 있습니다.

최근에는 「돌봄, 동기화, 자유」와 「정신은 좀 없습니다만, 품위까지 잃은 건 아니랍니다」 등의 도서를 통해 소개된 일본의 요리아이 요양원이 주목을 받고 있습니다. 이곳은 우리가 흔히 떠올리는 일반적인 요양시설과는 다르게, 요양시설인지, 가정집인지, 마을회관인지 구분하기 어려울 정도로 집과 같은 분위기와 시스템으로 운영되고 있는 것이 특징입니다.

얼마 전에는 "평생 살아온 마을에서 죽을 수 있을까?"(2025. 02. 28., 월간 『옥이네』)라는 제목의 글이 올라와 관심 있게 읽었습니다. "충북 옥천 동이면 석화리가 그리는 마을 요양원의 꿈"이라는 부제를 가진 이 글에서는, 이장을 중심으로 마을 사람들이 평생 살아온 익숙한 공간에서, 돌봄을 위해 떠나지 않고 살아갈 수 있도록 마을 땅에 요양원을 세우려는 이야기가 소개되고 있었습니다. 그 요양원은 마을 안에 위치하기 때문에, 입소자가 요양원에만 머물지 않아도 됩니다. 필요할 때는 요양원에서 지내고, 또 때로는 자신의 집에서 생활하며 익숙한 환경 속에서 마을 사람들과 함께 마지막까지 살아갈 수 있는 마을 요양원을 만들어 가고자 하는 것이었습니다.

우리는 살아가면서 좋은 집을 찾는 것에 많은 시간을 보냅니다.
이제 초고령사회를 맞이하게 된 우리는 평생 살아갈 수 있는 좋은 집을 찾는 것과 함께 나의 마지막 집은 어디가 되었으면 좋을지, 내가 진정으로 평안하게 생활할 수 있는 따뜻하고 인간중심적인 돌봄을 제공하는 곳은 어디가 될 수 있을지에 대해서 아직 의사결정을 할 수 있을 때 자유롭게 이야기하고 찾아봐야 할 것입니다.

그리고 이를 위해 당사자 중심의 좋은 돌봄이 실천될 수 있는 전문 인력과 체계적인 시스템이 구축된 따뜻하고 행복한 장기요양 서비스 제공기관이 지금보다 더 많아질 수 있는 그런 사회가 될 수 있기를 진심으로 바랍니다.

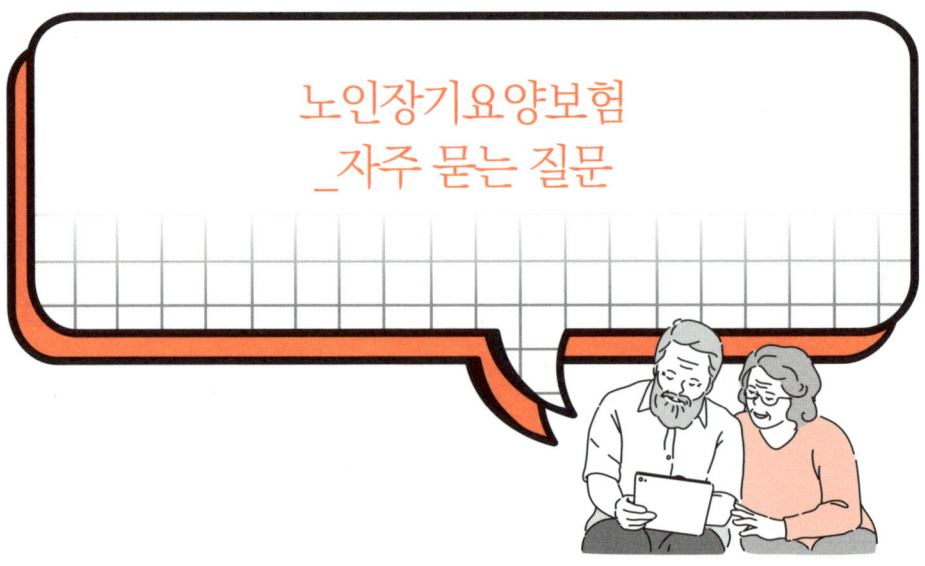

노인장기요양보험
_자주 묻는 질문

Q1. 경도인지장애로 진단을 받으면 노인장기요양등급을 받지 못하나요?

A1. 고령자의 일상생활 수행능력 등 상황에 따라서 다릅니다.

경도인지장애는 일반인들에게 이해하기 쉽게 치매초기라는 표현으로 사용되기도 하나, 치매와는 구분된 "치매 고위험군 상태"라고 표현하는게 올바른 표현법입니다.

경도인지장애로 진단을 받았지만, 신체 등이 불편해 일상생활이 어려운 경우에는 장기요양등급을 받을 수 있습니다. 하지만 일상생활수행이 충분히 가능하다면 경도인지장애 진단만으로 장기요양등급을 받기는 어렵습니다.

그 이유는 경도인지장애의 질병코드는 "F06.7 경도인지장애"이며, 이는 노인장기요양보험법(노인장기요양보험법 시행령 별표1. 노인성 질병의 종류) 상 노인성 질병의 종류에 해당하지 않기 때문입니다. 치매의 경우 노인장기요양보험법 상 노인성 질병의 종류에 해당하며, 경증치매라 해도 장기요양 5등급과 인지지원등급을 받을 수 있습니다.

이에 경도인지장애 진단자는 장기간 지속해서 스스로 일상생활을 수행하기 어려워 도움을 받아야 하는 경우에만 장기요양등급을 받아 장기요양 서비스를 이용할 수 있기에, 단순히 경도인지장애로만 진단을 받고 일상생활수행능력이 가능하다면 장기요양등급을 받기는 어렵습니다.

Q2. 요양병원이 좋아요, 요양시설이 좋아요? 한 달에 몇 번밖에 의사가 오지 않는 요양시설보다는 온종일 의사가 있어서 언제든 치료받을 수 있는 요양병원이 낫겠죠? 노인에게는 의사가 필요하니 요양병원이 좋다고 하는 분들도 있고, 굳이 의사가 필요하지 않기에 요양시설이 낫다고 하는 분들도 있어서 고민이 됩니다.

A2. 의료적 처치가 필요하면 요양병원, 돌봄이 필요하면 요양시설이 좋습니다.
요양시설은 1~2인실을 이용하지 않으면 전국적으로 비용이 비슷하고, 요양병원은 병원비 부담보다 비급여인 간병비로 인한 부담이 크며 지역에 따라 차이가 있으며 평균적으로 요양시설보다 비용에 대한 부담이 일부 있을 수 있습니다.
가장 중요한 것은 가족분들이 입소한 고령자를 자주 찾아뵐 수 있고, 매월 지출되는 비용에 대해 장기적으로 생각했을 때 가능한 곳을 선택해야 합니다. 또한 요양병원이나 요양시설 모두 해당 시설에서 불가능한 검사나 치료가 필요한 경우라면 보호자가 모시고 나와 다른 병원을 이용해야 하기에 거주지에서 가깝고 자주 찾아갈 수 있는 곳을 선택하는 것이 좋습니다.

Q3. 부모님이 요양시설에 입소할 때 입소동의(계약)는 누가 하나요?

A3. 요양원 입소동의(계약)는 원칙적으로 어르신 본인이 해야 합니다. 하지만, 현장에서는 여러 이유로 어르신 본인이 아닌 가족, 친족, 관계자 등이 입소동의(계약)

를 하다 보니 본인의 의사를 존중받기 어렵습니다. 가능하다면 어르신께서 스스로 시설 입소에 대한 결정을 한 이후 입소동의(계약)를 하거나, 건강할 때 사전요양지시서와 같은 문서를 남겨 언젠가 스스로 의사결정을 할 수 없을 때 가족이나 관계자가 어르신이 작성해 놓은 사전요양지시서를 참고하여 당사자께서 원하는 돌봄에 관한 결정을 지원할 수 있을 것입니다.

1. 요양원 입소동의(계약)에 대한 규정은 다음과 같습니다.

1) 노인의료복지시설(노인요양시설, 노인요양공동생활가정)의 입소는 당사자 간의 계약(분양계약은 제외)에 의해 진행됩니다. (관련규정: 노인복지법 시행규칙 제19조제5항)

2) 만약, 입소대상자가 계약을 체결할 수 없는 부득이한 사유가 인정되는 경우 입소대상자의 부양의무자(아들, 딸, 며느리, 사위)가 입소대상자를 대신하여 계약당사자가 될 수 있습니다. (관련규정: 노인복지법 시행규칙 제19조제6항, 노인복지법 시행규칙 제15조제7항)

2. 하지만 현장에서는 가족, 친족, 관계자 등이 입소동의(계약)를 하고 있습니다.

실제 장기요양 현장 특히 요양원 입소에서는 어르신 당사자보다 가족, 친족, 관계자 등이 입소동의를 진행하고, 입소동의 시 신원인수인(보호자 또는 보증인)으로서의 권리와 의무에 대한 계약을 체결합니다. 그 이유는 요양원에 입소할 정도의 건강상태라고 하면 원활한 의사결정능력이 어렵거나 의사결정에 도움이 필요하다고 판단한 것일 수도 있고, 혹은 가족 등이 입소동의를 해야 향후 발생할 수 있는 신원인수인의 권리와 의무에 대해 가족 등에게 요구할 수 있기 때문입니다.

만약, 어르신 본인과 계약을 한다면 의료적 처치 등 추가 비용 납부에 대한 어려움, 요양원에서 발생할 수 있는 다양한 신상보호에 관한 결정에 대한 책임 등에 대해서 당사자가 스스로 의사를 결정하기 어려울 때 협의할 수 있는 사람이 없어서 요양원의 운영에 어려움을 겪거나 여러 문제가 발생할 수도 있을 것입니다.

3. 정리하면 다음과 같습니다.

1) 요양원 입소동의(계약)는 원칙적으로 어르신 당자자가 해야 합니다.

2) 하지만 현장에서는 여러 이유로 어르신 당사자가 아닌 가족, 친족, 관계자 등이 입소동의(계약)합니다.

3) 가장 이상적인 것은 어르신 스스로 시설 입소에 관한 결정을 한 후 입소동의(계약)를 하거나, 사전에 사전요양지시서와 같은 문서를 남겨 언젠가 스스로 의사결정을 할 수 없을 때 가족 등이 어르신 당사자가 작성해 놓은 사전요양지시서를 참고하여 당사자가 원하는 돌봄에 관해 결정할 수 있을 것입니다.

Q4. 치매가 있는 가족이 가정폭력을 하면 강제로 요양원에 입소시킬 수 있나요?

A4. 요양원이나 요양병원은 원칙적으로 치매 환자 동의로 입소할 수 있으며, 강제로 입소는 불가능합니다. 다만, 자타해 위험이 있는 정신 질환자로 판단되면 정신건강증진시설 입소(3개월 이내) 등의 조치가 이루어질 수 있습니다.

1. 자타해 위험이 있는 정신 질환자라면 관련규정에 근거하여 정신건강증진시설(정신의료기관, 정신요양시설, 정신재활시설)에 입소 등의 조치가 가능합니다.

2. 자타해 위험이 있는 정신 질환자가 아니며, 치매로 인한 폭력이면 가정폭력 외에는 관련규정이 없습니다. 노인요양시설이나 요양병원은 치매 당사자의 거부가 있으면 입소가 어려울 수 있습니다.

3. 이에 치매로 인한 행동심리증상이 자타해 위험이 있는 정신 질환으로 판단되어 진단을 받는다면 관련규정에 근거하여 정신건강증진시설 입소 등이 이루어질

수 있으나, 그렇지 않은 경우라면 노인요양시설과 요양병원은 치매 당사자의 거부가 있는 경우 강제입소는 어렵습니다.

이렇게 최근 치매가 있는 배우자나 부모님으로부터 폭행을 당했다는 신고가 많이 접수되고 있습니다. 이 경우 가족은 참다가 경찰에 신고하는 경우가 대부분인데, 경찰서와 노인보호전문기관에서도 가해자와 피해자를 분리하는 방법 외에는 뚜렷한 해결책을 제시하지 못하고 있습니다.

문제는 가정폭력으로 신고되어 가해자는 집에 남거나 혹은 자타해 위험 등으로 정신건강증진시설에 입소되고, 피해자는 노인보호전문기관에서 운영되는 쉼터에서 일시적인 보호를 받는 경우라도 결국 기한(노인보호전문기관 쉼터의 이용기한은 보통 3개월 이내)이 있기에 가해자와 피해자는 집에서 다시 만나게 됩니다. 또한 대부분의 노인부부는 가정폭력의 피해자여도 살던 집을 벗어나 쉼터에 입소하는 것을 거부하였습니다.

이를 해결하는 방안으로 가해자를 지속해서 정신건강증진시설에 입소시키거나 피해자가 자택이 아닌 다른 곳으로 거주지를 옮겨야 하는지, 혹은 경찰의 도움을 받아 가해자와 피해자를 분리 조치하는 것이 맞는지. 분리 조치를 한다고 해도 가해자와 피해자가 분리되어 살 수 있는 환경이 아니라면 의미가 있는지 등.

아직은 이에 대해 뚜렷한 해결 방안이 제시되지는 못했으나, 앞으로 이에 대한 이슈가 분명히 커질 것이기에 추가적인 논의가 필요합니다.

Q5. 무연고 치매 노인이 요양시설에 입소한 상황으로 거동이 어렵고 인지능력이 떨어져 의사소통에 어려움이 있어 금전관리가 제한적인 상황입니다. 특히, 가족관계가 해체된 무연고자로 도움을 받을 수 있는 친인척이 전혀 없습니다. 요양시설 입소 전 살았던 전세임대의 계약 해지와 남은 재산 정리, 기초생활수급비 관리 등 여러 지원이 필요하나 도움을 줄 수 있는 친족 등이 없는 상황에서 어떻게 해야 기존주택 전세임대 계약해지와 남은 재산을 정리 후 요양시설에서 지속적인 돌봄이 이루어질 수 있는지요?

A5. 현재 갑작스럽게 요양시설에 입소하여, 전세임대 계약해지와 이에 대한 보증금을 돌려받지 못한 상황으로 파악됩니다.

먼저 통합사례회의 등을 통해 전세임대 계약을 해지하고, 전세보증금을 반환받도록 합니다. 이후 요양시설을 급여관리자로 지정하여 잔여재산에 대한 정리와 관리를 통해 지속적인 돌봄이 이루어지도록 합니다.

해당 사례는 최근 지역사회에서 자주 발생하는 사례입니다.

지자체는 지역사회 취약노인의 신상보호에 대해서 노인복지법(노인복지법 제28조 1항 3호)에 근거해 요양시설 등에 입소시키거나 입소를 지원하는 등의 권한이 있으나, 전세임대 계약해지와 남은 재산 정리와 함께 사망 후 잔여재산 처분 등에 대해서는 (추정)선순위상속인이 없거나 포기를 해도 권한이 없거나 확정되지 않은 상태입니다. 이에 임대인과의 협의를 거쳐 대상자 명의의 통장으로 잔여 보증금 등을 입금하고, 보증금을 포함해 남은 재산에 대해서는 법률홈닥터 등 법률전문가의 동석하에 통합사례회의 등을 거쳐 처분하도록 합니다.

만약 고령자 명의로 된 통장이 압류방지 통장밖에 없는 경우 전세임대 계약해지 후 받은 보증금을 현금으로 받는 방법이 있으나, 압류방지 통장 외 일반통장도 소지하고 있다면 보증금은 일반통장으로 받고 이를 증빙할 수 있도록 합니다. 이후 요양시설 측에서는 급여관리자 지정을 통해 고령자의 신상보호 및 재산관리가 이루어질 수 있도록 합니다.

Q6. 가족관계가 해체된 기초생활수급 치매 노인이 요양원(노인요양시설 및 노인요양공동생활가정) 및 요양병원에 입소하면, 누가 치매 노인의 돈을 관리하나요?

A6. 원칙적으로는 치매 노인이 직접 본인의 돈을 관리합니다.

하지만 치매로 인해 스스로 돈을 관리하기 어려운 기초생활수급자라면 급여관리자 지정에 따른 급여관리 또는 후견인 지정에 따른 재산관리를 할 수 있습니다.

급여관리자 또는 후견인은 치매 노인이 가지고 있는 돈을 포함해 관리합니다. 기초생활수급자가 요양시설에 입소하면 매월 기초연금만 통장에 입금되며, 요양병원에 입소하면 매월 수급비(생계비)와 기초연금이 입금됩니다. 이에 대해 급여관리자는 기초생활수급 치매 노인의 재산을 관리하며, 급여를 지출하면 지출 내용 기록 및 증빙자료(영수증) 등으로 지자체에 보고합니다.

만약, 후견인을 선임해 재산을 관리하기 위해서는 후견심판청구 과정을 거쳐 후견인을 선임해야 하며 무연고자라면 지자체장의 권한을 위임받아 해당 지역의 치매안심센터가 치매공공후견사업으로 청구할 수 있습니다. 다만, 요양시설과 요양병원에 입소한 기초생활수급 치매 노인의 재산을 관리하기 위한 후견인 선임은 시설에 입소하지 않은 지역사회 취약 치매 환자에 비해 시설에 입소한 치매 환자는 시설에서 기본적인 돌봄과 관리를 받고 있기에 후견청구 필요성을 우선순위로 하지 않고, 급여관리자로 대체할 수 있습니다.

Q7. 무연고 치매 노인에 대한 시설의 보호자 역할은 어디까지인가요?

시설에 입소한 무연고 치매 노인의 병원치료, 입원동의, 복지급여 관리 등과 관련하여 후견인을 선임하여 진행해야 하는지, 그리고 후견인을 선임하기 위해서는 어떻게 해야 할지 문의드립니다.

A7. 시설에 입소한 무연고 치매 노인의 권리보장은 친족이 없는 경우 후견인 선임을 통해서 할 수 있으나, 후견인 선임을 위한 과정이 쉽지 않기에 필요성을 판단 후 사회복지 서비스 등으로 대체하여 개입할 수 있도록 합니다.

무연고 치매 노인의 후견심판청구를 위해서는 ① 지자체 청구에 따른 후견심판청구, ② 치매공공후견사업(치매안심센터 청구), ③ 치매 노인을 보호하는 요양시설 측 청구로 진행하는 특별대리인 선임에 따른 청구가 있습니다.

하지만 시설에 입소한 무연고 치매 노인이 기초생활수급자로 매월 입금되는 복지급여에 대한 관리가 중심이라면 후견인을 선임하는 절차보다는 이를 대체할 수 있는 사회복지 서비스인 급여관리자 지정을 권장합니다.

시설에 입소한 치매 노인이 기초생활수급자인 경우 치매 노인의 친족이나 시설 관계자 등이 지자체를 통해 급여관리자로 지정되어 복지급여 등을 관리할 수 있습니다. 급여관리자는 치매 노인의 복지급여 등의 지출내역 기록(통장관리)과 증빙자료(영수증)를 통해서 급여지출내용을 관리하며 전반적인 재산관리는 급여관리자 지정으로 진행합니다. 질병에 대한 치료와 입원동의 등 신상보호에 관한 결정은 필요시 주민센터·구청과 건강보험공단 등과의 통합사례회의를 통해서 결정하도록 합니다.

시설에 입소한 무연고 치매 노인은 보호자라고 할 수 있는 친족과 부양의무자가 없는 경우가 많습니다. 이에 후견인 선임을 통해 신상보호에 관한 결정을 지원하거나 대리할 수는 있으나 이를 위한 후견청구와 후견인을 선임하는 과정이 쉽지 않다 보니 현장에서는 후견인을 선임하기보다는 사회복지 서비스와 통합사례회의 등을 통해 결정하고 있습니다.

무연고자의 경우 지자체가 요양시설 입소과정에서 노인복지법 28조 및 장기요양보험법 제22조에 근거하여 시설 입소 위탁 및 신청 대리의 역할을 하고 있습니다. 이후 재산관리는 기초생활수급자 급여관리자 지정을 통해 지원하는 한편, 신상보호는 시설 측에서 건강보험공단과 주민센터·구청 등과 협의하여 주도적으로 판단하고 결정할 수 있도록 하는 것이 적절합니다. 이후 추가로 발생하는 비급여 비용 등은 지자체와의 회의를 통해 결정하도록 합니다.

Q8. 시설에 입소 후 생활하던 무연고 치매 노인의 건강이 나빠져 병원에 입원하게 되었는데, 환자는 의식이 없고 의사는 연명의료에 관한 결정이 필요하다고 합니다. 오래전 가족관계가 해체되어 연락되는 가족이 전혀 없는데, 시설에서 치매 노인에 대한 연명의료결정을 할 수 있나요?

A8. 치매 노인이 의식이 있을 때 연명의료결정에 대한 의사를 남긴 '사전연명의료의향서'나 '연명의료계획서'가 있다면, 의식이 없을 때 본인의 의사에 따라 연명의료를 시행하지 않거나 중단하기로 하는 등의 결정을 할 수 있습니다.

하지만 치매 노인 본인이 연명의료결정에 대한 의사를 남기지 않았을 때는 연명의료결정법(호스피스·완화의료 및 임종과정에 있는 환자의 연명의료결정에 관한 법률)에 근거한 환자가족에 해당하지 않는 한 연명의료에 관한 결정을 다른 사람이 할 수는 없으며, 이는 후견인도 마찬가지입니다.

연명의료결정법에 근거한 "환자가족"의 범위는 19세 이상인 사람으로 ①배우자와 직계비속 및 직계존속을 말하며, 이에 해당하는 사람이 모두 없는 경우 ② 형제자매가 포함됩니다. (「호스피스·완화의료 및 임종과정에 있는 환자의 연명의료결정에 관한 법률」 제17조제1항제3호 참조)

정리하면 현재는 연명의료결정법 상 환자의 의사를 확인할 수 없는 경우, 연명의료중단 등의 결정을 하는 가족의 범위에 해당하는 '2촌 이내 직계 존·비속 및 형제자매'가 없다면 연명의료중단에 관해 다른 사람이 결정할 수는 없습니다.

이에 가능하다면 치매 노인 당사자께서 의식이 있고 의사를 결정할 수 있을 때 사전연명의료의향서 작성 등을 안내하도록 하면 좋습니다. 또한 여러 상황에서 시설과 지자체 관계기관이 통합사례회의 등을 통해 여러 사항을 결정하도록 하면 시설 측의 부담을 낮출 수 있을 것입니다.

이런 상황이기에 앞으로는 무연고자의 연명의료결정에 대해 환자가족이 없는 경우에도 후견인과 같은 법정대리인이 치매 노인을 대신해 의사를 결정하고 권리를 보장할 수 있을 것으로 기대합니다.

보건복지부에서 2024년 4월 발표한 제2차 호스피스·연명의료 종합계획 (2024~2028)에 의하면 의사결정 사각지대 보완의 정책으로 연명의료중단을 결정할 가족이 없는 자(무연고자)와 친권자 없는 미성년자 등에 대한 연명의료중단 결정 필요성을 반영하여 법령을 보완하도록 추진하는 중이며, 이에 대해 2023년 5월 국가생명윤리심의위원회가 환자의 의사를 알 수 없는 무연고자에 대한 입법 보완 필요성에 대해 권고하기도 했습니다.

Q9. 무연고 치매 노인이 요양시설에서 사망했는데, 가족관계가 해체되고 상속인이 없는 상태입니다. 어떻게 해야 하나요?

A9. 사망한 무연고 치매 노인의 장례는 망인의 장례를 행할 자가 없을 때 요양시설에서 장례를 행하게 할 수 있습니다.

이후 사망한 무연고 치매 노인의 잔여재산에 대해서는 500만 원 이하의 소액 잔여재산은 간소화 절차를 통해 처리하고, 500만 원을 초과하면 대한변호사협회 유류금 처리 법률지원단을 통해서 처리하도록 합니다.(관련 개별법: 시설은 잔여재산 500만 원 이하인 경우 재산목록 작성·제출, 시군구는 3개월 공고 후 6개월 내 그 권리를 주장하는 자가 없으면 지자체로 귀속, 권리 주장자는 민법에 따라 배당 변제하며, 그 외 세부절차는 보건복지부령으로 정한다.)

2022년 4월 22일 보건복지부와 대한변호사협회는 업무협약에 따라 사망자가 상속인이 없는 무연고자임이 확인되었고 간소화 절차 대상도 아닌 경우, 시설신청에 따른 대한변호사협회 법률지원단의 지원을 받을 수 있도록 하였습니다. 이에 따라 재산관리인 선임 청구 방법 등의 법률상담은 무료지원을 받으며, 법률지원단을 통해 유류품 처리를 위탁하는 경우 법인(시설)에서는 재산관리인 선임 청구 시 법원에서 제시한 금액을 법원에 선납 예치해야 합니다.

▶ 대한변호사협회 인권과 법률지원단(☎ 02-2087-7732)

다만, 노인요양시설이나 노인요양공동생활가정과 같은 사회복지시설이 아닌 자택이나 요양병원에서 사망한 때에는 민법에 근거해 상속재산관리인을 선임해 처분해야 합니다.

Q10. 부모님의 돌봄 비용을 가족 중 저 혼자만 부담하고, 다른 가족은 돌봄 비용도 부담하지 않을 뿐만 아니라 부양을 거부하고 있는데 어떻게 해야 하나요?

A10. 가장 좋은 것은 돌봄 비용에 대해서 매월 발생하는 비용을 파악 후 가족회의 등을 통해 분납액을 결정하면 좋습니다.

다른 가족이 돌봄 비용을 부담하지 않을 때는 가족 간 협의를 통해 돌봄 비용을 분담할 방법을 찾아야 합니다. 만약, 다른 가족이 부양의무자임에도 불구하고 돌봄 비용을 내는 것을 회피하거나 부양을 거부하면, 돌봄을 받는 부모님께서 자녀들에게 부양료 청구소송을 통해 돌봄 비용을 받아내거나 돌봄비를 부양하는 자녀가 돌봄비를 먼저 지급하고 다른 가족에게 청구하는 방법이 있습니다. 하지만 이는 법률상담이 필요한 부분이니 가장 좋은 것은 합의를 통해 결정하면 좋습니다.

부모님께서 치매 등으로 스스로 의사를 결정하기 어려운 경우에는 우선으로 부모님의 권리를 보장할 수 있는 법정대리인인 후견인을 선임한 후 부모님의 권리보장을 위한 다음 절차를 진행할 수 있습니다.

고령화사회에서 돌봄 비용은 결코 적은 금액이 아니며, 장기적인 개입이 필요할 수 있습니다. 평균적으로 매월 방문요양 20만 원, 주야간보호 40만 원, 요양시설 100만 원 등이 지속해서 발생하기에 부양의무자인 자녀들 간 합의를 통해 돌봄에 대한 지원이 이루어질 수 있도록 해야 합니다.

Q11. 요양원이나 요양병원은 가기 싫습니다. 건강할 때 실버타운에 들어가서 나중에 돌봄을 받으며 노후를 보내고 싶은데 가능할까요?

A11. 일반적으로 실버타운은 돌봄이 필요 없는 상황에서는 지낼 수 있지만, 돌봄이 필요한 경우에는 돌봄 서비스가 필요한 요양시설 또는 요양병원에서 돌봄을 받아야 합니다.

그렇지만 일부 실버타운에서는 입소자가 돌봄이 필요한 경우 낮에는 주·야간보호센터를 이용하고, 밤에는 간병인 등으로부터 돌봄을 받는 때도 있습니다.

실버타운 vs 요양시설 vs 요양병원			
구분	실버타운	요양시설	요양병원
목적	생활 편의 목적	돌봄 목적	치료 목적
관련법	노인복지법	노인복지법 노인장기요양보험법	의료법 국민건강보험법
재원	본인부담 100%	노인장기요양보험+본인부담	건강보험+본인부담
이용 대상	일상생활에 지장이 없는 60세 이상의 자	-장기요양 1~2등급자 -장기요양 3~5등급자 중 등급판정위원회가 인정하는 자	노인성 질환, 만성질환 및 외과적 수술 후 회복기간에 있으면서 의학적 치료와 요양을 해야 하는 자
제공 서비스	주거, 생활 편의, 취미 활동, 음식 제공	신체 돌봄, 개인위생, 재활 보조, 식사	전문 의료진의 진료, 재활치료, 간병
비용	고가의 입주금+매월 생활비	본인부담금 20% +비급여(식사재료비, 상급침실이용료, 이미용비 등)	본인부담금(입원비) 20% +식비 50% +비급여(간병비, 상급병실료, 기저귀 등)

제5장

치매로 진단받으면 비용을 지원해 주나요?

_경제지원제도

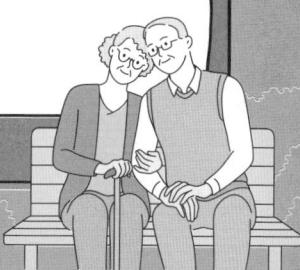

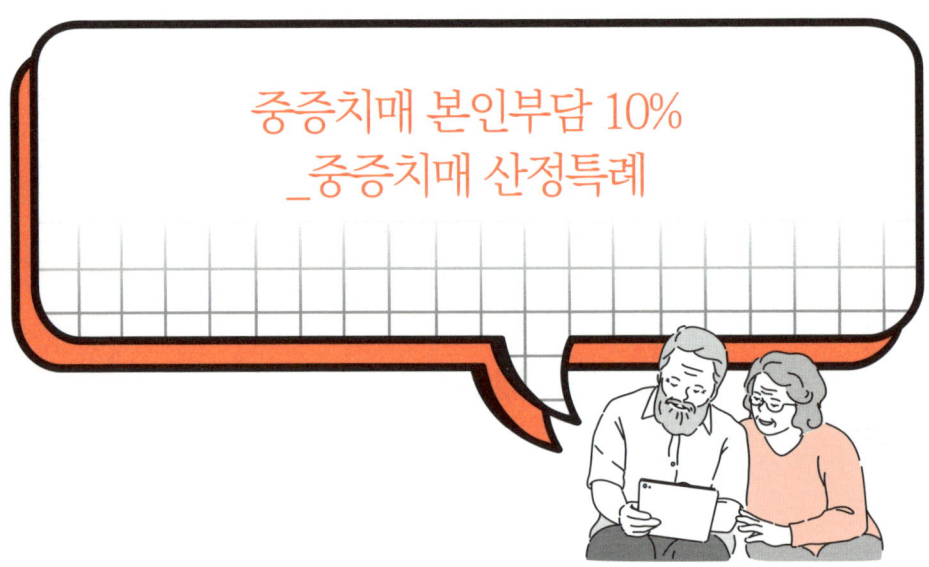

중증치매 본인부담 10%
_중증치매 산정특례

치매는 돌봄에 대한 비용이 가장 많이 발생하며, 진단비용이나 치료비용은 그에 비해서는 적지만 발생하게 됩니다. 이에 돌봄 서비스를 지원하는 장기요양보험제도가 치매에 대한 비용 중 가장 많은 부분을 차지하고 있습니다.

그렇지만 치매로 진단을 받게 되었을 때 치료에 따른 비용과 치매 환자의 가족이 지원받을 수 있는 사업들이 일부 있습니다. 대표적으로 중증 치매 환자의 치료비용을 경감시켜 주는 중증치매 산정특례 제도가 있으며, 국가치매관리 지원사업 중 치매 검사비용과 치매 치료비 지원사업 그리고 기저귀 등을 지원하는 사업 등이 치매안심센터 사업기준에 따라 제공되고 있습니다.

이와 관련되어 치매로 진단받았을 때 지원받을 수 있는 경제지원제도에 대해 안내해 드리겠습니다.

1. 중증치매 산정특례란?

'산정특례' 제도는 진료비 부담이 큰 암이나 희귀난치성 질환, 중증화상, 결핵 등의 질환에 대해 본인 부담 경감 혜택을 드리는 제도로, 2017년 10월 1일부터 중증치매도 산정특례 제도에 포함되어 운영되고 있습니다.

　치매는 난치성 질환으로 치매 환자를 돌보기 위한 비용 중 의료비가 큰 비중을 차지하고 있으나 건강보험 보장률은 다른 질환에 비해 낮은 편입니다. 이에 치매 환자 중 의료적 필요가 크고 경제적 부담이 큰 중증치매 환자의 의료비 부담을 완화하기 위하여 산정특례를 적용하게 되었고, 기존에는 중증치매의 본인부담률이 최대 60% 정도였으나 산정특례를 통해 10%로 경감되었습니다.

2. 중증치매 산정특례 혜택은?

　중증치매 산정특례는 중증 치매 환자의 치매관련 급여부분의 10%만 본인이 부담할 수 있도록 하는데, 이는 **장기요양 서비스와 간병비와 같은 돌봄 비용이 아닌 외래진료비와 약제비 그리고 입원진료와 같은 비용을 지원**하고 있습니다.

3. 중증치매 산정특례 대상은?

　중증치매 산정특례의 대상은 중증의 치매 환자 중에서 V800(1군: 질환 자체의 의료적 필요도가 크고, 중증도가 높으며 희귀난치질환 성격의 중증치매)과 V810(2군: 환자의 상태에 따라 발생하는 중증치매로 치매로 인한 문제행동 등으로 입원이나 외래치료가 필요한 경우) 질병코드 진단자 중에서 중증치매 산정특례 필수검사항목을 통해 조건이 충족된 경우입니다.

　이 중 신경심리검사+CDR 2점 이상 또는 GDS 5점 이상+MMSE 18점 이하에 해당하여야 하며, CDR 3점 이상 또는 GDS 6점 이상+MMSE 10점 이하의 질환자의 경우 신경심리검사를 실시하지 않되 신경과나 정신건강의학과 전문의가 확진합니다.

　정리하면 모든 치매 환자가 중증치매 산정특례의 대상이 되는 것은 아니며, 필수검사 결과 중증치매 산정특례 대상 기준에 해당하면 지원을 받을 수 있습니다.

4. 중증치매 산정특례는 어떻게 신청하나요?

　진료의를 통한 검사 결과 기준을 충족하는 경우 지원받을 수 있습니다. 치매로 확진했거나 치매와 관련된 진료를 하는 의사를 통해서 신청하며, 공단이 제공한 검사항목의 기준을 충족했을 때 산정특례 혜택을 받을 수 있습니다.

5. 중증치매 산정특례 지원대상

1군, V800	2군, V810
질환 자체의 의료적 필요도가 크고 중증도가 높으며 희귀난치성격의 치매질환(조발성 알츠하이머병에서의 치매, 레비소체를 동반한 치매 등 14개 질환)	중등도(CDR 2.0) 이상의 치매이면서 환자의 상태에 따라 중증의 의료적 필요가 발생하는 치매(만발성 알츠하이머병에서의 치매, 피질하혈관성 치매 등 19개 질환)로 다음 중 한 가지 상황 발생 시에 적용 가능 ① 치매 및 치매와 직접 관련되어 중증의 의료적 필요가 발생하여 입원 및 외래진료가 필요한 경우 ② 문제행동이 지속적으로 심하여 잦은 통원 혹은 입원치료가 필요한 경우 ③ 급속한 치매 증상의 악화로 의료적 재접근이 필요한 경우 ④ 급성 섬망 상태로 치료가 필요한 경우
가. 조기발병알츠하이머병에서의 치매(F00.0) 나. 알츠하이머병 2형(F00.0) 다. 초로성치매, 알츠하이머형(F00.0) 라. 알츠하이머형의 원발성퇴행성 치매, 초로성발병(F00.0) 마. 피크병에서의 치매(F02.0) 바. 조기발병을 수반한 알츠하이머병(G30.0) 사. 피크병(G31.00) 아. 전두측두치매(G31.00) 자. 의미변이원발진행실어증(G31.02) 차. 비유창원발진행실어증(G31.03) 카. 로고패닉원발진행실어증(G31.03) 타. 달리 분류되지 않은 원발진행실어증(G31.04) 파. 진행성 고립성 실어증(G31.04) 하. 루이소체치매(G31.82)	가. 만기발병알츠하이머병에서의 치매(F00.1) 나. 알츠하이머병 1형(F00.1) 다. 알츠하이머형의 원발성퇴행성 치매, 노년발병(F00.1) 라. 알츠하이머형의 노년성치매(F00.1) 마. 비정형 또는 혼합형 알츠하이머병에서의 치매(F00.2) 바. 비정형치매, 알츠하이머형(F00.2) 사. 급성 발병의 혈관성치매(F01.0) 아. 다발-경색치매(F01.1) 자. 주로 피질성치매(F01.1) 차. 피질하혈관성치매(F01.2) 카. 혼합형 피질 및 피질하혈관성치매(F01.3) 타. 만기발병을수반한 알츠하이머병G30.1)
1군으로 확진 시 산정특례신청서 작성하여 공단에 등록 후 5년간 산정특례 적용 (일수 제한 없이 5년간 적용, 일정기준 충족 시 재등록 가능)	2군으로 확진 시 산정특례신청서 작성하여 공단에 등록 후 5년간 산정특례자격을 가지나, 연간 60일간 특례적용을 받으며 연장 신청시 60일 추가 적용가능 (연 최대 120일)

별첨 _ 임상치매평가(Clinical Dementia Rating: CDR) 척도

	CDR 0	CDR 0.5	CDR 1	CDR 2	CDR 3
기억력 Memory	기억장애가 전혀 없거나 경미한 건망증이 때때로 나타남	경하지만 지속적인 건망증, 사건의 부분적인 회상만 가능 '양성 건망증'	중등도의 기억장애; 최근 것에 대한 기억장애가 더 심함; 일상생활에 지장이 있음	심한 기억장애; 과거에 반복적으로 많이 학습한 것만 기억; 새로운 정보는 금방 잊음	심한 기억장애; 부분적이고 단편적인 사실만 보존됨.
지남력 Orientation	정상	시간에 대한 경미한 장애가 있는 것 외에는 정상	시간에 대해 중등도의 장애가 있음; 사람과 장소에 대해서 검사상으로는 정상이나 실생활에서 길 찾기에 장애가 있을 수 있음	시간에 대한 지남력은 상실되어 있고 장소에 대한 지남력 역시 자주 손상됨	사람에 대한 지남력만 유지되고 있음
판단력과 문제해결 능력 Judgment & Problem solving	일상생활의 문제를 잘 해결하고 사업이나 재정문제도 잘 처리함; 과거에 비해 판단력은 아직 좋음	문제해결능력, 유사성, 상이성 해석에 대한 경미한 장애	문제해결능력, 유사성, 상이성 해석에 대한 중등도의 장애; 사회활동에 대한 판단력은 대부분 유지되어 있음	문제해결, 유사성, 상이성 해석에 심한 장애; 사회생활에서의 판단력이 대부분 손상됨	판단이나 문제해결이 불가능함
사회 활동 Community Affairs	직장생활, 물건 사기, 자원봉사, 사회적 활동 등에서 보통 수준의 독립적 기능이 가능함	이와 같은 활동에 있어서의 장애가 의심 되거나 약간의 장애가 있음	이와 같은 활동의 일부에 아직 참여하고 있고 언뜻 보기에는 정상활동을 수행하는 것처럼 보이나 사실상 독립적인 수행이 불가능함	집 밖에서 독립적인 활동을 할 수 없으나 외견상으로는 집 밖에서도 기능을 잘 할 수 있어 보임	집 밖에서 독립적인 활동을 할 수 없고 외견상으로도 가정을 떠나 외부에서는 정상적인 기능을 할 수 없어 보임
집안생활과 취미 Home and Hobbies	집안생활, 취미생활, 지적인 관심이 잘 유지되어 있음	집안생활, 취미생활, 지적인 관심이 다소 손상되어 있음	집안생활에 경하지만 분명한 장애가 있고, 어려운 집안일은 포기된 상태임. 복잡한 취미나 흥미(예를 들어 바둑)는 포기됨	아주 간단한 집안 일만 할 수 있고, 관심이나 흥미가 매우 제한됨	집안에서 의미 있는 기능 수행이 없음
위생 및 몸치장 Personal Care	정상		가끔 개인위생에 대한 권고가 필요함	옷 입기, 개인위생, 개인 소지품의 유지에 도움이 필요함	개인위생과 몸치장의 유지에 많은 도움이 필요하며, 자주 대소변의 실금이 있음

별첨_CDR, GDS의 치매 중증도 분류

치매임상평가척도_CDR (Clinical Dementia Rating scale)		분류		전반적 퇴화척도_GDS (Global Deterioration Scale)	
0	치매 아님(정상)	정상	정상	인지장애 없음	1
0.5	치매 진단이 불확실 또는 진단 보류(최경도 치매)	경도	경도	매우 경미한 인지 장애	2
1	경도 치매			경미한 인지 장애	3
2	중등도 치매	중등도	중등도	중등도의 인지 장애	4
3	중증 치매	중증	중증	초기 중증의 인지 장애	5
4	심각한 치매			중증의 인지 장애	6
5	말기 치매			후기 중증의 인지 장애	7

출처: 2023년 치매역학·실태조사 / 보건복지부 2024. 11.

CDR은 치매 환자의 인지수준과 일상생활기능 정도를 함께 평가하여 전반적인 치매 심각도를 평정하는 대표적인 도구입니다. GDS는 치매 환자의 중증도를 제시하는 대표적인 평가 도구로 CDR에 비해 짧은 시간 안에 초기 인지장애를 분류할 수 있고 교육 수준이나 사회, 문화, 경제적 수준과 같은 다양한 요인들의 영향을 받지 않고 평가할 수 있다는 장점이 있습니다.

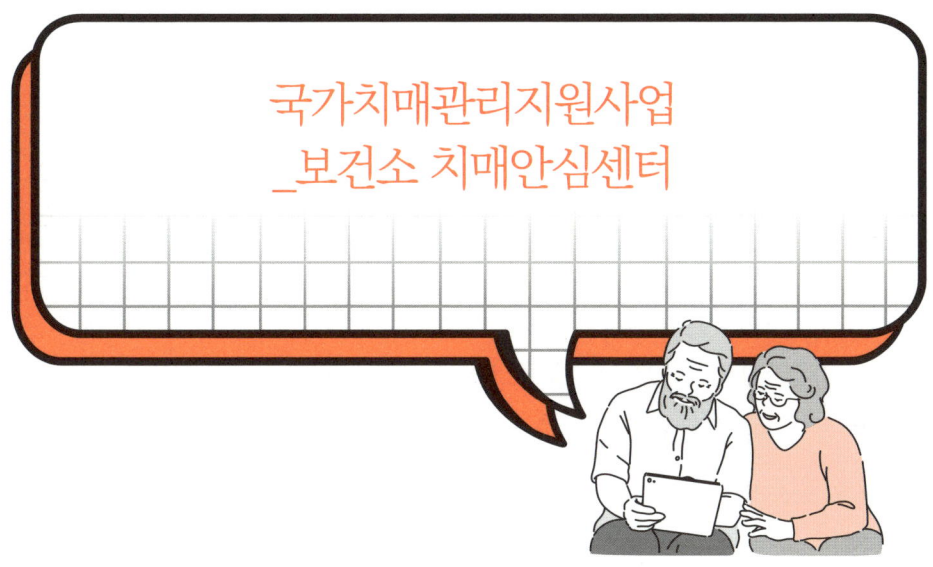

국가치매관리지원사업
_보건소 치매안심센터

시군구 보건소를 통해 전국 256곳에서 운영되는 치매안심센터에서는 치매로 진단을 받은 후 치매안심센터에 등록한 치매 환자에게 조호물품, 치매치료관리비, 실종노인 발생예방 및 찾기 사업을 지원하고 있습니다.

1. 조호물품 제공사업

치매로 진단을 받은 후 치매안심센터에 등록한 치매 환자에게 돌봄에 필요한 기저귀 등의 조호물품(위생소모품)을 무상공급하여 치매 환자와 가족의 경제적 부담을 경감시키는 조호물품 제공사업이 있습니다.

대상은 치매안심센터에 등록된 치매 환자 중 집에서 거주하는 치매 환자이며, 소득기준과 무관하게 기저귀와 요실금 팬티 등의 품목을 지원받을 수 있습니다. 제공기간은 조호물품 신청일 기준 최대 1년까지 제공되나, 기초생활수급자 및 차상위계층대상자에 대해서는 제공기간 적용을 제외하여 지속해서 제공하고 있습니다.

2. 치매치료관리비 지원사업

치매안심센터에서는 치매로 진단을 받은 후 치매안심센터에 등록한 치매 환자에게 치매치료관리비 보험급여분 중 비급여항목(상급병실료 등)을 제외한 본인부담금(치매약제비 본인부담금+약 처방 당일의 진료비 본인부담금)을 지원하고 있습니다.

대상은 치매안심센터에 등록된 치매 환자 중 지원대상자 선정기준(연령기준, 진단기준, 치료기준, 소득기준)에 따라 지원이 결정된 치매 환자입니다. 제공기간은 선정기준에 적합한 경우 지속해서 제공되며, 선정기준에서 탈락하는 경우 종료됩니다.

3. 실종예방 지원사업(인식표, 지문등록, 위치추적기)

치매안심센터에서는 치매로 진단을 받은 후 치매안심센터에 등록한 치매 환자에게 실종을 예방하고 조속한 발견과 복귀를 지원할 수 있도록 지원하고 있습니다.

대상은 치매안심센터에 등록된 치매 환자 중 집에서 거주하는 치매 환자이며, 아래와 같은 물품과 사업을 지원하고 있습니다.

배회 가능 어르신 인식표 보급 사업: 실종 위험이 있는 치매 환자 및 만 60세 이상 어르신에게 실종 후 발견 시 신속하게 가정으로 복귀할 수 있도록 옷 등에 부착하는 형태의 인식표(고유번호 부여)를 무상으로 지원하는 사업입니다. 치매안심센터에서 회당 인식표 1박스(인식표 80매)와 보호자용 실종대응카드 1개를 제공합니다.

지문 등 사전등록제: 치매 환자 등의 실종 후 발견 시 신속하게 가정으로 복귀할 수 있도록 경찰청 시스템에 치매 환자의 지문과 사진 그리고 보호자 연락처 등 신상 정보를 사전에 등록하는 사업입니다. 치매안심센터, 경찰서(지구대, 파출소), 안전드림 홈페이지 및 안전드림 앱 등에서 신청할 수 있습니다.

배회감지기 사업: 배회감지기는 배회나 실종경험 혹은 실종 위험이 있는 치매 환자 및 인지저하자를 대상으로 치매안심센터에서 손목시계형(보건복지부-경찰청-민간 협약) 배회감지기를 무상으로 보급하는 사업과 복지용구사업소에서 장기요양

등급을 판정받은 고령자에게 복지용구 대여품목으로 목걸이 및 열쇠고리형 등의 배회감지기를 대여하는 사업이 있습니다.

치매안심센터에서 무상으로 제공하는 배회감지기는 지역과 예산에 따라 배포 물량이 다르기에 거주지 치매안심센터를 통해 확인해야 하며, 복지용구사업소에서 복지용구 대여품목으로 대여하는 배회감지기는 품목의 특성상 잘 취급하지 않는 경우가 많습니다.

또한 배회감지기는 기기 특성상 보호자가 고령자의 외출 전 배회감지기를 충전해 놓아야 하고 고령자의 외출 시에는 꼭 착용시켜야 하며, 보호자가 휴대전화 앱을 통해 고령자의 위치를 확인해야 하는 등 불편함이 있다는 단점이 있습니다. 여러 어려움 중에는 고령자가 시계 착용을 불편해하는 부분도 있습니다.

치매안심센터와 복지용구사업소에서 제공하는 GPS 위치추적기가 위성 신호를 사용해 위치를 알아내는 형태이다 보니 실시간 위치추적은 가능하지만 배터리 소모량이 많다는 단점이 있어 보호자가 충전과 관리의 어려움을 호소해 최근에는 배터리 소모량이 적은 블루투스 신호를 사용해 위치를 추적하는 형태의 기기를 활용하기도 합니다. 다만, 블루투스 방식의 위치추적기는 배터리 수명이 길고 관리가 쉽다는 장점이 있는 대신, 기기 근처에 스마트폰이 없으면 위치추적이 어렵고 정확한 실시간 추적은 GPS 위치추적기와 비교하면 한계가 있다는 단점이 있습니다.

	GPS 기반 위치추적기	블루투스 기반 위치추적기
장점	GPS를 사용하여 정확도가 높고 실시간 위치추적 가능. 장거리에서도 사용할 수 있으며, 스마트폰이나 다른 장치와 연결되지 않아도 독립적으로 작동	GPS 위치추적기보다 가격이 상대적으로 저렴하며, 블루투스 방식으로 위치를 추적하기에 배터리 수명이 길고 관리가 쉬움
단점	가격이 비싸며, 위성 신호를 수신해야 해서 배터리 소모가 빠르고 자주 충전이 필요함. 위치 정보를 전송하기 위해 통신망이 필요	블루투스 신호에 의존하기 때문에 이 범위를 벗어나면 실시간 위치추적이 어려움. 기기 인근에 스마트폰이 없는 경우 위치추적이 어려움

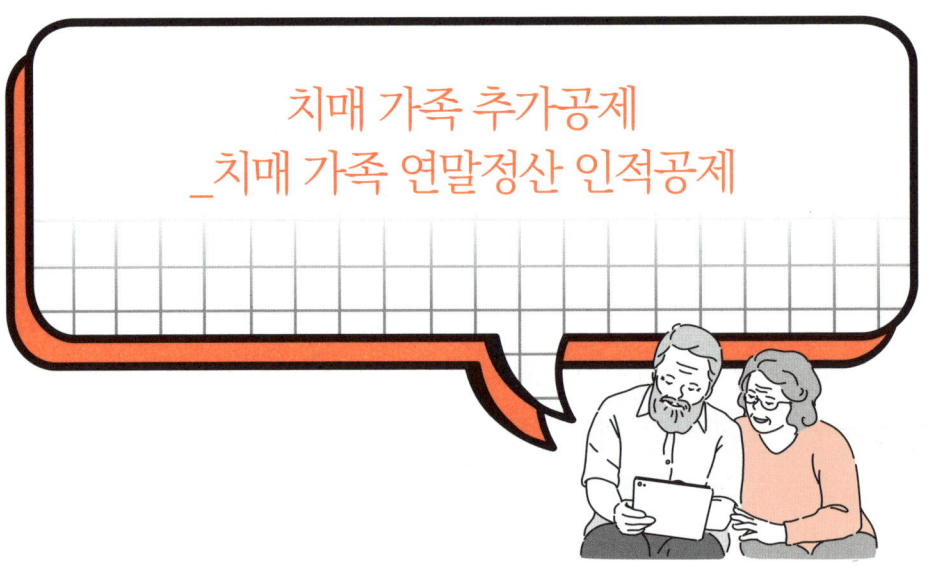

치매 가족 추가공제
_치매 가족 연말정산 인적공제

가족 중 치매 환자가 있으면 소득세법 제51조^(추가공제)에 근거하여 나이 제한 없이 1명당 연 200만 원의 금액을 추가공제 받을 수 있습니다. 가족은 치매 환자와의 동거여부와 상관없이 받을 수 있으며, 이를 위해서는 몇 가지 서류가 필요합니다.

> 병원에서 치매 진단서^(또는 소견서) 발급: 치매 환자임을 증명
> 병원에서 장애인증명서 발급: 항시 치료를 요하는 중증환자임을 증명
> 주민센터에서 가족관계 증명서 발급: 치매 환자와 가족임을 증명

장애인증명서 양식은 부록에 있습니다.

위 서류를 구비 후 최초 1회 세무서 또는 국세청 홈택스 시스템을 통해 제출하면 이후로는 별도의 추가 서류 없이 공제받을 수 있는 혜택이 주어집니다.

가족 중 치매 환자가 있으면 연 200만 원의 추가공제를 받을 수 있는데 이를

치매 가족 연말정산 인적공제라고 하며, 소득세법 제51조^(추가공제) 제①항 2호 장애인공제에 근거하고 있습니다.

다만, 치매는 뇌졸중이나 파킨슨병과는 다르게 장애로 인정되지 않기에 치매환자는 장애등록 및 장애연금 등 장애인복지법의 지원을 받을 수는 없습니다.

이에 치매 환자 부양가족이 치매 가족 연말정산 인적공제를 받기 위해서는 장애인 복지법 상 장애인이 아닌 소득세법 시행령 제107조^(장애인의 범위) **'항시 치료를 요하는 중증환자'**로 인정되어야 추가공제를 받을 수 있으며, 이를 위해 병원으로부터 소득세법 시행규칙 '장애인증명서'를 발급받아야 합니다.

「소득세법」 제51조(추가공제)

① 제50조에 따른 기본공제대상이 되는 사람(이하 "기본공제대상자"라 한다)이 다음 각 호의 어느 하나에 해당하는 경우에는 거주자의 해당 과세기간 종합소득금액에서 기본공제 외에 각 호별로 정해진 금액을 추가로 공제한다. 다만, 제3호와 제6호에 모두 해당되는 경우에는 제6호를 적용한다. 〈개정 2013. 1. 1., 2014. 1. 1.〉

2. 대통령령으로 정하는 장애인(이하 "장애인"이라 한다)인 경우 1명당 연 200만 원

② 제1항에 따른 공제를 "추가공제"라 한다.
③ 기본공제와 추가공제를 "인적공제"라 한다. 〈신설 2014. 1. 1.〉
④ 인적공제의 합계액이 종합소득금액을 초과하는 경우 그 초과하는 공제액은 없는 것으로 한다. 〈신설 2014. 1. 1.〉

「소득세법 시행령」 제107조(장애인의 범위)

①법 제51조제1항제2호에 따른 장애인은 다음 각 호의 어느 하나에 해당하는 자로 한다.
1.「장애인복지법」에 따른 장애인 및 「장애아동 복지지원법」에 따른 장애아동 중 기획재정부령으로 정하는 사람
2.「국가유공자 등 예우 및 지원에 관한 법률」에 의한 상이자 및 이와 유사한 사람으로서 근로능력이 없는 사람
3. 삭제 〈2001. 12. 31.〉
4. 제1호 및 제2호 외에 항시 치료를 요하는 중증환자

치매 환자 부양가족이 치매 가족 연말정산 인적공제를 받기 위해서는 다음과 같이 준비하고 진행해야 합니다.

1. 치매를 치료받는 병원을 방문해 치매 진단서와 장애인증명서를 발급받습니다.

치매 가족 연말정산 인적공제를 받기 위해서는 치매로 진단을 내린 후 치료하고 있는 병원의 의사를 통해 장애인공제에 필요한 '장애인증명서'를 발급받아야 합니다.

치료를 받는 치매 환자가 세법상 '항시 치료를 요하는 중증환자'에 해당하는지에 대한 판단은 담당의사나 진단이 가능한 의사가 하기 때문입니다. 다만, 항시 치료를 요하는 중증환자의 개념은 법에서도 추상적으로 표현하기에 이에 관한 판단은 전적으로 의사가 하게 되며 세법에서도 강제사항을 두고 있지 않습니다.

그렇지만 치매 가족 연말정산 인적공제의 경우 보건복지부에서 발표한 '제4차 치매관리종합계획(2021~2025)'에서 치매 환자 가족의 경제적 부담 경감의 대책 중 하나로 적극적인 홍보가 이루어질 수 있도록 치매안심센터를 통해 대국민과 의료기관 대상 홍보를 강화하기도 했습니다. 이에 이전보다 많이 알려졌기에 발급을 받는 것에 큰 어려움은 없을 것입니다.

장애인증명서와 함께 치매 진단서(또는 소견서)를 준비하는 이유는 장애인증명서에 표기되는 장애내용이 단순히 '그 밖에 항시 치료를 요하는 중증환자'로만 표기되기 때문입니다. 이에 치매가 장애인 공제 요건을 충족하는 질환임을 세부적으로 확인하기 위해서는 이를 입증하는 치매 진단서가 필요하며, 특히, 치매로 인한 장애의 정도(심각성)가 공제 요건에 부합하는지 판단하는 자료로 사용될 수 있습니다.

2. 주민센터 또는 온라인을 통해 가족관계 증명서를 발급받습니다.

치매 환자와 가족이 같이 살고 있지 않아도 치매 환자의 부양가족임을 증명할 수 있도록 가족관계 증명서를 발급받아 제출합니다. 가족관계 증명서는 주민센터 또는 온라인을 통해 발급받을 수 있습니다.

3. 만약 병원에서 치매 가족 연말정산 인적공제에 대해 잘 모를 때에는?

대부분은 세법상 '장애인증명서'에 대해서 알고 있을 것이나, 이를 경험하지 않은 병원은 모를 수 있습니다. 혹은 치매는 장애인으로 해당하지 않는다며 서류를 발급할 수 없다고 말할 수 있습니다.

그런 경우를 위해 한국납세자연맹에서 안내한 자료를 공유해 드리니 참고하면 좋습니다.

① **세법내용을 정확히 숙지하고 병원에 가라.**
소득세법 시행령은 항시치료를 요하는 중증환자라고 추상적이고 애매모호하게 되어 있고, 국세청은 "항시치료를 요하는 중증환자라 함은 지병에 의해 평상시 치료를 요하고 취학·취업이 곤란한 상태에 있는 자를 말한다."고 해석하고 있다. 따라서 세법상 장애인은 병의 종류와 관계없고 법의 추상성으로 장애인 판정은 의사가 결정할 수밖에 없다. 갑상선암, 전립선암, 유방암을 포함한 모든 암, 중풍·치매·만성신부전증·파킨슨·뇌출혈·정신병 등도 해당된다.

② **세법상 장애인은 장애인복지법상 장애인보다 폭넓은 개념이다.**
장애인복지법상 장애인(복지카드)에 해당되지 않더라도 장애인에 해당되고, 건강보험공단의 중증환자 보다도 폭넓은 개념이다.

③ **병원에 갈 때 '납세자연맹'의 병원에 보내는 공문을 출력해 가면 도움이 된다.**
납세자연맹 홈페이지에서 "연말정산 시 병원에서 발급하는 '장애인증명서' 발급 협조의 건 '공문'"을 출력하여 의사에게 주면 장애인증명서 발급받는 데 큰 도움이 된다.

④ **장애인의 개념을 폭넓게 규정한 입법취지는 중증환자에게 소득공제혜택을 줘 환자가족의 경제적 부담을 지원하기 위함임을 의사에게 언급하라.**

⑤ **장애인증명서는 소득공제용 외의 타 용도로는 사용되지 않아 증명서 발급으로 인한 의사들의 불이익(감사, 시정조치, 세무조사 등)은 전혀 없다는 점 언급하라.**
진단서나 소견서를 잘못 발급하면 법적인 책임을 져야 하는 의사들의 경우, 세법상 장애인의 개념을 잘 모르면 당연히 증명서 발급에 소극적일 수밖에 없다.

⑥ 장애인증명서는 동네 한의원에서 발급받아도 된다.
아무래도 일반병원보다 동네 한의원이 장애인증명서 발급에 덜 까다롭다고 보면 된다.

⑦ 증명서 '장애예상기간'란에 최초 확진시점을 기재하면 2010년 귀속분부터 놓친 공제 소급환급 가능
과거 연도 소급환급은 5년까지 가능하므로, 만일 2010. 9. 15. 병진단 시점이라면 장애예상기간 병진단일자를 적으면 2010~2014년까지는 납세자연맹 도우미코너를 통해 환급받을 수 있다. 2015년 이후는 회사에서 환급받으면 된다. 장애기간 만료일이 2015. 2. 11.이라면 2015년까지 공제가 가능하다.

⑧ 증명서예상기간을 받을 때 영구로 받을 수 있도록 노력하라.
장애인증명서는 원칙적으로 최초 진단(확진)병원(수술병원)에서 발급하고, 확진병원과 치료병원이 다른 경우에 현재 치료병원에서도 떼 주는 경우가 있으므로 치료병원 의사에게 잘 설명하라. 장애인 증명서는 한번만 발급받아 복사를 해 두고 매년 사용하면 된다. '영구'에 체크해서 받으면 향후 다시 증명서를 발급받지 않아도 된다.

⑨ 무인발급기 장애인증명서상 장애개시일 전에 병이 발병하면 다시 발급받아라.
서울대병원, 삼성서울병원 등 일부 병원에서는 암, 난치성 질환 등 건강보험 중증환자의 경우 무인발급기에서 장애인증명서를 장애(예상)기간 5년으로 발급해 준다. 이때 장애(예상)기간 개시일 전에 최초 암(등 중증질환)이 진단되었으면 의사가 수기로 장애인증명서를 발급해 줘야 한다. 가령 어머니가 2010년부터 치매였는데 장애 개시일이 2012년인 경우, 의사에서 장애인증명서를 재발급받아야 2010~2011년 귀속분을 소급 환급받을 수 있다.

⑩ 장애인증명서는 평소 진료 시 발급받아 두면 편리하다.
따로 사는 부모님이 중증환자인 경우, 연말정산 시기에 부랴부랴 '장애인증명서'를 발급받으려고 동분서주하지 않으려면 평소 병원에 진료를 받으러 갈 때 미리 발급받아 놓으면 편하다. 자녀가 따로 사는 부모님 장애인증명서를 발급받기 위해서는 병원에 비치된 법정서류인 '진료기록 열람 및 사본 발급 동의서'나 위임장이 필요할 수 있으므로 병원에 미리 물어봐야 한다.

출처: 장애인증명서 지혜롭게 받는 10가지 방법(한국납세자연맹)

치매 가족 연말정산 인적공제와 관련하여 자주 묻는 내용은 다음과 같습니다.

Q. 치매 가족 연말정산 인적공제를 받기 위해서는 함께 살아야 하나요?

A. 아닙니다. 가족관계 증명서를 통해 가족임을 입증하면 됩니다.

Q. 치매 환자를 부양하는 경우 연말정산에서 어떤 지원을 받을 수 있나요?

A. 치매 환자를 부양하는 경우 다음과 같은 연말정산 공제 항목이 있습니다.

기본공제(인적공제): 치매 환자를 부양하는 가족은 환자를 부양가족으로 등록하여 150만 원의 기본공제를 받을 수 있습니다.

추가공제(장애인 공제): 소득세법에서 규정하는 항시 치료를 요하는 중증환자로 인정되면 추가로 200만 원의 장애인 공제를 받을 수 있습니다.

의료비 세액공제: 치매 환자를 위해 지출한 의료비는 세액공제 대상입니다.

기타 부양가족 공제: 치매 환자가 70세 이상이면, 기본공제 외에 경로우대 추가공제(100만 원)가 가능합니다.

Q. 이전 연말정산에서 공제를 신청하지 않았는데 환급받을 수 있나요?

A. 경정청구를 통해 환급 신청이 가능합니다.

과거 연말정산에서 치매 가족 연말정산 인적공제를 신청하지 않은 경우, 치매 가족 연말정산 인적공제에 필요한 서류를 구비한 후 경정청구를 통해 최대 5년 전까지 환급을 요청할 수 있습니다. 경정청구 절차는 국세청 홈택스 또는 관할 세무서를 방문해 할 수 있습니다. 경정청구 제출 후, 통상적으로 2~3개월 이내에 환급이 처리됩니다. 경정청구를 통해 환급받기 위해서는 당시 공제 대상자와 요건을 충족했다는 점을 입증할 수 있어야 합니다.

제6장

치매가 있는 부모님을 보호하고 싶어요

_성년후견제도

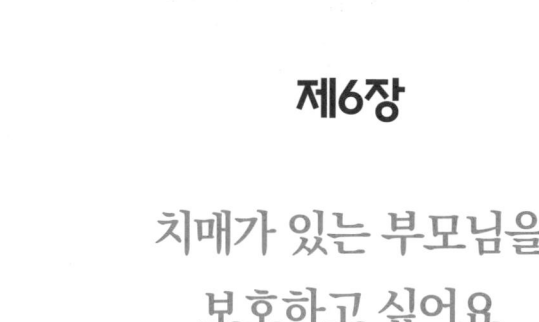

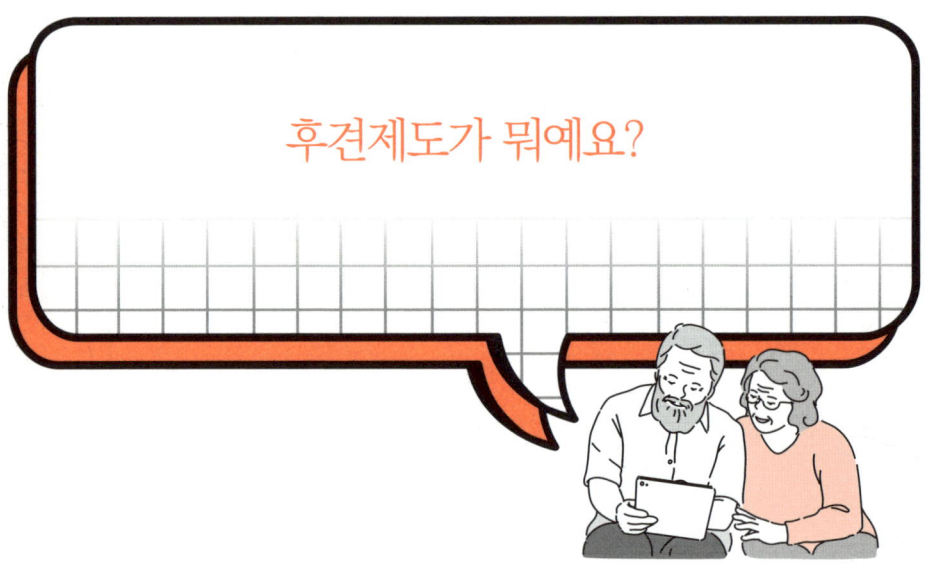

후견제도가 뭐예요?

이전에는 치매라는 질병에 대해 치매 환자의 행동심리증상(BPSD, Behavioral and Psychological Symptoms of Dementia 이전에는 문제행동이라고 했음)과 돌봄 지원에 대한 상담이 대부분이었습니다. 그런데 이제는 치매로 인해 발생할 수 있는 여러 사회문제와 관련된 상담이 소득수준, 지역, 나이를 불문하고 이루어지고 있습니다. 특히, 치매가 있는 부모님과의 관계뿐만 아니라 부모님을 부양하는 과정에서 발생하는 돌봄 비용 문제, 치매가 있는 부모님의 재산과 관련된 여러 이슈가 사회 전반에서 나타나고 있습니다.

이는 비단 한국만의 문제는 아닙니다. 전 세계적으로 고령화에 따른 고령인구가 증가함에 따라 실버 칼라 크라임(Silver Collar Crimes)과 같은 인지능력이 떨어지고 가족의 접촉이 없는 외로운 노인들을 대상으로 그들의 재산을 노리는 범죄가 증가하고 있습니다.

2021년 개봉한 영화 〈퍼펙트 케어〉에서는 권리보장을 위해 만들어진 후견제도를 악용해 고령자의 권리를 빼앗은 후 재산을 강탈하고 이득을 취하는 사기집단의 이야기를 주제로 하며, 실제로 해외에서는 유사한 사건이 벌어지고 있다고 합니다.

일본에서는 고령의 노인이 자택 돌봄이 어려워져 요양시설 입소가 필요한데도 요양시설 입소 시 필요한 신원보증인을 찾을 수가 없어 시설에 입소할 수 없었던 사례가 뉴스에서 보도되기도 했습니다.

부모님이 치매로 인해 재산관리가 어려운데, 자녀인 제가 대신해도 되나요?
부모님이 실수로 건물을 팔 뻔했는데, 어떻게 해야 안전하게 재산을 보호할까요?
자녀들이 치매가 있는 부모님의 돈을 빼돌리는데, 어떻게 해야 보호하나요?
미래를 위해 사전에 저의 재산과 권리를 보호할 방법이 있을까요?

초고령사회에서 고령자 모두가 치매 질환을 앓지는 않습니다. 치매가 있다고 하더라도 모든 고령자가 돌봄과 의사결정 지원의 필요성이 있지는 않습니다. 그렇지만 우리는 모두 언젠가는 돌봄이 필요하고 스스로 의사를 결정하기 어려운 순간이 올 수 있습니다. 나에게는 혹은 우리 부모님에게는 절대로 그런 순간이 오지 않으리라 생각하고 피하기만 한다면 언젠가 정말로 심각하고 큰 문제가 생겼을 때 적절한 대응을 하기 어려울 수 있습니다.

특히, 최근 논쟁거리가 되었던 사건 중에는 성인 입양이 있습니다.
미혼의 자산가 치매 환자의 가정에 방문해 돌봄을 제공하던 간병인이 어느 날 성인 입양을 통해 치매 환자의 자녀가 되면서, 치매 환자가 사망 시 상속을 받을 예정이던 친족들이 상속 순위에서 밀려 상속을 받지 못하게 되었고 이에 간병인과 친족 간에 다툼이 벌어진 것입니다.

성인 입양은 미성년 입양과 다르게 19세 이상의 성인이 당사자 간 합의만 있다면 관할 지자체에 신청서를 제출하고 서류를 준비해서 신고하면 됩니다. 일반적으로는 문제가 되지 않았던 성인 입양이 논쟁거리가 된 것은 성인 입양에 따른 상속문제가 엮이게 되었기 때문입니다.

그 외에도 치매가 있는 고령자의 재산을 노린 다른 자녀들과의 분쟁, 심지어 괜찮아 보였던 고령의 부모님께서 사실은 의사결정 능력과 판단력이 예전 보다 어려워져 모든 재산을 빼앗긴 상태로 발견되기도 하는 등. 고령화사회에서 이제는 치매로 인해 이전보다 정말 많은 사건·사고가 벌어지는 중입니다.

이번 장에서는 치매가 있는 부모님의 권리를 안전하게 보호할 수 있는 성년후견제도에 대해 안내해 드리겠습니다. 그리고 후견제도는 권한을 부여받는 만큼 불편하고 어려운 점이 많기에 이를 대체할 수 있는 다른 방법들도 함께 안내하겠습니다.

모든 사람에게 후견이 필요하지는 않습니다. 하지만 누구든지 치매가 있더라도 권리를 보장받고 인간으로서 존중을 받아야 합니다. 최근 치매와 관련된 상담 중 이전보다 많이 문의하는 것은 치매로 요양원에 있는 부모님의 집이나 재산을 처분하는 방법입니다.

> 치매로 요양원에 있는 부모님 집을 팔려고 하니 후견인을 데려오라네요?
>
> **보호자**: 부모님이 치매로 요양원에 있는데, 집에는 이제 아무도 없어요. 매달 들어가는 요양원 비용도 부담되는데, 부모님은 치매로 의사소통도 쉽지 않은 상태예요. 어차피 나중에 부모님 돌아가시면 제가 받을 건데 미리 파는 방법은 없나요?

> **상담사:** 보호자님, 부모님께서 치매가 있고 의사소통이 어려워도 부모님 집과 재산의 소유는 부모님 것이기에 자녀가 대신 팔기는 어렵습니다. 부모님께서 의사소통이 가능하다면 직접 처분할 수 있겠지만, 만약 스스로 본인의 의사를 표현하기 어렵다면 후견인을 선임하여 법원으로부터 부모님의 법정대리인으로 지정받은 후 처분해야 합니다.

위와 같은 상황의 결론부터 말씀드리면 치매가 있는 부모님의 집이나 재산 등을 관리하고 처분하기 위해서는 법원으로부터 권한을 받아야 하며, 바로 그것이 성년후견제도입니다. 그렇다면 후견제도는 어떻게 해야 이용할 수 있을지 하나씩 안내해 드리겠습니다.

후견제도는 질병·장애·노령 그 밖의 사유로 인한 정신적 제약으로 의사결정 능력이 떨어져 혼자서 사무를 처리할 능력이 결여되거나 부족한 성인의 자기결정권을 최대한 보장하면서 인간다운 생활을 할 수 있도록 법원이 선임한 후견인이 신상보호와 재산관리의 후견사무를 수행하도록 하는 제도입니다.

후견제도는 판단능력이 부족한 사람을 위해 판단을 대리하거나 도와주는 제도로 기존의 금치산·한정치산자 제도를 폐지하고 민법의 개정으로 2013년 7월 1일부터 시행되었습니다.

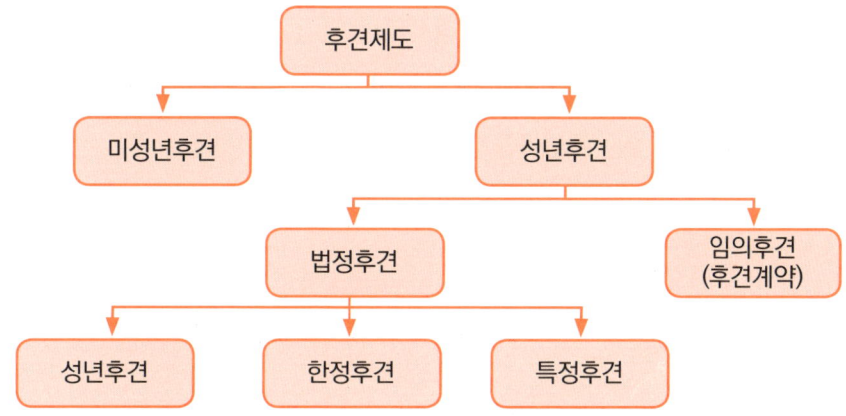

후견제도는 크게 19세 미만의 미성년후견과 19세 이상의 성년후견으로 나누어지며, 성년후견은 다시 법원에 의해 후견이 개시되고 후견인이 선임되는 법정후견과 본인이 판단능력이 부족해질 때를 대비하여 미리 후견인이 될 사람과 자유롭게 계약(공정증서)을 체결하는 임의후견으로 나누어집니다.

치매 등으로 의사결정에 어려움이 있고 권리보장이 어려운 고령자에게 후견이 필요하다고 판단되어 법원에 후견청구를 하게 되면, 최종적으로 법원에서 후견의 필요성에 따라 후견인의 권한과 후견인을 누구로 할지 결정합니다.

결정된 후견인은 후견인의 권한에 따라 후견이 필요하다고 결정된 고령자(=피후견인)의 후견인으로 활동할 수 있으며, 이에 대해 법원에서 발급된 '후견등기사항증명서'를 통해 입증할 수 있습니다. 후견청구를 통해 법원에서 후견이 필요하다고 결정되면 피후견인인 고령자가 사망하거나 후견의 필요성이 없어질 때까지 후견을 지속합니다. 다만, 후견의 필요성이 없어지는 때는 후견개시의 원인이 소멸한 경우로 치매가 있는 고령자는 보통 사망할 때 후견이 종료되는 경우가 대부분이었습니다.

후견제도의 대상은 치매 등으로 의사결정에 어려움이 있는 사람을 말합니다. 이에 치매로 진단을 받아도 의사결정에 어려움이 없는 경우 후견이 불필요할 수 있으며, 신체적으로 불편하지만 치매 등의 질병과 장애가 없고 의사결정에 아무런 문제가 없는 경우에는 후견제도의 대상이 될 수 없습니다.

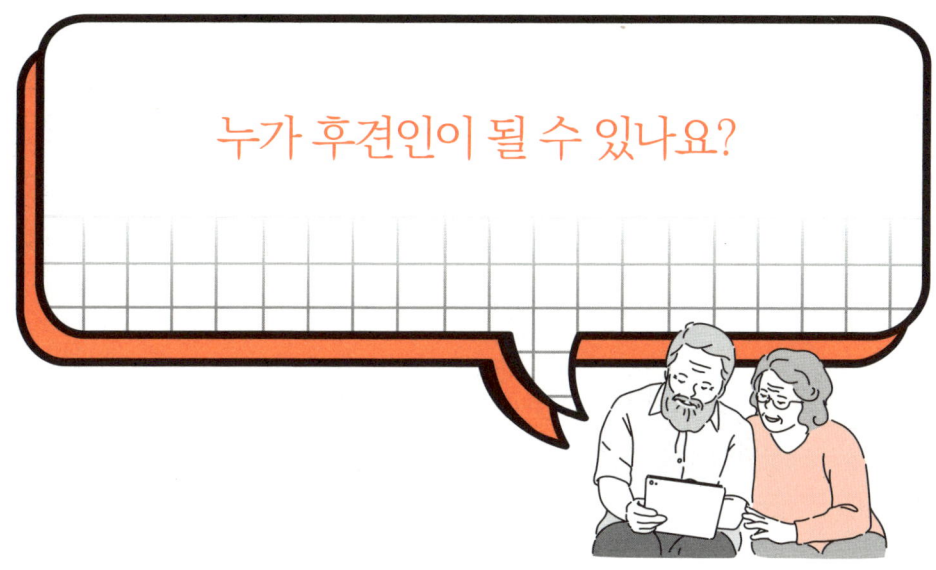

누가 후견인이 될 수 있나요?

후견인은 '후견인의 결격사유(민법 제937조)'에 해당하지 않으면 누구나 될 수 있으며, 여러 가지 상황을 검토 후 최종적으로 법원의 결정으로 선임됩니다.

가족, 친족, 친구, 이웃, 일반시민, 전문가(사회복지사, 법무사, 변호사), 법인 등 모두 가능하지만 후견인이 되고 싶다며 필요성을 강력하게 주장하는 사람이 후견인이 되는 것이 아니라 법원에서 여러 상황을 검토하여 후견이 필요한 사람에게 가장 적절한 사람(혹은 법인)을 결정해 후견인이 될 수 있습니다.

후견인은 자격증을 소지하는 개념이 아닌 후견이 필요한 사람의 권리를 보장할 수 있도록 법원에서 권한을 부여하는 개념이며, 1명이 아닌 여러 명이 공동후견인으로 지정되기도 합니다.

다만, 후견이 필요한 사람의 친족만이 후견인이 될 수 있는 것은 아니기에 후견인이 되어줄 사람이 없는 고령자 혹은 친족간 재산 다툼 등으로 후견인으로 선임할 수 있는 적절한 사람이 없는 경우에는 법원에 후견인 후보자로 등록된 전문가 중에서 후견인을 선임할 수 있습니다.

이에 부모님 등 친족 대상의 후견활동이 아닌 제3자 대상의 전문적인 후견활동을 희망하는 경우 후견과 관련된 교육을 관련단체에서 이수 후 법원에서 후견인 후보자를 모집할 시 지원하여 면접 등을 통해 후견인 후보자로 선정된 후 향후 전문가 후견인으로 보수를 받고 활동할 수 있습니다.

후견인의 종류는 아래와 같이 나눌 수 있습니다.
부모님의 재산관리 등을 위해 후견을 청구하는 경우 보통은 친족이 후견인으로 지정되지만, 친족 간 분쟁이 있는 경우 법원에서 전문후견인을 선임하기도 합니다.

구분	장점	단점
친족 후견인	- (보통) 후견 비용이 들지 않음 - 후견 업무에 있어서 신속한 조치가 가능	- 법원의 감독업무 부담이 상당함 - 잘못된 친족후견인을 선임하면 재산보전 및 신상보호에 위험을 초래할 가능성
전문 후견인	- 전문적인 재산관리 및 사회서비스 제공이 가능 - 재산보전 및 신상 보호에 대한 신뢰성이 높고, 법원의 감독업무 경감됨	- 전문후견인에게 비용을 제공해야 함 - 후견인과 피후견인 간에 관계가 형성되지 않아 후견 업무가 신속하게 이루어지지 않을 수 있음
공공 후견인	공공후견사업은 보건복지부 사업으로 발달장애/정신장애/치매 환자 중 스스로 권리를 보장받기 어렵다고 판단되는 취약계층에게 지자체가 후견을 청구하고 관련비용과 후견인 활동비 등을 지원하고 개입하는 사업. 이에 공공후견인은 일반시민 또는 관련기관 직원이 담당하고 있음	

출처: 한국후견사회복지사회 _조준배

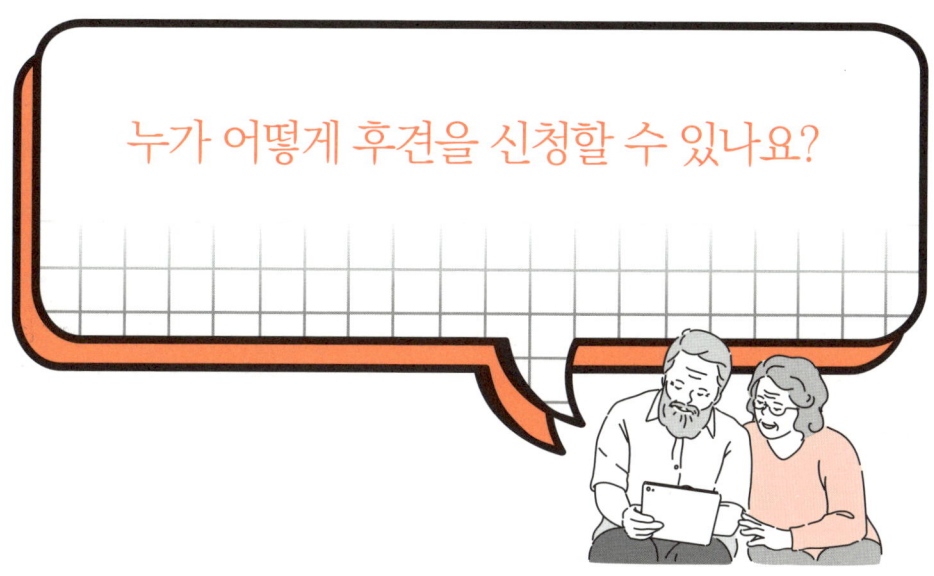

누가 어떻게 후견을 신청할 수 있나요?

후견인은 누구나 될 수 있지만, 최종적으로는 법원의 결정으로 정해집니다. 하지만 후견이 필요하다고 법원에 청구할 수 있는 사람은 정해져 있습니다.

Q. 후견인이 필요하다고 법원에 신청(청구)할 수 있는 사람은 누구인가요?

A. 후견인이 필요하다고 법원에 신청(청구)할 수 있는 사람은 후견이 필요한 본인과 그 배우자, 4촌 이내의 친족, 검사 또는 지방자치단체의 장입니다.

후견인은 법원의 결정에 따라 누구나 될 수 있지만, 후견이 필요하다고 법원에 요청(청구)할 수 있는 사람의 범위는 정해져 있습니다.

Q. 가족이 없거나 가족관계가 해체된 치매 환자는 누가 후견인을 신청해 주나요?

A. 만약 가족이 없거나 가족관계의 해체로 후견을 청구하는 등의 도움을 줄 수 있는 친족이 없는 치매 환자는 지방자치단체의 장의 권한으로 후견을 청구할 수 있으며, 이를 치매공공후견사업이라고 합니다.

치매공공후견사업은 지자체 치매안심센터에서 관련 업무를 수행하고 있습니다.

치매공공후견사업을 통해서가 아니더라도 후견을 청구해줄 수 있는 배우자와 4촌 이내의 친족이 없는 경우 치매 환자 본인이 직접 법원에 후견인을 선임해 달라고 요청할 수 있습니다. 다만, 이를 위해서는 누군가 후견신청을 위한 관련 서류의 작성에 도움을 주어야 하기에 이에 대한 비용이 발생하는 등 쉽지 않은 것이 현실입니다.

Q. 저희 요양시설·요양병원에 있는 치매 환자에게 후견인이 필요해요.

A. 만약 요양시설이나 요양병원에 입소한 치매 환자에게 권리보장을 위한 후견청구가 필요하나 청구할 수 있는 4촌 이내 친족이 없고, 지자체에서 개입(청구)하기 어려운 경우라면 '특별대리인 선임 청구를 통한 후견심판청구'를 검토할 수 있습니다.

이에 대한 근거는 민사소송법 제62조(제한능력자를 위한 특별대리인)이며, 요양시설 및 요양병원의 장이 의사결정을 하기 어려운 치매 환자를 대리하여 권한을 위임받아 청구하는 형태입니다. 다만, 치매 환자가 입소한 요양시설이나 요양병원의 관계자가 특별대리인으로 선임되는 것에 대해서는 법원이 이해충돌 가능성을 검토해 판단이 이루어질 수 있습니다.

Q. 후견신청은 어떻게 하나요?

A. 치매 환자가 거주하는 주소지의 가정법원 및 가정법원 지원(가정법원이 없는 지역은 지방법원 및 지원)으로 관련 서류를 준비하여 신청할 수 있습니다.

관련 서류를 준비 후 법원에 후견을 신청하면 인지대와 송달료가 발생하며, 의사결정능력을 입증함에 보충이 필요할 때는 법원에서 정신감정을 요구할 수 있으나 치매로 진단을 받았다는 치매 진단서와 관련 진료기록지에 치매 환자의 의사결정능력에 대한 상황 등을 구체적으로 기술하면 대부분 특별한 문제는 없을 것입니다.

인지대와 송달료 비용은 많지 않으나, 후견신청 시 가장 어려운 것은 후견개시 심판청구서와 같이 후견 대상자에게 후견이 왜 필요한지 등에 대한 법원 양식을 작성하는데 이런 것들에 대해서 관련 서류를 작성해 본 적이 없는 친족들이 직접 작성하기에는 어려울 수 있습니다. 이에 보통은 후견청구와 관련된 서류작성을 법무사 또는 변호사에게 요청하고 관련비용을 지급하는데 그 경우 법률전문가 수임 비용이 발생하게 됩니다.

후견사건은 법원에 접수되고 후견인이 선임되기까지 약 3~6개월 소요되며, 사건에 따라 더 길어질 수도 있습니다.

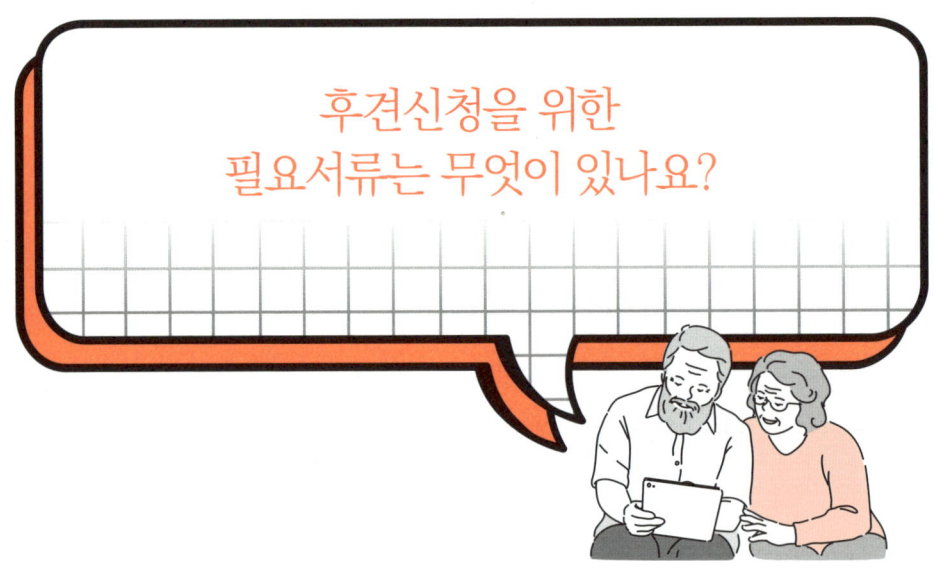

후견신청을 위한 필요서류는 무엇이 있나요?

후견신청을 하기 위해서는 아래와 같이 필요서류를 갖추어 법원에 후견개시 심판을 청구해야 합니다.

후견신청을 위한 필요서류	
후견 대상자 _사건본인 (후견이 필요한 치매 환자)	후견인 후보자 (후견이 필요한 치매 환자의 친족 등)
후견개시심판청구서, 사전현황설명서, 재산목록, (성년·한정) 후견인의 권한범위 ▶발급: 대법원 나홀로 소송 홈페이지 내 서식모음	후견인 후보자에 관한 사항(후견인의 결격사유에 해당 없음을 증명) ▶발급: 대법원 나홀로 소송 홈페이지 내 서식모음
추정 선순위 상속인들의 동의서(인감날인 및 인감증명서 첨부 또는 본인서명 및 본인서명사실확인서 첨부) ▶발급: 대법원 나홀로 소송 홈페이지 내 서식모음	후견인후보자의 기본증명서, 가족관계증명서(상세), 주민등록표등(초)본 ▶발급: 주민센터 또는 온라인
사건본인의 기본증명서(상세), 가족관계증명서(상세), 주민등록표등(초)본, 제적등본 ▶발급: 주민센터 또는 온라인	청구인 및 후견인후보자와 사건본인과의 관계를 밝혀줄 자료[가족관계증명서(상세), 제적등본(가족관계증명서만으로 관계를 알수 없는 경우) 등] ▶발급: 주민센터 또는 온라인

사건본인의 후견등기사항부존재증명서(전부) 또는 후견등기사항전부 증명서(말소 및 폐쇄사항 포함) ▶발급: 법원 또는 온라인 전자후견등기시스템	후견인후보자의 후견등기사항부존재증명서(전부) 또는 후견등기사항전부 증명서(말소 및 폐쇄사항 포함) ▶발급: 법원 또는 온라인 전자후견등기시스템
사건본인의 진단서 및 진료기록지 등, 장애인의 경우 진단서 또는 장애인등록증, 장애인증명서, 장애인등록 판정을 위한 진단서 _원본대조필 확인 필요 ▶발급: 치매=병원, 장애=주민센터 또는 온라인	후견인후보자의 신용조회서 ▶발급: 한국신용정보원 홈페이지에서 본인신용정보열람서비스 출력(https://www.kcredit.or.kr)
[저소득자의 경우에는 아래 서류 추가제출] 기초수급자증명서, 차상위대상자증명서, 장애인연금대상자확인서 ▶발급: 주민센터	

후견신청을 위한 서류 대부분은 주민센터(또는 온라인)에서 발급 가능하며, 진단서는 병원, 후견등기사항부존재증명서(전부)는 법원(또는 온라인)에서 발급 가능합니다.

다만, 사건본인(치매 환자)의 후견등기사항부존재증명서(전부)를 발급받기 위해서는 공인인증서를 통해 온라인으로 발급받거나 사건본인이 직접 법원으로 가야 하는데, 문제는 고령의 노인으로 온라인뱅킹을 하지 않아 공인인증서가 없고 법원으로 찾아가기는 어려운 경우 서류 발급이 어려울 수 있습니다. 이 경우 '대법원 나홀로소송' 홈페이지 내 서식 모음의 후견등기 목차에 있는 '[후견등기] 위임장'을 내려받아 작성 후 법원에 제출하여 발급받도록 합니다. 기타 주민센터 등을 통해 발급받는 서류도 각 서류에서 요구하는 위임장을 작성하여 제출할 수 있도록 합니다.

성년후견제도 관련 양식은 부록을 참고하세요.

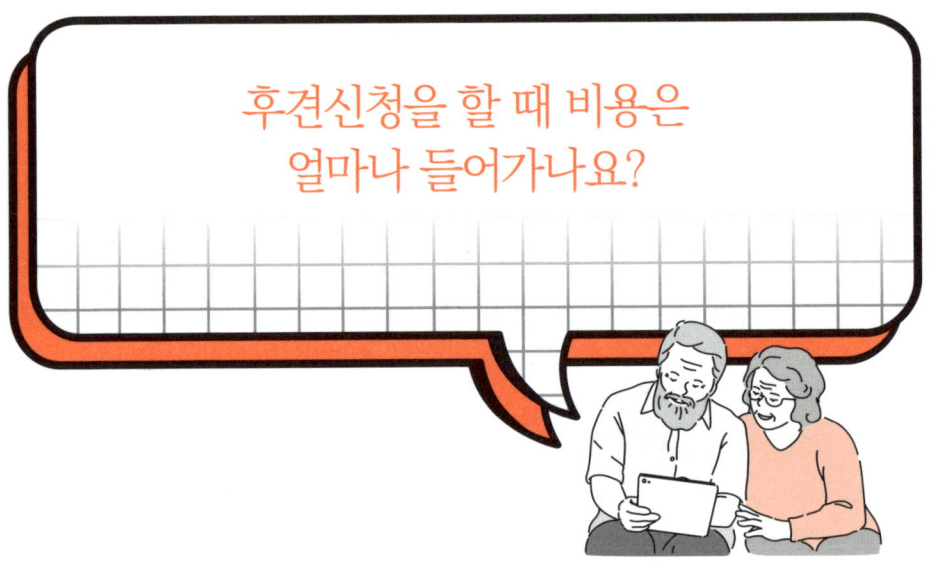

후견신청을 할 때 비용은 얼마나 들어가나요?

후견신청을 하게 되면 아래와 같은 비용이 발생하게 됩니다.

① 인지대(보통 5,000원): 인지대(5,000원)×사건본인 수

② 송달료(보통 52,000원): 우편료×청구인 수×10회분

③ 정신감정료: 법원에서 필요한 경우 요구할 때 발생하며, 검사비와 입원비 등은 별도로 발생

④ 법무사 또는 변호사 비용: 청구인이 후견청구서를 직접 작성하고 관련 서류를 준비하는 경우 발생하지 않음

위와 같이 인지대와 송달료는 큰 비용이 들지 않고, 정신감정료도 진단서와 진료기록지 등으로 후견 대상자 의사결정 지원의 필요성과 현재 상태 등을 입증하면 정신감정을 진행하지 않을 수 있습니다.

후견신청 과정에서 가장 큰 비용이 발생하는 것은 법무사 또는 변호사 비용입니다. 하지만 후견 청구인(본인, 배우자, 4촌 이내의 친족 등)이 직접 후견개시심판청구서

등을 작성하면 큰 비용은 들어가지 않게 됩니다. 후견청구 과정에서 친족들(상속인) 간 특별한 다툼이 없고, 청구인이 후견청구서를 직접 작성할 수 있다면, 법원 내 후견센터의 도움을 받아 청구서를 작성하는 방법도 있습니다. 이 경우 별도의 전문가 수수료 없이 절차를 진행할 수 있어 비용 절감에 도움이 됩니다.

예를 들어 서울에 거주하는 치매환자의 후견신청 등 관련상담은 서울가정법원에서 후견사건 신청 전 또는 후견개시 후 후견제도 및 후견 사건에 관한 상담을 받을 수 있습니다.

서울가정법원 후견과
02-2055-7445
(서울가정법원 8층 후견과 내 상담실)

다만 후견청구서를 직접 작성하고 관련 서류를 준비하는 일은 관련 업무 경험이 없는 일반인에게는 쉽지 않을 수 있습니다. 열심히 청구서를 작성해 제출했는데 법원으로부터 보완이 필요하다는 보정명령을 받게 되면 당황스러운 상황이 생길 수도 있습니다. 또한 후견 청구 과정에서 친족들 간 갈등이 있는 경우에는 법률 전문가의 상담을 통해 방향을 정하는 것이 중요하며, 이럴 때는 반드시 전문가의 도움을 받는 것을 권합니다.

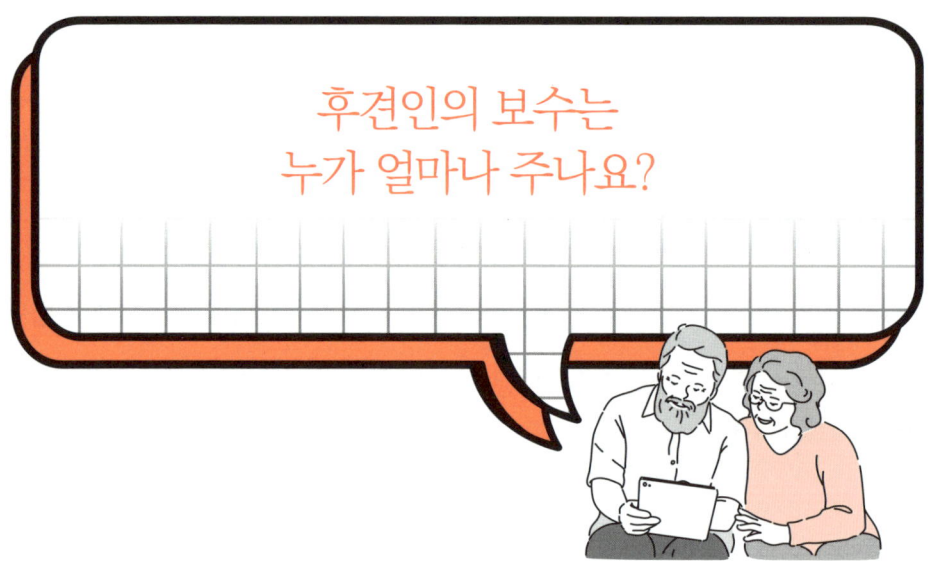

후견인의 보수는 누가 얼마나 주나요?

　후견인은 원칙적으로는 피후견인(여기서는 치매 환자)로부터 보수를 받습니다. 전문후견인이 선임되는 경우에는 법원이 보수액을 결정하며, 피후견인(치매 환자)의 재산에서 후견인에게 보수가 지급됩니다. 다만 자녀 등 친족이 후견인이 되는 경우에는 보수를 받지 않는 사례도 많습니다. 피후견인이 보수를 지급할 능력이 없는 경우에는 국가나 법원이 대신 지급하기도 합니다. 보건복지부 지침에 따라 국가가 후견보수를 지급하는 사업을 '공공후견사업'이라 하며, 법원이 후견보수를 지급하는 사업을 '국선후견사업'이라고 합니다.

	보건복지부 공공후견사업(2025년)		
	치매	발달장애	정신장애
사업명	치매공공후견 사업	발달장애인 공공후견 지원사업	정신 질환자 공공후견활동지원 사업
근거법률	치매관리법	발달장애인법	정신건강복지법
후견인 자격	치매공공후견인 후보자 (치매공공후견인 후보자 양성교육 이수자)	발달장애 공공후견인 후보자 (총 30시간의 공공후견인 후보자 양성교육 이수자)	정신 질환자 중 공공후견법인
후견 활동비	피후견인 1명: 月20만원 피후견인 2명: 月30만원 피후견인 3명: 月40만원	피후견인 1명: 月20만원 피후견인 2명: 月40만원 피후견인 3명: 月60만원	피후견인 1인당 月20만원
후견 유형	특정후견 원칙 (예외적으로 한정후견 인정)	특정후견 원칙	특정후견 원칙 (예외적으로 한정후견 인정)
후견 지원대상	권리를 적절하게 대변해 줄 가족이 없는 치매환자 중 저소득자 및 기초연금수급자 등 우선지원	19세 이상 성인발달장애인 (장애인복지법 상 지적·자폐성 장애인) 중 의사결정 지원이 필요한 자로 우선순위 대상자에게 먼저 서비스 제공	권리를 적절하게 대변하여 줄 보호의무자가 없는 만 19세 이상 성인 정신 질환자 중 후견이 필요하다고 지자체 또는 정신요양시설 등에서 요청한 사람
수행기관	치매안심센터	발달장애인지원센터	정신 질환자 공공후견법인

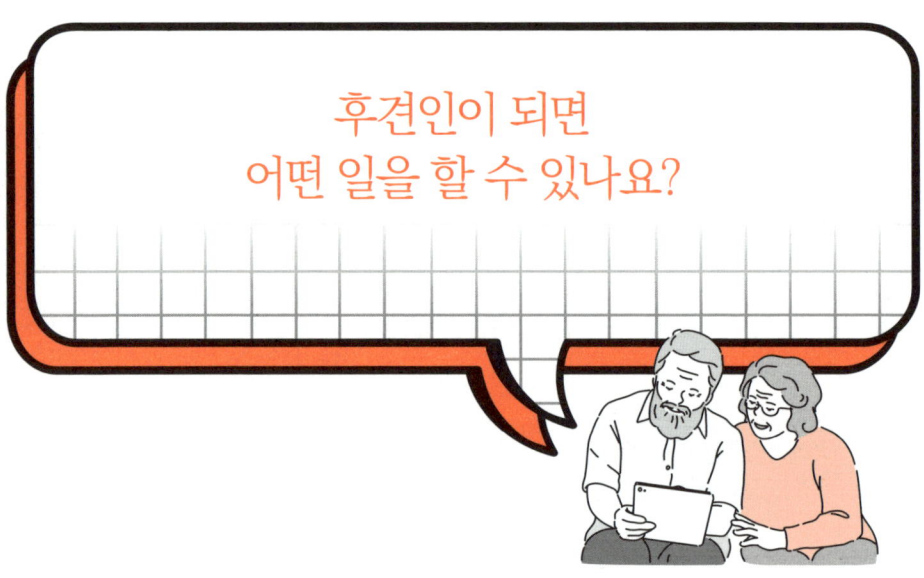

후견인이 되면 어떤 일을 할 수 있나요?

후견인은 피후견인(치매 환자)의 법정대리인으로서, 법원으로부터 일정한 권한을 받아 후견등기사항증명서에 기록된 권한을 가지게 됩니다.

재산관리	신상보호
부동산의 관리, 보존, 처분 예금 및 보험 등의 관리 정기적 수입 및 지출에 관한 관리 물품의 구입·판매, 서비스 이용계약 체결·변경·종료 유체동산, 증서 및 중요문서의 보관 및 관리 공법상의 행위(세무신고 등) 상속의 승인, 한정승인 또는 포기 및 상속재산의 분할에 관한 협의	의료행위: 치료, 입원, 수술 등 의료행위 주거관련 행위: 주거공간 마련·변경·처분, 시설 입소 및 퇴소 등 사회복지 서비스 이용: 복지급여 신청, 복지급여 수령 및 관리, 복지 서비스 이용 사회적 관계 관리: 교육, 재활, 취업 등 기타 일상생활 지원
	후견인은 대리권·동의권·취소권에 의한 지원, 즉 법률행위에 관한 사무를 담당함

후견인의 주요 역할은 피후견인(치매 환자)의 권리를 보호하기 위한 재산관리와

신상보호입니다. 또한 후견인은 매년 1회 자신의 후견활동에 대한 내용을 정리한 후견사무보고서를 작성하여 법원에 제출해야 합니다.

특히 후견인은 그가 보유하는 사무후원의 범위 및 대리권의 범위 안에서 피후견인의 재산관리 및 신상보호 등을 지원하게 되며, 그 권한 밖의 행위를 지원할 때는 별도로 법원의 허가를 받아야 합니다.

후견인이라도 할 수 없는 일들이 있습니다.

첫째, 후견인은 피후견인의 연명의료를 결정할 수 없습니다. 피후견인이 사전연명의료의향서를 작성하지 않았고, 본인의 의사를 확인할 수 없는 경우에는 연명의료 중단 등의 중대한 결정을 할 수 있는 사람은 배우자, 자녀, 손자·손녀, 형제자매 등 가족만이 할 수있습니다. 현재 법에 따르면 가족이 없는 치매 환자의 경우 생전 의사표시가 없었다면 제3자는 이러한 결정을 내릴 수 없습니다. 즉, 연명의료결정법에 근거한 '환자 가족'에 해당하지 않는 이상, 후견인이라도 대신 결정할 수 있는 권한이 없습니다.

둘째, 피후견인의 비대면 금융거래(인터넷 뱅킹, 모바일 뱅킹 등)가 제한될 수 있습니다. 후견인이 선임되면 피후견인의 법적 행위능력이 제한되기 때문에, 금융기관은 피후견인의 금융 거래가 안전하게 이루어지도록 보호 조치를 취합니다. 특히, 인터넷 뱅킹은 인증서나 비밀번호를 통해 비대면으로 거래가 이루어지기 때문에 치매 환자가 자신의 재산을 잘못 사용할 가능성이나 금융 사기 피해 우려가 큽니다. 이에 따라 금융기관은 후견인이 선임되면 피후견인의 금융인증서를 말소하거나, 비대면 금융거래를 제한하고 있습니다. 다만, 후견인에게 은행의 비대면 거래를 허용하는 방안을 마련하고자 관계기관에서 논의 중이기에 점차 개선될 것으로 기대합니다.

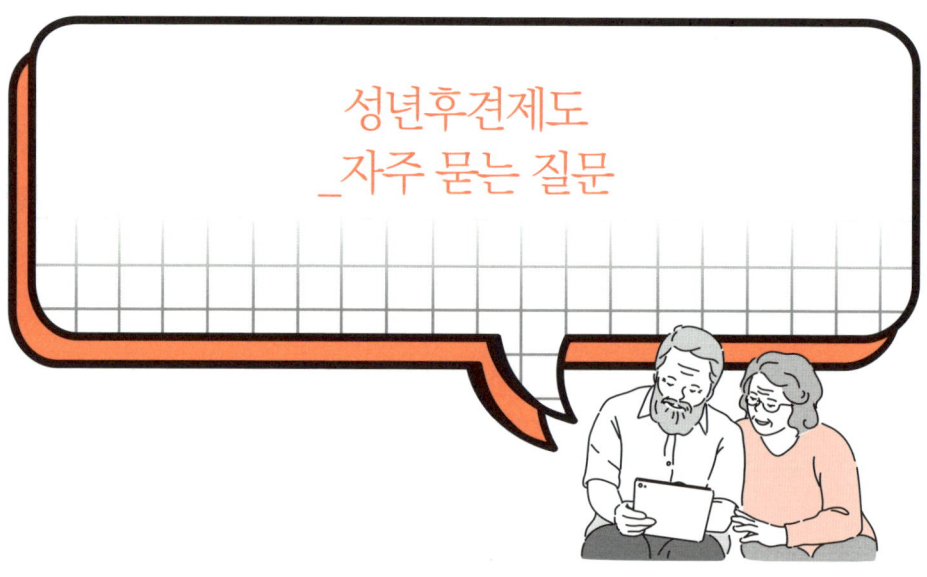

성년후견제도
_자주 묻는 질문

Q1. 부모님이 중증치매로 요양시설에 계십니다. 예전까지 부모님이 살던 집은 현재 비어 있고, 부모님도 다시 집으로 돌아오기는 어려운 상황입니다. 매월 나가는 요양시설 비용도 부담되고, 어차피 나중에 돌아가시면 상속받을 텐데 자녀가 부모님 명의로 된 집을 대신 처분해도 될까요?

A1. 불가능합니다. 설령 상속인들 간에 합의가 이루어졌더라도, 법원으로부터 후견인을 선임하고 별도의 매각 허가를 받아야만 부모님 명의의 집을 처분할 수 있습니다.

치매로 인해 판단능력이 없는 부모님이 요양시설에 계신 상황이라면, 후견인이 선임된 후에도 부모님의 명의로 된 집을 매각하려면 법원의 허가가 반드시 필요합니다. 이는 민법 제947조의2 (피성년후견인의 신상결정 등)에 따라, 피후견인의 거주 이전이나 주거와 관련된 주요 사항은 법원의 감독과 허가 하에 이루어져야 하기 때문입니다.

> **민법 제947조의2**(피성년후견인의 신상결정 등)
> ⑤ 성년후견인이 피성년후견인을 대리하여 피성년후견인이 거주하고 있는 건물 또는 그 대지에 대하여 매도, 임대, 전세권 설정, 저당권 설정, 임대차의 해지, 전세권의 소멸, 그 밖에 이에 준하는 행위를 하는 경우에는 가정법원의 허가를 받아야 한다.

법원은 피후견인이 거주하고 있는 건물이나 부동산을 처분할 경우, 반드시 가정법원의 허가를 받도록 하고 있습니다. 피후견인이 현재 요양시설이나 요양병원에 입소해 생활하고 있더라도, 그 집으로 언젠가 다시 돌아올 가능성이 있는 이상, 해당 주택은 여전히 '거주 중인 건물'로 해석되며, 임의로 처분할 수 없습니다.

이러한 규정은 피후견인의 실제 의사와 무관하게 후견인이 자산을 처분하는 상황을 방지하기 위해 마련된 것입니다. 특히 치매 등으로 스스로 의사를 표현하기 어려운 상태일수록, 그 재산은 더욱 신중히 보호되어야 하기 때문입니다.

따라서 치매가 있는 부모님의 집을 처분하려면, 먼저 법원에 후견인을 선임하는 절차를 거쳐야 합니다. 이에 우선으로 추정 선순위 상속인이라 할 수 있는 친족 중에서 누가 후견인을 할지 합의 후, 법원에 후견심판을 청구할 수 있도록 해야 합니다.

Q2. 부모님이 중증치매로 요양시설에 계십니다. 매월 나가는 요양비가 부담되는데, 부모님 명의의 은행 예금이 있는 것을 알게 되었습니다. 부모님께서 은행에 모아 놓은 돈을 찾아서 돌봄 비용으로 사용할 수 있나요?

A2. 가능합니다.

다만 필요한 서류를 준비해 은행에 제출해야 하며, 신청은 예금주의 가족이 할 수 있습니다.

2023년 4월 19일, 금융감독원은 '거동 불가 예금주의 치료비 목적 예금 인출 절차 개선' 보도 자료를 통해 거동이 어려운 예금주의 치료비나 요양비 등의 목적을 위한 가족의 예금 인출 절차가 보다 간소화될 예정이라고 발표했습니다.

주요 내용은 다음과 같습니다.

금감원은 예금주 상황을 네 가지 유형으로 나누고, 상황별로 은행권 공통의 업무 처리 기준을 마련했습니다. 예금주에게 가족이 있는 경우(CASE 1, 2, 4)에는 위임장이나 인감증명서를 요구하지 않고, 보다 간단한 절차로 예금 인출이 가능하도록 했습니다.

또한, 인출 가능한 비용의 범위도 확대되어, 기존에는 긴급한 수술비에 한정됐던 것이 이제는 수술비, 입원비, 검사비, 장례비 등 전반적인 치료 목적의 비용까지 포함됩니다. 지급 대상 기관 역시 병원뿐만 아니라 요양병원, 요양원, 장례식장까지 확대되었습니다.

인출 방식은, 가족이 필요한 서류를 갖추어 은행에 요청하면, 은행이 해당 기관(병원, 요양시설, 장례식장 등)으로 직접 이체하는 방식으로 이루어집니다. 다만, 은행별로 세부적인 기준이나 요구 서류가 다를 수 있으므로, 해당 은행 고객센터에 미리 확인하는 것이 좋습니다.

예금주 상황별 치료비 목적 예금인출 절차 개선 방안(출처: 금융감독원)

예금주 상황			신청	지급 대상	지급 방식	필요서류
의식불명(CASE 1)			가족	수술비, 입원비, 검사비 등 치료목적 비용 (병원, 요양병원, 요양원)	병원 계좌 등 직접 입금	의사 소견서 병원비 청구서 가족관계 확인서류 등
의식있음	거동불가	가족 존재 (CASE 2)				
		가족 부재 (CASE 3)	임의 대리인			위임장, 예금주 인감증명서, 대리인 실명확인증표 등
사 망(CASE 4)			가족	장례비, 치료목적 비용 (병원, 요양병원, 요양원, 장례식장)	장례식장, 병원계좌 등 직접 입금	사망진단서 가족관계 확인서류 병원비·장례비 영수증 등

Q3. 부모님이 뇌졸중으로 인한 혈관성치매로 요양시설에 계십니다. 최근 건강하실 때 가입해 두신 뇌졸중 대비 보험이 있다는 사실을 알게 되었습니다. 이에 보험금을 받고자 보험사에 요청했더니 '대리청구인'이 지정되어 있지 않아 후견인을 선임해야 보험금을 받을 수 있다는 답변을 받았습니다. '대리청구인'이 무엇인가요? 꼭 후견인을 선임해야 보험금을 받을 수 있나요?

A3. 네, 맞습니다. 치매보험이나 CI(중대한 질병) 보험은 보험금 청구 시 '대리청구인'이 사전에 지정되어 있지 않다면, 법원의 후견인 선임 절차를 거쳐야 보험금을 수령할 수 있습니다.

'대리청구인'이란, 피보험자가 질병 등으로 의사 표현이 어려운 상황에서 보험금을 대신 청구할 수 있도록 미리 지정해 두는 사람을 말합니다. 이 제도는 피보험자가 치매나 의식불명 상태 등으로 스스로 청구하지 못할 경우에 대비해 마련된 것으로, 사전에 지정해 두지 않으면 보험사는 가족이라 하더라도 보험금을 지급할 수 없습니다.

따라서 현재 치매보험이나 CI보험에 가입 중이거나, 앞으로 가입할 예정이라면 보험사에 대리청구인 지정 여부를 확인하고, 미지정 상태라면 반드시 지정 절차를 진행하는 것이 좋습니다. 대리청구인은 보통 계약자의 주민등록상 배우자나 3촌 이내 친족을 지정할 수 있으며, 보험사에 지정 신청서를 제출하거나, 지정대리청구서비스특약^(가입비용 없음)을 통해 간단히 지정할 수 있습니다.

〈 대리청구인 지정여부에 따른 보험금 청구 비교 〉

	대리청구인 지정	대리청구인 미지정
보험금 청구인	대리청구인이 청구 가능	성년후견인이 청구가능
청구인 지정절차	지정대리청구서비스 신청	법원에 성년후견 개시 신청 → 심판 → 성년후견인 지정
소요시간	보험회사 신청 시 즉시 가능	신청 후 지정까지 상당기간 소요
비용	없음	인지대, 송달료 등 비용 발생
제출서류	신청서, 대리청구인 신분증, 가족관계증명서 등	피후견인 기본증명서, 재산증명, 가족관계증명서, 가족 동의서 등

주) 보험 가입자가 보험금 청구를 하지 못하는 의사 불능 상태 가정

Q4. 부모님이 치매를 앓고 계신데, 주변에서 자꾸 재산에 탐을 내는 사람들이 있어 걱정됩니다. 어떻게 해야 하나요? 후견제도를 이용하면 도움이 될까요? 장단점이 궁금합니다.

A4. 네, 부모님이 치매로 인해 스스로 재산을 관리하기 어려운 상황이라면, 후견제도를 활용하여 재산을 보호하는 것이 좋은 방법입니다. 이외에도 금융권의 치매신탁^(치매안심신탁) 상품을 통해 예금을 안전하게 관리하는 방법도 고려할 수 있습니다.

후견제도의 가장 큰 장점은 치매 환자의 권리를 법적으로 안전하게 보장할 수

있다는 점입니다. 하지만 단점도 존재합니다. 후견인은 활동 과정에서 여러 가지 제약^(특히 은행 등 금융기관)이 따를 수 있고, 부동산 처분이나 고액의 계약과 같은 중요한 사무는 법원의 허가 없이는 진행할 수 없습니다. 또한 후견제도는 한번 시작되면 임의로 종료하기 어려운 구조이기 때문에, 장기적인 계획과 신중한 판단이 필요합니다.

후견제도의 장점	후견제도의 단점
후견인이 권한을 위임받아 피후견인 권리를 보장	후견인의 권한에 따른 의무이행과 법원의 관리·감독
후견 종료 시까지 지속적인 법원의 관리·감독	후견의 종료가 쉽지 않음 (대부분 피후견인 사망 시까지 지속)
피후견인 재산의 안전한 관리	피후견인 재산관리에 따른 법원의 개입
상속인 간 갈등이 있을 때는 친족후견이 아닌 법원에서 전문가 후견인을 선임	친족후견이 아닌 전문가 후견인 선임 시에는 이에 대한 후견인 활동보수 발생
피후견인에 대한 은행의 금융재산 보호	금융거래 시 비대면 거래의 제한으로 창구거래 중심으로 이용하는 불편함 발생 (인터넷 뱅킹은 불가, ATM 이용과 폰뱅킹은 일부 허용)

Q5. 치매가 있는 부모님의 재산을 보호·관리하거나, 부모님의 재산을 처분해 돌봄 비용을 마련하기 위해 후견인 선임을 고민 중입니다. 그런데 후견인을 선임하면 오히려 많은 어려움과 불편이 따른다는 이야기를 들었습니다. 사실인가요?

A5. 네, 실제로 후견인을 선임한 친족들이 예상하지 못했던 어려움과 불편함을 겪는 경우가 많습니다.

법원을 통해 후견청구를 하고 전문가가 아닌 가족이나 친족이 후견인으로 선임되는 경우, 많은 분들이 사전에 알지 못했던 금융거래상의 제약이나 행정적 불편함을 뒤늦게 경험하고 당황하는 경우가 많습니다. 특히, 치매가 있는 부모님의 재산이 거의 남아 있지 않거나, 더 이상 후견이 필요 없다고 판단되었을 때, '이제 후견을 종료하고 싶다.'고 생각하지만, 임의로 종료할 수 없어 불편을 겪는 경우도 자주 발생합니다.

치매가 있는 부모님의 재산을 보호하거나, 돌봄 비용을 마련하려는 자녀들의 후견 문의는 계속해서 많아지고 있습니다. 후견제도는 피후견인의 권리와 재산을 법적으로 보호하는 중요한 장치지만, 법정대리인으로 지정된 후견인은 그만큼의 책임과 의무, 그리고 불편함을 감수해야 한다는 점도 함께 고려해야 합니다.

후견이 개시되면 인터넷 뱅킹을 포함한 비대면 금융거래가 대부분 제한되기 때문에, 한정된 체크카드 사용이나 은행 창구를 통한 직접 거래만 가능해지는 불편함이 생깁니다. 이로 인해 보험금 수령이나 재산 처분 등 필요한 금융업무를 처리하는 데 어려움이 발생할 수 있습니다. 실제로 많은 분들이 "이 같은 불편을 후견 청구 전에 알았더라면 다시 생각해봤을 것"이라고 말씀하시곤 합니다.

친족이 후견인으로 선임되면 연 1회 법원에 '후견사무보고서'를 제출해야 하며, 이를 통해 피후견인의 신상 변화와 재산 현황을 정기적으로 보고해야 합니다. 또한, 후견인의 권한은 후견등기사항증명서에 명시된 범위 내에서만 행사할 수 있으며, 그 외의 추가적인 권한이 필요한 경우에는 법원의 별도 허가를 받아야 합니다.

아울러 후견이 개시된 이후에는, 후견인의 판단만으로 임의로 후견을 종료할 수 없습니다. 후견 종료는 후견 개시 사유가 소멸된 경우, 예를 들어 피후견인이 사망했거나, 질병이 호전되어 후견이 더 이상 필요하지 않다고 법원이 판단하는 경우에 한해 가능합니다. 따라서 후견을 시작하기 전에는 충분한 이해와 신중한 결정이 필요합니다.

이러한 점들을 종합적으로 고려할 때, 후견제도는 신중하게 결정해야 할 제도입니다. 필요에 따라 금융기관의 치매신탁(치매안심신탁) 등 다른 제도적 대안을 함께 검토해 보는 것도 좋습니다.

> **참고1. 금융감독원 민원사례(금융감독원 2021. 09. 23.)**
> 후견인이 선임되었는데, 피후견인을 위한 인터넷 뱅킹 등 비대면 금융거래가 제한되어 불편합니다.
>
> ◆ 민원내용: 민원인은 사고로 세미코마 상태가 된 배우자에 대해 법원으로부터 성년후견개시 심판 결정을 받았음에도 불구하고 배우자 계좌의 비대면 거래가 제한되어 생활비 사용이 어려워지자, 인터넷 뱅킹을 통한 금융거래를 허용해 달라는 취지의 민원을 신청.
>
> ◆ 처리결과: 성년후견인의 대리권은 법원에서 허가된 범위 내에서만 가능하나, 현재 인터넷 뱅킹 서비스는 고객별로 세부적인 사용메뉴의 제어가 불가능하여 인터넷 뱅킹을 허용할 경우 허가되지 않은 금융거래가 가능해질 우려가 있음 성년후견인이 피성년후견인을 위해 금융거래를 함에 있어 창구를 방문해야 하는 등 불편한 측면이 인정되나, 현재 인터넷 뱅킹 서비스의 한계 등을 감안할 때 피성년후견인의 재산권 보호를 위한 불가피한 조치로, 금융회사에 민원인의 요청을 수용하도록 권고하기는 어려움을 안내.
>
> ◆ 소비자 유의사항: 성년후견인의 일정 금액 이하 ATM 인출이 가능해지는 등 성년후견인의 금융거래 편의성이 점차 개선되고 있으나, 피성년후견인의 재산권 보호에 한계가 있으므로 법원 결정문 등을 참조해 가능한 금융거래범위를 확인해야 함.

> **참고2. "치매 부친 후견인 친아들, 부친 명의 인터넷 뱅킹 개설 안 돼"(YTN 2016. 02. 03.)**
> 아버지가 치매를 앓으면서 제대로 된 사무처리나 의사결정을 할 수 없게 되자, 친아들이 성년후견인이 됐는데요. 후견인으로서 재산권 행사를 대리할 권한을 부여받았더라도, 피후견인인 아버지의 재산 보호를 위해 아버지 명의 인터넷 뱅킹 개설은 허용할 수 없다는 판결이 나왔습니다.

> 60대 아버지의 법적 후견인이 된 친아들 A 씨. 알코올 중독 치료를 받던 아버지가 치매를 앓게 되면서 병원비 납부 등 금융 업무를 제대로 볼 수 없게 되자 법원에 신청해 성년후견인 자격을 인정받은 겁니다. 하지만 A 씨는 아버지를 대신해 금융 업무를 제대로 볼 수 없었습니다. 법원이 후견인을 지정해도 아버지 이름으로 돈을 빌리거나 부동산을 처분하고, 상속을 승인하거나 포기하는 결정 등은 일반적으로 제한하기 때문입니다.
>
> 이 때문에 각종 공과금과 병원비를 내기 위해 일일이 은행에 찾아가야 했던 A 씨는 아버지 이름으로 인터넷 뱅킹을 개설할 수 있게 해 달라며 소송을 냈습니다. 그러나 재판부는 이를 받아들이지 않았습니다. A 씨의 아버지가 이용하는 은행이 인터넷 뱅킹으로 단순 이체뿐 아니라 대출까지 가능하다는 이유입니다.
>
> 재판부는 인터넷 뱅킹 권한을 주게 되면 대출 등 대리권 행사가 제한된 업무까지 하는 게 가능해져 인터넷 뱅킹 개설을 허용할 수 없다고 판결했습니다. 피후견인의 재산과 신상을 보호하기 위해 '성년후견제'를 도입한 만큼 재산 보호에 문제가 생길 가능성을 엄격히 차단해야 한다는 취지라고 설명했습니다.

Q6. 부모님이 치매와 거동 불편으로 입원한 상태인데, 부모님 명의의 기초연금 통장을 분실했습니다. 은행에서는 당사자가 직접 와야 재발급이 가능하다고 하는데, 치매와 거동 불편으로 인해 직접 은행에 방문하는 것이 어려운 상황입니다. 부모님의 기초연금으로 치료비와 돌봄 비용을 지출하고 있었는데, 이런 경우에도 후견제도를 이용해야 하나요?

A6. 기본적으로는 통장은 예금주 본인인 부모님께서 직접 재발급을 신청해야 합니다. 다만, 단순한 거동 불편이나 입원 등으로 직접 방문이 어려우나 인지 능력에는 문제가 없는 경우에는, 가족 등 금융거래 대리인이 위임장과 신분증 등 금융기관이 요구하는 서류를 갖추면 제한적으로 금융거래가 가능합니다. 그러

나 치매나 의식불명 등으로 정신적 제약이 있어 의사 결정 능력이 제한된 예금주의 경우에는 아래의 방법을 통해 금융거래를 진행할 수 있습니다.

1) 법원을 통한 후견제도 이용

부모님 주소지 관할 법원에 후견청구를 통해 후견인으로 지정받으면, 법적으로 부모님의 통장과 기초연금 등 재산을 관리할 수 있습니다.

다만, 후견청구 과정이 간단하지 않으며, 후견이 개시되면 비대면 금융거래가 제한되는 등 불편이 따릅니다. 따라서 기초연금 통장 외의 재산에 대해 특별한 관리가 필요하지 않다면, 아래 다른 방법들을 우선 고려해 볼 수 있습니다.

2) 은행에 치료비 목적 이체 요청

부모님 통장의 돈을 치료비나 돌봄 비용으로 사용해야 하는 경우, 해당 병원이나 요양기관 계좌로 직접 이체하는 방식을 은행에 요청할 수 있습니다.

이는 금융감독원이 2023년 4월 19일 발표한 보도자료('거동 불가 예금주의 치료비 목적 예금 인출 절차 개선')에 따른 것으로, 후견제도를 거치지 않고도 가족이 은행에 요청해 부모님 명의의 통장에서 직접 시설 계좌로 이체하는 방식이 허용됩니다.

3) 주민센터에 기초연금 대리수령 신청

부모님의 재산 전반이 아닌 기초연금만 관리하려는 경우에는, 읍·면·동 주민센터 또는 행정복지센터에 방문하여 기초연금 대리수령 지급 신청을 할 수 있습니다.

이 제도는 보건복지부의 기초연금 사업안내 및 기초연금법 시행규칙 제9조에 근거하여 시행되며, 다음과 같은 경우에는 배우자, 직계혈족, 3촌 이내 방계혈족 명의의 계좌로 기초연금을 지급받을 수 있습니다.

① 성년후견개시, 한정후견개시 또는 특정후견개시 심판이 확정된 경우
  - 후견등기에 관한 법률에 따른 '후견 등기사항 (부존재)증명서'로 확인
  ※ 종전 민법에 따른 금치산·한정치산 선고와 이에 따른 기본증명서상 후견인 기재는 2018년 7월 1일부터 효력을 상실하였으므로 새로이 후견개시심판을 받아야 하며, 이는 후견등기제도를 통해서만 공시되므로 반드시 후견등기사항(부존재)증명서를 확인

② 채무불이행으로 인하여 금전채권이 압류된 경우
  ※ 상기의 경우는 수급자 명의의 압류방지 전용통장 개설을 우선 안내하고 불가피한 경우 대리수령으로 지급 안내
  - 법원에서 발행한 채무불이행자 명부 확인
  ※ 시·군·구 민원실 또는 읍·면·동 민원 담당자에게 협조 요청
  - 압류사실을 증명할 수 있는 서류*를 1부 이상 징구
  * 금융기관에서 통지한 금융 압류 사실 통지서, 법원의 채권압류 및 추심명령 결정문, 기타 상기에 준하는 입증자료로서 급여계좌가 압류되어 있음을 확인할 수 있는 서류

③ 치매 또는 보건복지부장관이 정하는 거동이 불가능한 사유로 인해, 본인 명의의 계좌를 개설하기 어렵거나, 본인 명의의 계좌 사용이 불가능한 경우
  - 보건소(치매안심센터) 치매환자 등록 여부 확인 또는 치매, 중풍, 뇌병변 등으로 인해 거동이 불가하다는 병원진단서 징구
  - 노인장기요양보험 대상자는 행복e음을 통해 정보조회
  - 정신요양시설 입소자 또는 정신의료기관 입원자로서 거동이 불편하다고 정신과 전문의가 인정하는 자는 입소통지서 또는 정신과 전문의 소견서 징구

출처: 보건복지부 기초연금 사업안내

결론적으로, 부모님이 치매와 거동 불편으로 입원 중이며 기초연금 통장을 분실하거나 관리가 어려운 상황이라면, 상황에 따라 후견제도, 은행 직접 이체 요청, 기초연금 대리수령 신청 등의 방법을 선택할 수 있습니다. 특히 단순히 기초연금 수령 및 활용이 목적이라면, 주민센터를 통해 대리수령 신청서를 작성하고 관련 서류를 제출함으로써 가족이 대신 수령하는 방식으로 해결할 수 있습니다.

제7장

앞으로 치매 사회에서 우리는

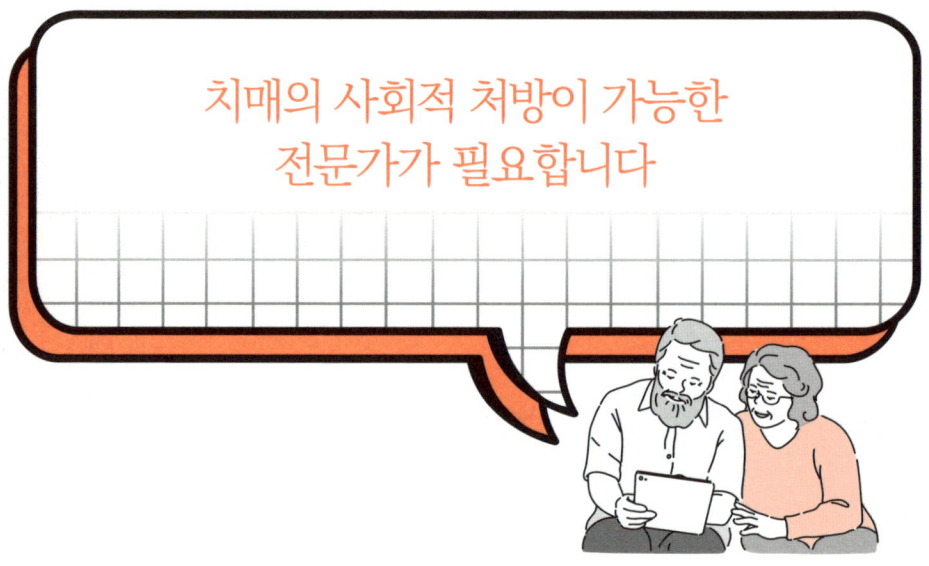

치매의 사회적 처방이 가능한 전문가가 필요합니다

   치매는 의학적 처방을 하는 의사와 함께 사회적 처방(Social Prescription)을 하는 전문가가 필요합니다.

   치매에 대한 완벽한 치료제가 없는 현 상황에서 약에 대한 처방만이 치매 환자에 대한 치료방법이라고 한다면 앞으로 치매 환자가 증가하게 되었을 때 아무것도 하지 못하고 포기하게 될 것이지만, 치매 환자가 지역사회에서 건강하고 행복하게 살아갈 수 있도록 삶의 질을 향상시켜 주는 것이 목표가 된다면 치매 환자와 가족의 삶의 질을 개선하기 위해 다양한 방법이 개입될 수 있을 것입니다.

   정리하면 치매의 사회적 처방이란 의학적 진단과 처방으로 약물을 제공하는 것이 아니라, 치매 환자와 그 가족에게 지역사회의 여러 활동에 참여하고 관계를 맺을 수 있도록 관련 프로그램과 서비스를 안내·연결하여 건강한 삶의 질 구현에 필요한 실질적, 사회적, 정서적 요구를 충족시키는 접근 방식입니다.

   일본에는 케어매니저라는 국가자격을 가진 직업군이 있습니다. 케어매니저는 고령자나 장애인이 적절한 개호보험(한국의 장기요양제도)을 받을 수 있도록 돕는 전문가로서, 고령자의 요구를 파악하고 그에 맞는 요양 서비스의 계획을 수립하고 조정하는 역할을 하고 있습니다. 일본에서는 케어매니저 자격을 소지한 민간 전문가가 적절한 서비스 유형 및 서비스량을 계획하고 있으며, 재가케어매니저의 경우 서비스 이용자에게 월 1회 이상 방문하여 지속해서 관리하고 케어플랜을 수립하고 있습니다. 케어매니저는 1인당 약 35~40명 정도의 서비스 이용자를 관리하며, 이에 대해서 서비스 이용자 1인당 책정된 보수를 받고 있습니다.

우리나라에서는 이렇게 돌봄 계획을 세우고 사회적 처방을 할 수 있도록 판단하는 일본의 케어매니저와 같은 중요한 역할을 누가 하고 있을까요? 저는 아직 우리나라에서는 그와 같은 역할을 가족이 수행하고 있지 않은가 생각합니다. 우리 부모님이 이전과 다른 모습을 보이고 치매가 의심되어 검사를 의뢰하고, 이전보다 돌봄이 더 필요해 건강보험공단에 장기요양등급을 신청하고, 장기요양등급을 받음에 따라 서비스 이용기관을 선정하는 것도 가족이 판단하며, 돌봄의 필요성이 이전보다 높아져 재택돌봄이 어려워 요양시설 입소를 해야 하는 상황과 기준에 관한 판단도 가족이 하고 있으며, 어떤 요양시설에 부모님을 모시는 게 좋을지에 대한 조사도 가족이 모두 알아보고 있습니다.

하지만 가족은 대개 돌봄 전문가가 아닙니다.

돌봄에 대한 방법과 관련 제도 및 서비스에 대해서는 관련기관에서 활동하지 않는 한 전문가가 되기 어렵습니다. 우리는 돌봄에 관한 전문가가 필요하며, 이에 대한 정보와 도움을 제공받아야 합니다.

그럼 일선 상담에서 돌봄 전문가와 그렇지 않은 사람이 어떻게 안내하는지 사례를 보여드리겠습니다.

> **Q.** 우리 부모님이 치매 같은데, 그, 왜 집으로 사람 보내 주는 그거 있잖아요. 그거 어떻게 신청해요?
>
> **A 직원:** 그거는 건강보험공단에서 하는 건데요, 거기에 전화해서 물어보세요. 저희가 도와드릴 수는 없고 직접 알아보고 신청해야 해요. 건강보험공단 전화번호 알려드릴 테니까 한번 전화해서 물어보세요.
>
> **B 직원:** 치매로 진단을 받으셨나요? 먼저 치매안심센터를 통해 치매 진단에 대한 정확한 검사를 받아 보면 좋겠습니다. 검사를 통해 치매 진단 여부와 함께 말씀하신 장기요양보험제도를 신청할 수 있습니다. 해당제도는 건강보험공단을 통해서 신청할 수 있는데, 전화신청은 불가하기에 신청방법을 안내해 드리겠습니다. 혹 치매로 진단을 받기 전 돌봄 서비스를 원하신다면 관련 제도에 대해서도 안내해 드리겠습니다.

만약 여러분이라면 어떤 직원에게 상담을 받고 싶으신가요?

A 직원인가요, 아니면 B 직원인가요? B 직원은 가족이 해당 정보에 잘 모르기에 단순하게 추상적으로 문의한 내용에 대해서 다양하고 구체적인 답변을 제시하였지만, A 직원은 문의내용에 대해서만 답변하는 한편 가족이 정보를 찾아볼 수 있도록 하였습니다. 여러분들께서는 도움이 필요할 때 B 직원과 같은 돌봄 전문가를 꼭 만날 수 있기를 바랍니다.

다음으로 지역사회에서의 사례를 하나 공유드리고자 합니다.

돌봄 전문가를 만났을 때와 만나지 못했을 때의 차이점을 한번 비교해 보겠습니다.

평생을 행복하게 살던 부부가 있었습니다. 부부 사이에 자녀는 없었지만, 둘은 행복하게 서로를 아끼고 사랑하며 살고 있었습니다. 시간이 흘러 부부는 고령의 노인부부가 되었고, 할머니는 치매로 진단을 받았습니다. 할아버지는 할머니가 치매가 있지만 건강하기에 평생 살던 이 집에서 같이 살고 싶습니다. 하지만 치매로 진단을 받은 부인과 어떻게 살아야 할지 막연하고 답답하기만 합니다.

특히, 부인의 망상과 같은 치매로 인한 행동심리증상으로 할아버지는 혼자 외출도 하기 어렵게 되었습니다. 부부는 집도 있고 정기적으로 연금도 받고 있기에 생활이 어렵지는 않지만, 생활하는데 필요한 여러 물품과 식료품 등을 할아버지가 직접 밖으로 나가 구매할 수밖에 없는 상황입니다.

주변에 이런 상황에 대해 말하면 편하게 할머니를 요양원에 보내라고만 하는데 할아버지는 할머니가 약간의 도움만 주면 혼자서 일상생활을 수행할 수 있기에 요양원에 보내고 싶지 않습니다. 그리고 할머니가 요양원에 가면 할아버지 혼자 부부가 평생 살던 집에 남겨지는 것도 견딜 수 없을 것입니다.

그러던 중 할아버지가 집에서 넘어져 이전보다 거동도 불편해지게 되었습니다. 할아버지는 이런 상황이 너무 힘들고 답답해 도움을 받고 싶습니다. 도대체 어떻게 해야 할까요? 어디로 가서 누구한테 상담을 받고 도움을 받을 수 있나요?

어떤가요? 할아버지가 돌봄 전문가를 만나지 못하면 어떻게 될까요?

1. 할아버지가 주변에 물어보니 사람을 집에 보내 주는 정부사업이 있다고 한다. 주민센터에 물어보니, 치매 환자는 치매안심센터에서 도움을 준다고 한다. 치매안심센터에 문의하니, 이미 치매로 진단을 받았으니 건강보험공단에서 상담

받으라고 한다. 할아버지는 안내받은 건보공단 대표번호(1577-1000)로 전화를 해서 도움을 받을 수 있는지 물어본다. 건강보험공단에서는 전화상담은 가능하나, 전화신청은 불가능하니 거주 지역 건강보험공단에 방문할 수 있도록 안내한다. 할아버지는 거주 지역 건강보험공단에 방문해서 할머니에 대해 상담하였고, 우선 요양보호사가 집으로 오게 하면 좋을 것 같다는 안내를 받아 장기요양등급을 신청했다.

2. 건보공단에서 집으로 찾아와 할머니의 등급판정에 필요한 절차를 수행한 후, 할아버지에게 할머니를 모시고 병원에 가서 장기요양 의사소견서를 발급받도록 안내하였다. 할아버지는 거동이 불편하지만 어렵게 할머니와 병원에 동행하여 의사소견서를 발급받아 공단에 제출하였고, 할머니는 장기요양 4등급으로 판정을 받게 되었다.

3. 장기요양 4등급으로 판정을 받았지만, 할아버지는 어떤 서비스를 어떻게 이용해야 하는지 전혀 몰라서 혼란스러웠다. 건보공단에서 교육은 받았지만 어렵고 이해가 안 가서 주변에 물어보니 동네에 있는 방문요양센터에서 사람을 보내 준다고 하여 이리저리 물어봐서 찾아갔다.

할아버지는 하나부터 열까지 돌봄 서비스를 알아보면서 많이 지쳤을 겁니다. 이렇게 돌봄 전문가가 없다면 서비스가 필요한 사람은 방법을 몰라서 힘들어하고, 관련된 기관에서는 돌봄에 대한 서비스를 제공하지만 각자의 기능이 다르기에 관계기관에 대한 정보만 안내하고 상담을 끝내는 경우가 많습니다.

만약, 돌봄 전문가가 있었다면 서비스가 필요한 사람에게 정보를 제공하는 한편, 필요한 경우 서비스를 신청해 주고 여러 기관 중 가장 적절한 기관을 선정해 주거나 조율해 주는 역할을 할 수 있었을 것입니다.

그렇다면 돌봄 전문가를 만났을 때의 할아버지는 어떻게 되었을까요?

1. 할아버지가 주변에 물어보니 돌봄 전문가를 치매안심센터에 가면 만날 수 있다고 한다. 치매안심센터에 문의하니, 할머니는 치매로 진단을 받아서 돌봄 서비스를 신청할 수 있다고 하며 방문요양 서비스와 주야간보호서비스에 대해서 안내하였다. 할아버지와 상담을 통해 방문요양 서비스를 신청하기로 하였고, 돌봄 서비스 신청을 어려워하는 할아버지를 위해 치매안심센터에서는 건강보험공단에 장기요양등급을 신청해 주었다.

2. 건보공단에서 집으로 찾아와 할머니의 등급판정에 필요한 절차를 수행한 후, 할아버지에게 할머니를 모시고 병원에 가서 장기요양 의사소견서를 발급받도록 안내하였다. 할아버지는 거동이 불편해서 할머니와 병원 동행이 어려웠기에, 치매안심센터와 협약된 방문요양센터에서 할아버지와 할머니를 모시고 병원에 동행하여 의사소견서를 발급받아 공단에 제출하였고, 할머니는 장기요양 4등급으로 판정을 받게 되었다.

3. 장기요양 4등급으로 판정을 받은 후 치매안심센터와 협약된 방문요양센터에서는 매주 하루 3시간 요양보호사가 집으로 찾아와 돌봄 서비스를 제공해 준다고 하며, 앞으로 할아버지에게 방문요양센터가 돌봄전문기관으로서 함께 해 주기로 하였다. 방문요양센터의 돌봄 서비스와 함께 집에서 안전하게 생활할 수 있도록 복지용구도 설치하는 한편, 치매안심센터에서 사례관리 서비스를 통해 치매가 있는 할머니와 잘 지낼 수 있도록 의사소통 방법과 돌봄에 대한 교육을 받으면서 치매관리주치의 병원을 이용하며 할머니와 건강하고 행복하게 지낼 수 있는 용기를 가지게 되었다. 그리고 요양보호사가 방문하지 않는 주말에는 치매안심센터에서 연계해 준 이웃의 자원봉사자가 찾아와 할아버지와 할머니의 안부를 확인하고 함께 식사도 하며 시간을 보냈고, 할아버지와 할머니는 노후에 또 하나의 가족이 생겼다며 웃음을 되찾았다.

할아버지는 돌봄 전문가를 통한 사회적 처방으로 기존의 분산된 자원과 서비스가 안정적으로 이어져 원스톱으로 제공될 수 있었고 이전보다 행복하고 안전하게 생활할 수 있게 되었습니다.

바로 이것이 치매에 대한 의료적 처방 못지않게 중요한 사회적 처방이라고 할 수 있습니다. 또 다른 사례를 보겠습니다.

> 70대 김○○님은 자녀와 함께 살고 있다. 자녀는 회사에 다니기에 김○○님은 대부분 시간을 혼자 집에서 지내고 있다. 김○○님은 경증치매로 진단을 받았지만, 일상생활에는 문제가 없고 건강한 상태이다.
>
> 김○○님의 하루는 매일 성당에서 예배를 드리고, 성당 사람들과 어울리며 봉사를 다니는 것 외에는 특별한 활동이 없다. 하지만 최근에는 이전보다 말수도 줄어들고, 성당 사람들과의 교류도 적어진 것 같았다. 얼마 전에는 현관 비밀번호를 잃어 버려 집에 들어가지 못해 자녀가 퇴근할 때까지 밖에서 있기도 하였다.
>
> 자녀는 치매로 진단을 받은 친모가 낮 동안 혼자서 있는 것이 불안해 어떻게든 돌봄 서비스를 받도록 하고 싶은데 김○○님은 낯선 사람이 집에 찾아오는 것도 싫고, 주·야간보호센터는 자기처럼 멀쩡한 사람이 가는 곳이 아니라며 완강하게 거부하는 모습을 보였다.

위와 같은 사례에서 돌봄 전문가를 만났을 때와 그렇지 않은 사람을 만나게 되었을 때 어떻게 되는지 보여드리겠습니다.

개입방법A _비전문가의 안내
장기요양 서비스를 거부하니 현재 제도권 상에서는 도움을 드릴 수 없을 것이다. 낮 동안 자녀는 일해야 하니 강제로라도 어르신이 돌봄 서비스를 이용하도록 만들어야 한다.

개입방법B _돌봄 전문가의 사회적 처방

돌봄 서비스를 거부하기는 하지만 매일 성당을 다니고 봉사를 다니는 등 친교 활동을 좋아하는 분이었기에 돌봄 서비스를 거부하는 이유를 이야기해 보는 한편, 함께 주·야간보호센터를 방문해 체험하고 익숙해질 수 있도록 한다(만약 가능하다면 주·야간보호센터 직원이 자택에 방문해 김OO님과 신뢰관계를 쌓도록 한다).

주·야간보호센터에 적응하기 어렵다면 혼자 지내는 시간에 요양보호사가 방문하여 함께 일상생활을 수행하고 안전하게 외출하는 방법을 논의해 본다. 제도권 내 서비스가 어렵다면 비급여 서비스도 함께 안내한다.

이와 함께 가족에게는 치매는 질병에 따른 증상이라는 것을 이해시켜드리며, 필요 시 권리보장제도인 후견제도와 신탁 등에 대해서도 안내한다. 무엇보다 이런 과정을 통해 어르신의 삶의 질이 향상되고 가족과 함께 행복하고 안전하게 지낼 수 있도록 지원하는 것을 목표로 한다.

이렇게 몇 가지 예시를 보았을 때 우리는 당연히 사회적 처방이 가능한 돌봄 전문가를 만나기 원할 것입니다. 그렇다면 현재 돌봄에 대한 전문가는 도대체 어디에서 만날 수 있을까요?

가장 가까운 돌봄 전문가는 장기요양기관과 치매안심센터 그리고 돌봄과 관련된 정보를 제공하는 주민센터와 복지관 등의 종사자라고 할 수 있겠습니다. 치매안심센터는 치매와 관련된 전문적인 상담과 정보를 제공하고, 장기요양기관은 돌봄과 관련된 전문적인 상담과 정보를 제공하고 있습니다.

저는 앞으로 정부 정책 변화와 민간요양시장 확대 등으로 돌봄 서비스의 차별화가 이루어질 것이며, 특히 좋은 돌봄 서비스라고 할 수 있는 인간중심돌봄(person-centred care, 이하 PCC)에 관한 전문성이 강화되고, 이것이 돌봄 전문가와 돌봄기관의 전문성을 판가름할 수 있는 가장 중요한 평가지표가 될 것으로 기대하고 있습니다.

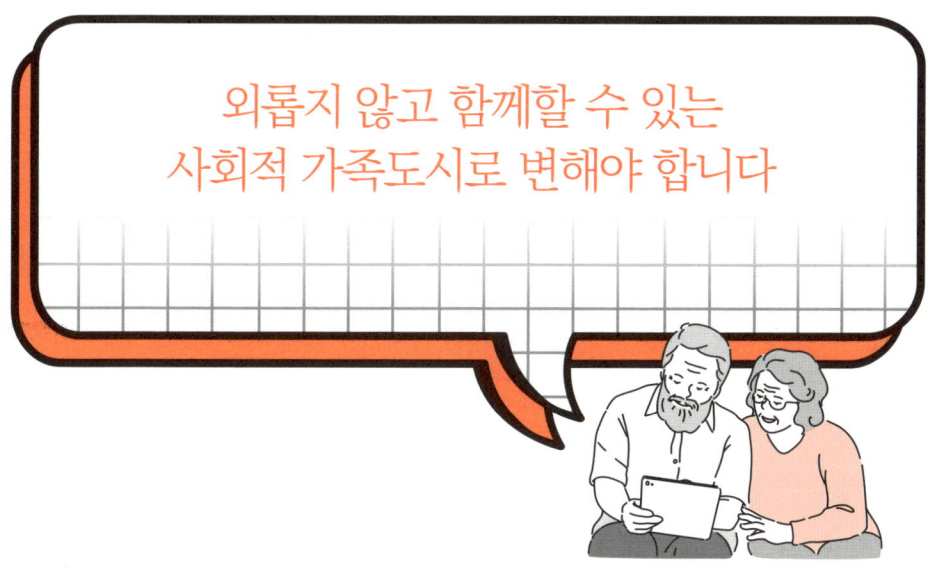

외롭지 않고 함께할 수 있는 사회적 가족도시로 변해야 합니다

앞으로의 사회는 고립의 시대가 될 것입니다. 아니, 개인화를 넘어 초개인화 시대가 되어 가는 현대사회에서 고립이라니요?

각 지자체에서는 1인 가구 지원조례를 만들고 있으며, 서울시는 2016년 3월 '서울특별시 사회적 가족도시 구현을 위한 1인 가구 지원 기본 조례'를 제정·시행하기도 했습니다. 해당 조례에서는 '사회적 가족'과 '사회적 가족도시'라는 용어를 사용하고 있습니다. '사회적 가족'은 혈연이나 혼인관계가 아닌 사람들이 모여 취사, 취침 등 생계를 함께 유지하는 공동체를 의미하며, '사회적 가족도시'는 이들의 삶의 질을 높이고 나눔과 공유를 촉진하는 정책과 인프라가 조성된 도시를 뜻합니다.

2022년 2월에는 '서울시 1인 가구 안심종합계획(2022~2026)'을 발표하며, 1인 가구가 사회구성원으로서 공존하며 살아가는 정책기반을 마련하겠다고 했습니다. 또한 2024년 10월에는 외로움·고립은둔 종합대책 '외로움 없는 서울'을 발표하고, 기존 고독사 예방을 뛰어넘어, 외로움 예방부터 재고립, 재은둔까지 막는 체계적이고 입체적인 지원을 통해 '서울시민 누구도 외롭지 않은 도시'를 만들겠다는 계획을 발표하기도 했습니다.

치매가 있는 고령자와 이를 부양하는 가족이 가장 힘들고 괴로운 것은 언제 끝날지 모르는 돌봄의 어려움을 환자 본인과 가족이 온전히 감당하고 있다는 것이며, 점차 친구와 이웃 그리고 지역사회와 단절되고 고립된 채 고통을 겪은 나머지 간병살인 혹은 동반자살이라는 극단적 선택으로 이어지기도 합니다.

만약 치매가 있는 고령자와 가족에게 이웃과 지역사회가 관심을 가지고, 이에 대한 어려움을 함께 고민하고 해결하고자 도움을 줄 수 있는 사람들이 더 늘어난다면 누군가가 나를 지켜봐 주고 지탱해 주고 있다는 안도감이 사회 전반에 형성될 것입니다.

나이는 안 들 수 없고, 치매는 안 걸릴 수 없으며, 언젠가 우리 모두에게는 돌봄이 필요한 순간이 올 수밖에 없습니다. 치매는 약을 처방받고 치료하는 것도 중요하지만 그것만으로 해결되지는 않습니다. 치매로 진단받더라도 일상생활의 수행이 이전보다 어려워졌을 뿐 치매에 걸렸다고 해서 그 사람이 아무것도 스스로 결정하지 못하고 스스로 할 수 없는 것은 절대로 아닙니다.

치매가 있는 고령자와 그 가족을 위해 우리가 해야 할 것은 외롭지 않고 함께 할 수 있도록 돕는 일이며, 이를 위해선 '동네 수명'을 늘리도록 해야 합니다. 동네 수명이란 동네가 주는 수명으로, 지역 주민 간의 상호 지원과 공동체 활동을 통해 고령자들의 생애 주기가 확장되는 것을 의미합니다.

> 사람은 원래 힘이 무지 약합니다. 다른 사람 힘을 빌려서 살아가는 거죠.
>
> 시골에 가면 어르신들이 오래 살죠? 이렇게 어르신들이 모여 살면 이름도 다 알고 서로 누가 아픈지 관심을 가지고 서로에게 무슨 일이 있는지 다 압니다. 그러던 중 누가 아프면 다 같이 찾아가서 부침개도 해 먹고 이러면서 죽으려 하면 살려 놓고 죽으려 하면 살려 놓고 합니다.
>
> 바로 이것이 동네 수명입니다. 사실 그 어르신의 수명은 80세인데 동네가 준 주변 사람들의 힘으로 10년은 더 살아가게 된 것이죠.
>
> 출처: KBS 주접이 풍년_김미경 강사 편(2022. 03. 10.)

치매가 있는 고령자에게 가장 필요한 것은 통제되고 안전한 공간이 아닙니다. 그리고 치매가 있는 고령자를 부양하는 가족은 부양의무자라는 이유만으로 주변에 알리지 않고 혼자 온전히 감당하고 버티면 안 됩니다.

사람은 절대 혼자서 살아갈 수 없습니다.
함께 의지하고 지탱하는 그런 관계가 지속되어야 합니다.

하지만 치매가 있는 고령자와 그 가족은 주변을 비롯한 지역사회와의 관계를 이어 가거나 새로 만들 힘이 이전에 비해 떨어지거나 소진되었을 수 있습니다. 또한 치매라는 질병을 주변에 알리고 싶지 않거나, 예전에는 아무렇지 않게 해내던 일들을 어려워하는 모습, 그리고 대소변을 참지 못하는 모습 등을 남에게 부끄러워 보여 주고 싶지 않을 수 있습니다.

그러므로 이 책을 읽고 있는 여러분과 우리가 먼저 치매가 있는 고령자와 가족에게 다가가고, 그들을 지켜봐 주고 지탱해 주면서 지역사회와 연결되어 있다는 안정감을 심어 주어야 합니다.

우리는 치매가 있는 고령자와 그 가족이 지역사회와 교류할 수 있는 여러 방안을 모색하고 지원해 주어야 합니다. 치매보다 더 무서운 것은 사회적 고립과 그로 인한 우울증입니다. 지쳐 있는 그들에게 이전보다 용기를 주고, 친절하고 다정하게 다가가며 믿음과 신뢰를 바탕으로 한 관계를 만들어 주어야 합니다.

그렇게 만들어진 결과는 외롭지 않고 안심할 수 있는 사회적 가족으로 이어지게 될 것이며, 언젠가 나와 내 가족이 돌봄이 필요하고 관계가 필요한 순간이 왔을 때 도움을 받게 될 것입니다.

이에 우리는 지금과 같은 혈연 사회에서 이를 초월하는 사회적 관계로 그리고 사회적 가족으로 나아가야 합니다. 이와 함께 정부 정책의 초점을 하드웨어, 즉 공간으로 한정하기보다는 더 중요한 소프트웨어인 지역공동체의 사회적 관계로 넓혀 가야 할 것입니다.

언젠가 나에게 돌봄이 필요한 순간이 왔을 때 지역사회에서 방출되지 않고, 살아가던 지역사회에서 편안하게 늙어갈 수 있는 그런 세상을 꿈꿔 봅니다. 더불어 사는 삶과 돌봄은 관심과 다정함입니다.

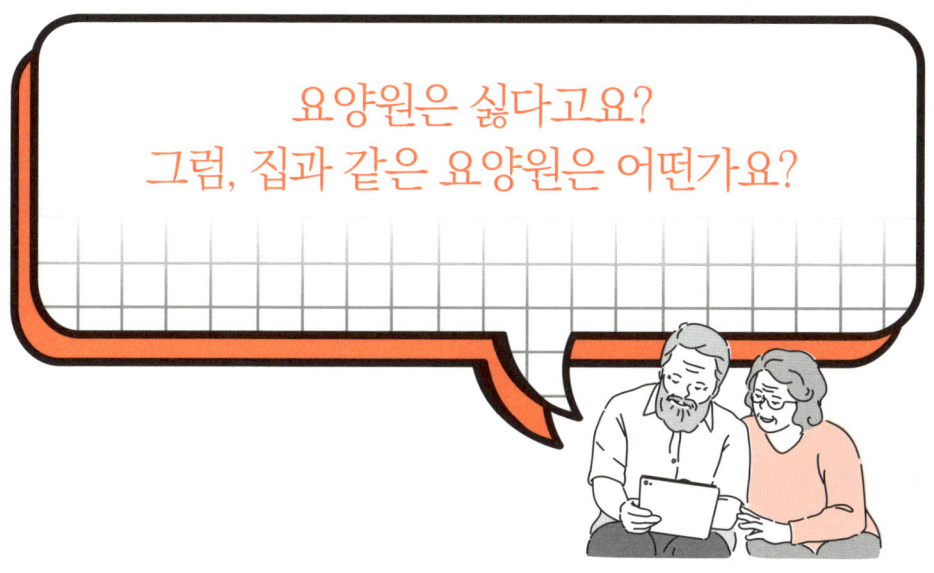

"선생님, 저는 죽어도 요양원은 안 갈 거예요. 최대한 집에서 살다가 나중에 불편해지거나 아프면 그냥 죽어 버릴 거예요."
"선생님, 어떻게 요양원에 안 가고 사는 방법은 좀 없나요?"

어르신들과 상담하다 보면 절대로 요양시설이나 요양병원에는 가지 않겠다고 하며, 거기서 괴로워하며 죽을 때까지 사느니 살지 않겠다는 말씀도 하시곤 합니다. 그렇다면 요양원은 정말로 나쁜 곳일까요? 사람들의 인식처럼 요양원에 가면 사람으로 존중받지 못하고 마음대로 하지 못하는 자유가 없는 감옥과 같은 곳일까요?

요양원은 나쁜 곳이 아닙니다. 요양원은 어르신께서 집에서 돌봄을 받기 어려운 상황이 왔을 때 전문가로부터 돌봄을 받기 위해 가는 곳이고, 고령자를 부양하는 자녀들에게는 언젠가 꼭 필요한 곳이기도 합니다. 그런데 왜 어르신들은 요양원은 감옥이라 말하며 절대로 끝까지 가고 싶지 않은 곳이라 할까요?

제7장 앞으로 치매 사회에서 우리는

만약 어르신에게 답답한 시설에서 벗어나 자유롭게 외출했다가 올 수 있도록 했는데 이에 따라 사고가 나면 그 책임은 누가 지게 될까요? 어르신이 스스로 하기를 원해서 자율을 드렸는데 이에 따라 사고가 나면 그 책임은 누가 지게 될까요? 어르신이 다시 이전처럼 걸을 수 있도록 재활훈련 중 다치게 되면 그 책임은 누가 지게 될까요?

돌봄과 안전을 위해 비용을 지급하고 계약도 했으니 그 책임은 모두 요양원이 지는 것이 맞고, 이에 대해 가족들에게 손해배상을 해야 할까요? 아니면 어르신께서 스스로 원한 상황이니 요양원에서는 운영에 대한 문제만 책임지면 될까요?

요양원은 돌봄과 안전을 우선으로 해야 하다 보니 당사자께서 원하는 자유로운 생활보다는 안전하고 오랜 기간 생존할 수 있는 시스템으로 만들어지고 있습니다. 물론 자유로운 생활을 제공하면서도 돌봄과 안전을 제공하는 것이 가장 적절하다고 할 수 있겠습니다. 하지만 우리가 요양원의 운영목적을 통제되고 안전만이 보장되는 곳이라고 하면 지금과 같이 요양원은 가고 싶지 않은 곳으로 될 수밖에 없을 것입니다.

요양원에 입소했다고 하여도 거동이 불편하면 계속 누워 있게 하는 것이 아니라 재활을 통해서 다시 이전처럼 걸을 수 있도록 도와주고, 일상생활에 대한 훈련을 통해 언젠가 다시 집으로 갈 수 있다는 희망이 생긴다면 어떨까요? 요양원에 있지만 원하는 일상을 누리면서 새 친구와 이웃도 만나고, 사회생활이 이루어지도록 하면 어떨까요?

만약, 네덜란드 호그벡 마을처럼 지역사회 전체가 커뮤니티 생활시스템이 구축된 요양원이라면 어떨까요? 입소자들은 요양원 안 자신의 공간에서 생활하며 도움이 필요할 때는 언제든 돌봄을 지원받고 문화생활과 사회 활동도 하며, 외부에서도 자주 찾아오며 지역사회와 함께 교류하는 모델로 운영되는 요양원이라면 어떨까요?

지식채널e에서 방영한 '노인을 위한 나라'에서는 꿈과 같은 이야기가 나왔습니다.

> 노인의 건강과 안전을 목적으로 삶의 독립성을 통제하는 요양원. 그런 요양원에는 원래 개 1마리와 고양이 1마리만 들일 수 있도록 허용되었고, 그곳에 거주하는 노인들에게 삶의 희망은 느껴지지 않았습니다. 이에 그곳에서 근무하던 의사 빌 토마스는 해당 요양원의 무료함, 외로움, 무력함을 고령자의 '새로운 역병'으로 정의하고 이를 없애기 위한 시도를 하게 되었습니다.
>
> 이전에는 규정 상 개 1마리와 고양이 1마리만 들일 수 있었던 곳에 개, 고양이, 새를 요양원에 들여놓을 수 있도록 허가를 받았고, 각 방에는 조화가 아닌 식물을 놓았으며, 마당에는 잔디밭을 없애고 채소밭과 꽃밭 등의 정원을 만들었습니다. 그리고 요양원에 직원들의 자녀들을 비롯해 주변에서 지역사회에서 놀러 올 수 있도록 요양원을 개방하여, **집과 같은 요양원**을 만들었습니다.
>
> 그 결과 요양원에 오기 전 자살을 기도했던 어르신은 먹는 것도 거부하고 침대에 누워만 있었는데, 새를 들여놓자 새를 잘 볼 수 있는 자세로 바꿔 누웠고 직원에게 자기 새가 무엇을 좋아하며 어떻게 지내는지 이야기했으며 다시 음식을 먹고 방에서 나와 매일 오후 개들을 산책시키게 되었다고 합니다. 이렇게 이루어진 파격적 실험으로 요양원의 노인들은 이전보다 투약률이 낮아지고 사망률이 감소하는 등 건강해졌으며, 특히 그들이 살아야 할 이유를 제공하게 되었습니다. 프로그램을 추진한 의사 빌 토마스는 이렇게 말했습니다.

> "인간은 근본적으로 살아야 할 이유를 갖고 싶어 합니다.
> 얼마나 더 오래 사느냐보다 사람답게 사는 일이 더 중요합니다."

이런 혁신적인 프로그램을 추진한 주인공은 미국의 요양원에 근무하던 빌 토마스라는 의사였습니다. 집과 같은 요양원에 관해서는 아래 기사에서 더 상세하게 설명되었습니다.

> 1991년 뉴욕주의 소도시인 뉴 베를린에 있는 체이스 메모리얼 요양원에서 근무하던 의사 빌 토마스는 무료함, 외로움, 무력함을 고령자의 '새로운 역병'으로 정의하고 이를 없애기 위한 시도를 했다.
>
> 당시 뉴욕주 규정상 요양원엔 개 1마리와 고양이 1마리만 들일 수 있도록 허용됐다. 빌은 주 의회를 설득해 작은 개 2마리, 고양이 4마리, 잉꼬 새 100마리를 요양원에 들여놓을 수 있는 허가를 받았다. 각 방에 식물도 놓았다. 잔디밭을 없애고 채소밭과 꽃밭 정원도 만들었다.
>
> 또 시설 직원의 아이들이 학교가 끝난 후 이곳에서 시간을 보낼 수 있도록 요양원 안에 방과 후 교실을 열었다. 나중엔 탁아시설까지 만들었다. 지역민의 가족과 친구가 뛰놀 수 있도록 요양원 정원도 개방했다. 이른바 '집과 같은 요양원'이다.
>
> 생명이 있는 반려동물이 많아지면서 요양원에 거주하는 고령층에 변화가 나타났다. 고령자 스스로 직접 식물에 물을 주고, 새 소리를 듣고, 강아지와 산책하고, 고양이에게 먹이를 줬다. 체이스 메모리얼 요양원 거주자에게 활력이 생기면서 이들이 복용하는 처방약은 지역 내 다른 요양원보다 절반가량 줄었다. 자연스레 약 구매비용이 30%, 사망률은 15% 감소했다.

> 빌은 이 요양원에 적용한 프로그램인 '에덴 얼터너티브(Eden Alternative)'라는 이름을 그대로 사용해 1994년 비영리단체를 만들었다. 에덴 얼터너티브는 현재 거주 고령층이 동식물, 지역사회 주민과 쉽게 교류할 수 있도록 전환하는 요양원 운영 자문서비스기관으로 운영되고 있다.
>
> 에덴 얼터너티브처럼 '의료 모델(Medical Model)' 중심의 노인주택 환경에서 노후 삶의 질 증대를 위한 '주거모델(Habitat)'로의 전환이 필요한 시점이라는 설명이다. 정 교수는 "대규모 시설에서 소규모 주거로 형태를 전환하고 지역사회 주민과 쉽게 교류할 수 있는 에덴 얼터너티브 방식을 도입해 이른바 '집 같은 노인주거시설'을 만드는 게 필요하다."고 강조했다.
>
> 출처: "죄다 노인만 있어서 우울"…美 의사가 만든 요양원 봤더니 / 한경 '집 100세 시대' 2024. 11. 14.

이처럼 편안하고 집과 같은 요양원을 만들기 위해 많은 곳에서 노력하고 있습니다.

집과 같은 요양원을 만들기 위해 요양원의 공간과 시스템만큼 중요한 요양원의 직원들과 과연 어떤 곳이 입소하고 싶은 요양원인지, 만약 직원 자신이 입소한다면 어떤 요양원을 원하는지 고민한 사례가 있어 함께 보여드리겠습니다.

> 도쿄 기타구에 위치한 특별 양호 노인홈 아지사이장의 직원회의에서 '만약 자신이 입소를 한다면 입소하고 싶은 시설의 조건은 무엇인가'라는 주제에 대해 자유롭게 의견을 나누어 보았다.
>
> 〈직원 자신이 입소할 경우 시설에 바라는 점〉
> ① 자유롭게 음주·흡연을 할 수 있기 바람.
> ② 시설의 식사가 마음에 들지 않을 때 배달 음식을 주문할 수 있기 바람.

③ 가족을 자유롭게 면회할 수 있고 가족이 만든 음식을 함께 먹을 수 있기 바람.
④ 언제든 목욕할 수 있기 바람.
⑤ 기저귀에 배설물을 그대로 두지 않기 바람.
⑥ 신체 활동이라 칭하는 유치한 놀이를 시키지 않기 바람.
⑦ 때때로 늦잠을 잘 수 있기 바람 등

이러한 것은 가정에서 생활하고 있는 우리들에게 평범한 모습이다. 하지만 시설에 있는 심신이 자유롭지 못한 노인들에게는 절실한 바람이라 판단하여, 기존의 시설 운영이나 간호 방침에 연연하지 말고 가능한 실현시켜 보자는 관리자의 방침을 바탕으로 아래와 같은 사안을 제시했다.

〈노인홈간호의 기본 방침〉
① 노인의 생활을 관리하지 않는다.
② 내일을 위해 오늘 인내할 것을 노인에게 강요하지 않는다.
③ 노인에게 격식을 차리려 하지 않는다.

아지사이장에서 실천하고 있는 것들은 주택에 있는 노인과 가족에게는 당연한 것일지 모른다. 그러나 많은 시설 관리자와 직원이 보기에는 상당히 대담한 조치이며 병원이나 시설 운영기준에 저촉되는 큰 변화이다.

"노인에게 자연스러운 생활 스타일을 제공하자는 생각이 이렇게 만들었다. 특별히 신체구속을 하지 않으려는 목적으로 실시한 것이 아니다. 입소 노인이 바라는 간호를 실천하니 결과적으로 구속하지 않아도 되었다."

〈아지사이장에서 실시한 사항(예)〉
① 술과 담배 자동판매기를 설치하고 커피를 마실 수 있는 코너를 마련함.
② 봉사활동 클럽 '아지사이'에서 월 2회 좋아하는 요리를 주문해 먹을 수 있게 함.
③ 한눈에 봐도 맛이 없어 보이는 다진 음식 제공을 중지함.

④ 늦잠을 자고 싶으면 잘 수 있게 하고 시간차를 두어 식사를 할 수 있게 함.
⑤ 목욕일을 정하지 않고 매일 조금씩 목욕탕에 들어갈 수 있게 함.
⑥ 침대, 탁자, 의자는 노인에게 맞추어 기준보다 낮은 것으로 교체함.
⑦ 신체 활동이 자유롭지 않은 침대에서 매트를 내려 마루에 펼침.
⑧ 시트는 모두 방수 재질의 포대기형을 채용해 더러워지면 손쉽게 교환할 수 있게 함.
⑨ 복도와 방의 구석에 다다미를 깔고 자유롭게 쉴 수 있게 함.
⑩ 실내에서 개를 키워 노인이 쓰다듬거나 말을 걸 수 있도록 함. 등

출처: 신체구속 제로를 창조한다 _환자 고령자의 인권보호를 위한 지식과 기술/ 한국만성의료기협회·메디마크

어떤가요? 이런 요양원이라면 언젠가 내가 혹은 우리 가족이 돌봄이 필요하게 되었을 때 편안하게 갈 수 있을 것 같다는 생각이 드나요?

어르신이 만들어 가는 요양원 '요리아이' 생활지침

기저귀는 싫다. 오줌, 똥은 화장실에서 누고 싶다.
식사는 집밥처럼 맛있게 먹고 싶다.
혼자가 아니라 모두 함께 먹고 싶다.
내키지 않은 재활 따위는 하고 싶지 않다.
날씨가 좋은 날은 훌쩍 밖으로 나와 흐르는 계절을 느끼고 싶다
요양원 스케줄에 매이기 싫다. 자고 싶을 때 자고, 차를 마시고,
옛날이야기에도 꽃을 피우고 싶다.
내가 살던 익숙한 거리와 집에서 나답게 살고 싶다.
낯선 곳에서 외롭게 죽는 것보다,
늘 곁에 있는 사람들 곁에서 온화하게 죽음을 맞이하고 싶다.

출처: 이모작뉴스 http://www.emozak.co.kr

위에 나온 글은 「돌봄, 동기화, 자유」라는 책을 지은 '무라세 다카오'가 운영하는 요리아리 요양원의 생활지침입니다. 이 책의 겉표지에는 이런 말이 나옵니다.

"자유를 빼앗지 않는 돌봄이 가능할까.

할머니는 '먹지 않겠다'는 선택을 이어 갔다. 올바른 것도 그릇된 것도 아니었다. 받아들인다거나 받아들이지 않는다고 할 수 있는 것도 아니었다. 긍정도 부정도 할 수 없는 세계가 있는지도 모른다고 생각했다.

격리도 통제도 없는 특별한 요양원에서 찾은 돌봄의 본질
현실과 이상의 경계에서 자유롭게 살아가는 노인들의 이야기"

요양원에 가고 싶지 않은 가장 큰 이유는 자유 없이 통제되는, 한마디로 '갇혀 있는 곳'이기 때문일 것입니다. 그렇다면 집은 어떤가요? 집에서는 늦은 시간까지 잠을 자거나 TV를 보고 외출하고 싶을 때 나갈 수 있습니다. 먹고 싶을 때 먹고, 자고 싶을 때 자고, 눕고 싶거나 앉고 싶을 때 자유롭게 할 수 있습니다. 이처럼 일상의 모든 상황을 스스로 결정할 수 있죠. 또한 친구와 가족, 이웃 등 누군가를 만나고 싶을 때 편하게 만나서 이야기하고 소통할 수 있습니다.

이러한 자유로움을 요양원에서도 누릴 수 있다면, 집과 같은 요양원이 될 수 있지 않을까요?

요양원에는 정해진 일정이 있지만, 입소자들이 원하는 대로 생활할 수 있도록 합니다. 자고 싶을 때 자고, 프로그램에 참여하고 싶을 때 참여하는 등 자율성을 보장합니다.

요양원이라는 공간은 직원들과 입소자만 생활하는 곳이 아닙니다. 입소자의 가족, 지역사회 주민, 종교기관 관계자, 자원봉사자, 어린이와 청소년, 심지어 멀리서 찾아오는 방문객까지 다양한 사람들이 찾아와 교류하고 소통할 수 있는 곳으로 만들어야 합니다. 일본의 한 요양원은 1층을 개방하여 카페와 가게로 운영하며, 입소자들이 직원으로서 손님을 응대하기도 합니다. 또한 이 개방된 공간은 지역사회의 다양한 문화 활동과 모임의 장소로도 활용되고 있습니다.

요양원 입소 어르신들은 외롭다는 말과 함께 할 일이 없다고 이야기합니다. '할 일이 없다'는 것은 할 수 있는 것이 없다는 의미일 수도, 특별한 목표가 없다는 뜻일 수도 있습니다. 따라서 요양원 입소 어르신이 생기를 되찾을 수 있는 인생의 목표를 함께 만들어야 합니다.

하루하루가 단순히 살아 있기에 눈을 뜨는 일상이 아닌, 목표를 향해 매일 아침을 맞이하고 내일을 기대하며 잠자리에 드는 삶이 되도록 해야 합니다. 요양원 입소자를 수동적인 돌봄의 대상으로만 보는 것이 아니라, 요양원이라는 공동체의 일원으로서 다양한 사회 활동을 할 수 있는 역할을 만들어야 합니다. 나아가 요양원 내부의 활동에만 머무르지 않고 지역사회와 함께할 수 있는 기회를 제공해야 합니다. 입소자에게 요양원은 단순히 돌봄을 받는 곳이 아니라, 매일 아침 출근하는 곳으로서 새로운 삶의 목표가 될 수 있을 것입니다.

현재로서는 행정적 한계와 안전상의 이유로 집과 같은 요양원을 만드는 것이 쉽지 않은 실정입니다. 요양원을 운영하는 대표자나 기관의 입장에서는 이러한 운영 방식에 따르는 위험 부담이 크기 때문에, 쉽게 선택하거나 제안하기 어려울 것입니다.

또한 집과 같은 요양원을 운영하기 위해서는 그곳에서 일하는 직원들과 이용하는 어르신들, 그리고 서비스 계약을 맺는 가족들 모두가 이러한 새로운 시스템을 받아들일 준비가 되어 있어야 합니다.

하지만 우리는 진정한 행복이 무엇인지 알고 있습니다. 안전을 위한 통제가 때로는 필요하겠지만, 모든 사람은 행복하게 살아갈 권리가 있습니다. 다행히 우리나라에도 집과 같은 요양원을 만들고자 노력하는 분들이 많이 계십니다. 앞으로는 이러한 시설들이 더 높은 평가를 받고 널리 알려져, 모든 요양원이 인간 중심의 돌봄을 제공하는 집과 같은 공간으로 변모하기를 진심으로 희망합니다.

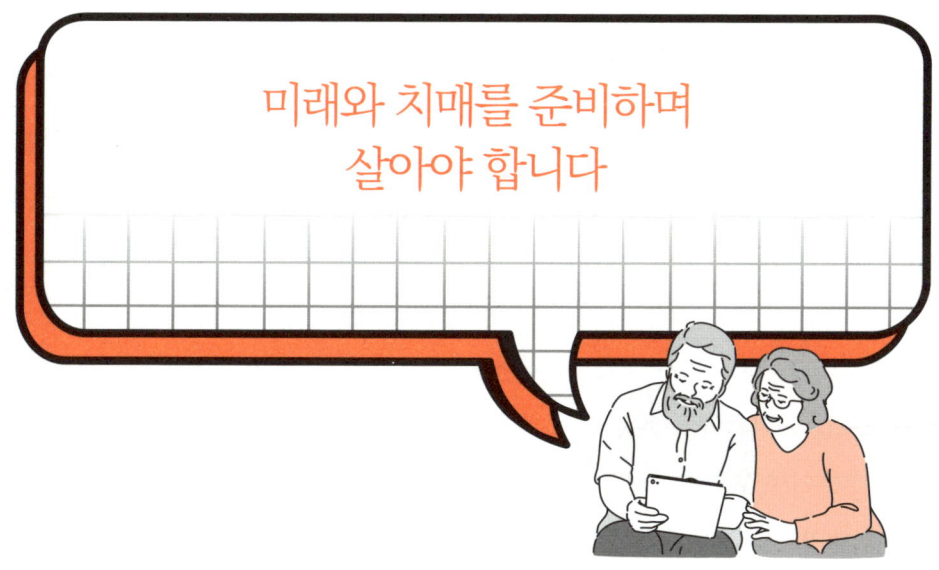

미래와 치매를 준비하며 살아야 합니다

우리는 미래와 치매를 준비하며 살아야 합니다. 이에 몇 가지 준비 방법을 안내해 드리고자 합니다.

첫 번째, 언젠가 돌봄이 필요할 때를 대비해 원하는 요양시설을 미리 알아봐야 합니다.

치매가 있는 고령자를 돌보는 보호자들이 가장 어려워하는 일 중 하나는 좋은 요양시설을 찾아 부모님을 모시는 것입니다. 요양시설은 집을 구하는 것보다 훨씬 더 어렵습니다. 요양시설 관련 정보는 일반인이 이해하기 어렵거나, 경험자가 많지 않으며, 온라인에서도 이용자 후기 같은 정보를 파악하기 어렵기 때문입니다.

우리는 집을 구할 때 현재 가지고 있는 자산과 수입, 원하는 집의 위치나 크기, 그리고 미래가치 등을 다각도로 분석하여 결정합니다. 이는 상당히 오래 걸리는 일이며, 대부분의 사람에게 집은 가장 큰 자산이기도 합니다. 하지만 요양시설은 얼마나 살게 될지, 그곳이 좋은 곳인지 파악하기가 어렵습니다. 식당에 가거나 물건을 고를 때는 이전 이용자들의 후기를 통해 결정에 도움을 받을 수 있지만, 남은 삶을 보내야 할 요양시설은 후기를 찾기도 힘들고, 있는 후기도 대부분 입소자가 아닌 보호자가 작성한 것입니다. 또한 요양시설은 입소 후 적응도 쉽지 않고, 일단 적응되면 다른 곳으로 옮기기도 쉽지 않습니다.

돌봄 서비스 중 지역사회 재가서비스인 방문요양과 주·야간보호서비스는 상황에 따라 바뀌는 일이 종종 있지만, 요양시설은 입소자가 원해서 변경하기보다는 시설 측의 요구(입소자가 치매로 인한 공격성을 보여서 함께 생활하는 다른 입소자가 피해를 보는 경우 등)로 변경하는 경우가 많습니다.

우리는 젊었을 때 일을 마치고 퇴근하여 집에서 머무는 시간보다, 고령자가 되어 요양시설에서 보내게 될 시간이 훨씬 더 길 것입니다. 그럼에도 불구하고 우리는 요양시설을 선택할 때 대부분 급박한 상황이 닥쳐야 갑작스럽게 알아보고 입소를 결정합니다. 이때 주로 지인의 추천이나 인터넷 검색에 의존하는 경우가 대부분입니다.

우리는 모두 언젠가 돌봄이 필요할 수밖에 없습니다. 그리고 집에서 혼자서는 생활이 어려워지는 순간이 반드시 찾아올 것입니다. 우리는 결국 요양시설에 가거나, 그 이전에 집에서 돌봄을 받으며 생활하게 될 것입니다. 따라서 우리가 원하는 좋은 요양시설을 사전에 파악해 놓아야 합니다. 좋은 요양시설이란 이전의 생활환경과 크게 다르지 않고, 기존의 인간관계를 유지할 수 있으며, 지역사회와 교류가 활발하고 가족들도 자주 찾아올 수 있는 곳이라고 할 수 있습니다.

그리고 이런 좋은 요양시설을 찾아 주는 전문 서비스가 우리에게는 반드시 필요합니다.

두 번째, 언젠가 돌봄이 필요할 때를 대비해 미리 생각을 정리하고, 기록하고, 알려야 합니다.

119 안심콜 서비스

119 안심콜 서비스는 장애인, 고령자 및 독거노인 등의 위급 상황 발생 시, 구급대원이 대상자의 질병과 특성을 미리 파악하여 신속하게 출동하고 맞춤형 응급처치와 병원 이송을 제공하는 서비스입니다.

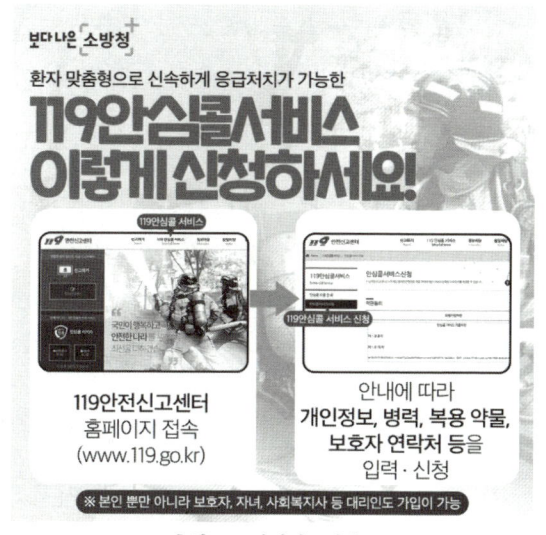

출처: 119 안전신고센터

신청 방법은 다음과 같습니다.
· 119 안전신고센터 홈페이지(www.119.go.kr)에 접속
· 안내에 따라 개인정보, 병력, 복용 약물, 보호자 연락처 등을 입력하여 신청

대상자 본인은 물론 보호자, 자녀, 사회복지사 등 누구나 안심콜 수혜자의 정보를 등록할 수 있으며, 응급상황이 발생하면 등록된 보호자에게 자동으로 문자 메시지가 전송됩니다. 단, 119상황실과 출동대가 사전에 등록된 정보를 활용하기 위해서는 반드시 등록된 전화기로 119에 신고해야 합니다. 이 서비스를 통해 위험상황에 더욱 효과적으로 대비할 수 있습니다.

사전돌봄계획서

사전돌봄계획서는 스스로 의사결정을 할 수 없는 상황에서 돌봄이 필요하게 되었을 때를 대비하여, 자신의 가치관과 삶의 목표, 희망하는 돌봄 서비스 등에 관한 의견을 미리 작성해 놓는 문서입니다.

예를 들어 다음과 같은 내용이 포함될 수 있습니다:
- 어떤 상태가 되었을 때 요양시설 입소를 원하는지
- 선호하는 요양시설은 어디인지
- 돌봄 관련 비용을 어떻게 지출할 것인지
- 시설 입소 시 보장받고 싶은 권리는 무엇인지

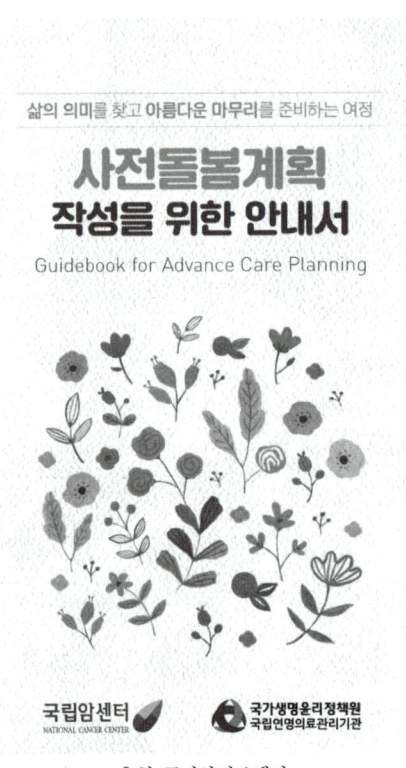

출처: 국가암정보센터

현재까지 사전돌봄계획서는 정해진 양식이나 내용이 없으며, 법적 문서나 근거 자료로 활용되기는 어려운 개인의 희망 사항을 담은 문서입니다. 그러나 의사표현이 가능할 때 이를 작성해 놓으면, 향후 스스로 의사를 표현하기 어려운 상황이 되었을 때 가족을 비롯한 주변 사람들이 이를 참고하여 돌봄 서비스를 제공하거나 관련 결정을 내릴 수 있습니다.

더 자세한 내용은 국가암정보센터 홈페이지(www.cancer.go.kr)에서 제공하는 '사전돌봄계획 작성을 위한 안내서'를 참고하시기 바랍니다.

사전연명의료의향서

사전연명의료의향서는 19세 이상의 사람이 자신이 향후 임종과정에 있는 환자가 되었을 때를 대비하여, 연명의료와 호스피스에 관한 본인의 의향을 문서로 작성한 것을 말합니다. 이 의향서는 보건복지부가 지정한 사전연명의료의향서 등록기관을 통해서만 작성할 수 있습니다.

사전연명의료의향서는 반드시 보건복지부 지정 사전연명의료의향서 등록기관을 통해 충분한 설명을 듣고 본인이 직접 작성해야 하며, 등록기관을 통해 작성 및 등록된 사전연명의료의향서는 연명의료 정보처리시스템의 데이터베이스에 보관되어 법적 효력을 인정받을 수 있습니다.

사전연명의료의향서 등록기관은 국립연명의료관리기관 홈페이지(www.lst.go.kr)에서 확인할 수 있으며, 대표번호는 국립연명의료관리기관(☎ 1855-0075)입니다.

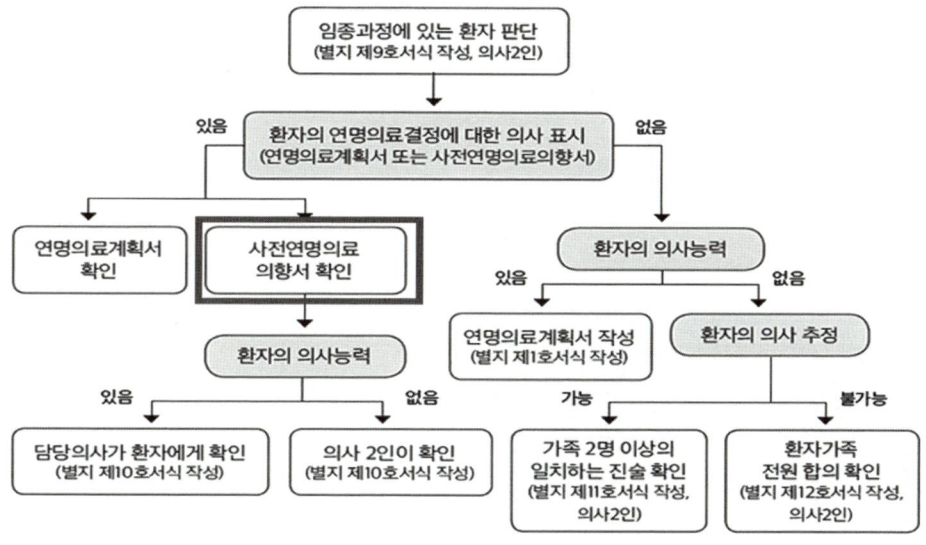

출처: 부담없는 연명의료결정제도 상담과 안내를 위한 수신자부담 대표번호 개설 / 보건복지부 2020. 11. 30.

사전장례의향서

사전장례의향서는 사전돌봄계획서와 마찬가지로 법적효력은 없으나 참고할 수 있는 문서입니다. 본인이 원하는 장례 방법과 절차를 미리 작성하여 자신의 뜻에 따라 장례가 진행될 수 있도록 하는 기록지로, 이를 통해 장례의향에 대한 가족 간 정보 공유 기회를 제공하고자 마련되었습니다. 이 의향서를 통해 장례 방법을 가족 등과 미리 상의하고 준비할 수 있으며, 이는 남겨진 이들에게 큰 도움이 될 수 있습니다.

다만, 법적인 효력은 없기 때문에 사전돌봄계획서와 마찬가지로 작성 후 반드시 가족 등 주변 사람들에게 알려두어야 합니다. 사전장례의향서와 관련해 한국장례문화진흥원 홈페이지(www.kfcpi.or.kr)에는 '이별준비노트'(구. 장수행복노트)를 온라인으로 작성하거나 내려받아 작성할 수 있습니다.

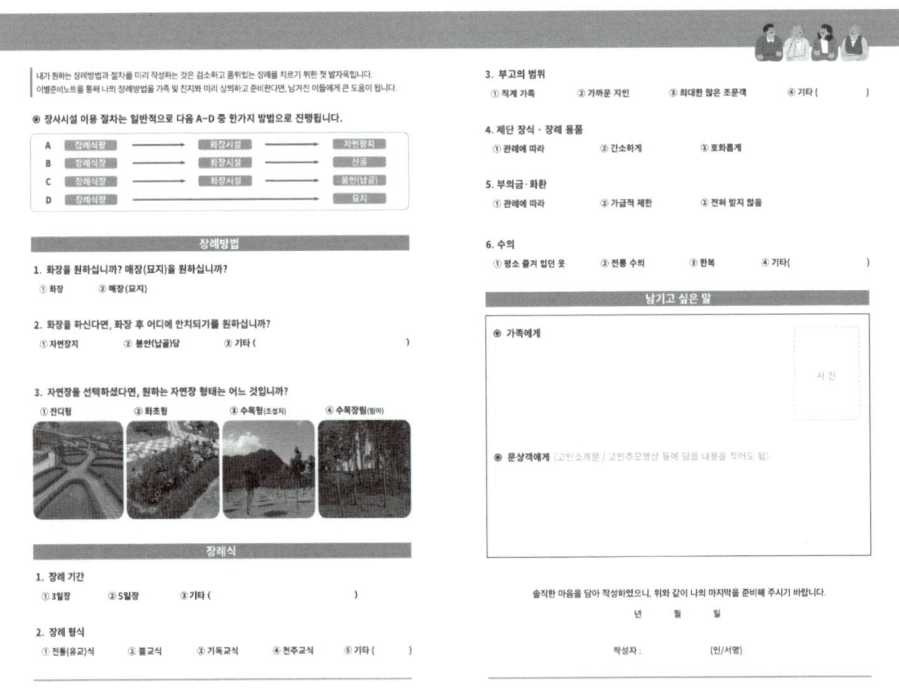

출처: 한국장례문화진흥원

세 번째, 치매 진단을 받아도 달라지는 것은 없습니다. 오히려 더 많은 사회 활동을 해야 합니다.

제가 일하는 치매안심센터에는 매일 아침 차를 드시러 오는 치매 어르신이 계십니다. 어르신은 매일 아침 치매안심센터에서 차를 드시는 것으로 하루를 시작합니다. 또한 초기 치매 진단 후 여러 자원봉사 활동을 통해 우울감을 해소하고, 오히려 더 많은 사회 활동을 하시는 어르신도 계십니다.

코로나 기간에 치매 환자가 증가했다는 이야기는 많이 들어보셨을 것입니다. 이 시기에 많은 어르신들은 사회 활동이 제약되고 주변과의 교류가 줄어들어 사회적으로 고립될 수밖에 없었습니다. 온라인 커뮤니티 등 다른 대체 수단이 있었지만, 대면 관계는 크게 줄어들 수밖에 없었습니다. 일본 지치의대 연구팀의 조사 결과에 따르면, 코로나19 대유행 당시 치매 환자의 사망률이 증가했는데, 그 원인은 인간관계와 의료, 간호 등 사회적 자원의 부족이었다고 합니다.

현재 고령자의 사회적 고립이 치매 환자 증가로 이어지는 이유와, 치매를 단순히 질병으로만 봐야 하는지에 관한 많은 연구가 진행되고 있습니다.

1979년 하버드대학교 심리학과 엘렌 랭어 교수는 노인들을 대상으로 '시계 거꾸로 돌리기 연구'라는 혁신적인 심리 실험을 진행했습니다. 이 연구는 노화가 신체 증상이 아닌 고정관념에 따른 것이라는 충격적인 결과를 보여 주었습니다. 랭어 교수는 '노화를 늦추는 보고서'를 통해, 질병과 노화의 문제에서 신체와 정신을 별개로 보는 관점이 만연해지면서 우리 삶에 불필요한 한계가 설정되고 있다고 지적했습니다.

치매로 진단받은 고령자에게 약물치료와 비약물 치료^(인지 재활 프로그램)를 통해

관리하고 진행을 늦추는 것은 당연합니다. 하지만 치매가 있는 고령자를 단순히 치매 환자로만 생각하고 치료에만 집중하면, 그분의 모든 행동을 '치매가 있어서 그렇다'는 편견으로 바라보게 될 수 있습니다.

따라서 우리는 치매가 있는 고령자들이 지역사회에서 더 많은 교류 활동을 할 수 있도록 지원해야 합니다. 지역사회와 함께할 수 있는 다양한 방안을 모색하고 이를 연결하는 것이 필요합니다. 이러한 '치매의 사회적 처방'을 실행할 수 있는 전문가들이 지역사회에 더 많아져야 할 것입니다.

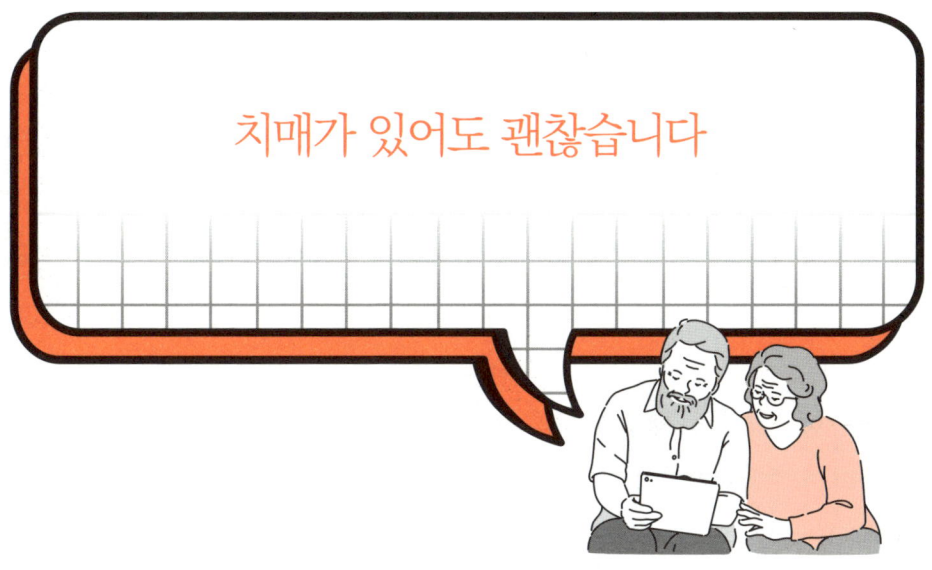

치매가 있어도 괜찮습니다

치매가 있는 분들이 혼자서 어떻게 살아가는지 걱정하시는 분들이 많습니다. 제가 지역사회에서 만난 치매 어르신들의 사례를 몇 가지 소개해 드리고자 합니다.

A 어르신은 정부가 자신을 해하려고 가스와 전기를 끊으려 한다고 주장하며, 공공기관에 대해 적대적인 모습을 보이셨습니다. 알아보니 어르신이 가스비와 전기료를 수개월 연체했고, 가스비 연체 안내문이 우편으로 발송된 것이었습니다. 이에 멀리 사는 자녀에게 공과금을 자동이체로 대신 납부하도록 요청했고, 어르신께는 가스와 전기가 다시 정상적으로 공급된다고 설명해 드렸습니다. 이후 어르신의 불안감이 감소하고 그런 말씀은 하지 않게 되었습니다.

B 어르신은 화장실 전등이 들어오지 않아 밤에는 달빛으로 화장실을 이용하셨습니다. 전등 교체를 권해드렸으나 큰 불편함이 없다고 하셨습니다. 후에 기관에서 공사하고 남은 전등으로 어르신 댁 화장실 전등을 교체해 드렸더니 매우 환

하게 불이 들어왔고, 이후 어르신께서는 저를 전적으로 신뢰하게 되었습니다.

C 어르신은 남편 사망 이후 상심에 빠져 외부와의 모든 관계를 단절하고 집에만 계셨습니다. 찾아뵈어도 도움이 필요 없다고 하시며 특별한 반응을 보이지 않았습니다. 어느 날 상담 중 임대주택 계약갱신 서류를 발견했고, 어르신께서는 처음으로 적극적인 모습을 보이시며 계약갱신 서류 준비가 너무 어렵다고 말씀하셨습니다.

이에 담당자가 행정 업무를 처리하고, 노노케어(노인일자리사업단) 활동가와 함께 임대주택 계약갱신 서류를 제출하여 계약이 연장되었습니다. 어르신은 노노케어 활동가들의 도움에 감사해하시며, 그분들의 방문을 반기고 도움을 받으면서 점차 사회 활동을 재개하게 되었습니다.

D 어르신은 평생 혼자 살며 열심히 모은 돈으로 산 건물의 임대수입으로 생활하고 계십니다. 그러던 어느 날 이웃들이 혼자 사는 어르신에게서 치매가 의심된다며 검사를 권유했으나, 어르신께서는 완강히 거부하셨습니다. 상담을 통해 어르신이 매일 아침 나가시는 성당을 가장 믿고 의지한다는 것을 알게 되었고, 성당의 신부님과 구역장님 등 여러 관계자분의 도움으로 어르신이 치매가 있어도 혼자 안전하게 생활할 수 있도록 지켜봐 주시기로 했습니다.

일부 사람들은 "치매 환자가 어떻게 혼자서 집에 있을 수 있나요?"라고 종종 묻습니다. 하지만 지역사회에는 치매가 있는 분들이 혼자서, 혹은 가족이나 배우자와 함께 많이 살아가고 계십니다. 그리고 앞으로 더 많아질 것입니다.

앞으로 초고령사회에서 가장 필요한 치매정책을 딱 한 가지만 꼽으라면, 저는 이렇게 답하겠습니다.

"치매가 있는 분들이 사회에서 고립되지 않고 지역사회의 다양한 활동에 참여할 수 있는 시스템과 환경을 구축해야 합니다. 또한 주변에서는 이를 지켜보고 응원하며 지지해 주는 사회적 분위기를 만들어 가야 합니다. 우리 사회에는 치매가 있는 분들이 안심하고 살아갈 수 있도록 지원하는 전문가와 이웃이 있기에, 치매가 있어도 괜찮습니다."

앞으로 고령화와 치매 인구 증가에 따라 치매와 관련된 다양한 사회적 문제는 지금보다 더 많이 더 자주 발생하게 될 것입니다.

1. 영케어+노노케어+인인케어 ▷ 간병살인 이슈

최근 '영케어'라는 용어가 자주 등장하며, 어린 나이에 부모나 조부모를 돌보는 청소년이나 청년층에 대한 관심이 높아지고 있습니다. 또한 노인이 노인을 돌보는 '노노케어' 역시 이미 사회적 현상이 된 지 오래입니다. 앞으로 고령화가 심화되면서 '인인케어'라는 말이 한국에서도 사용될 가능성이 큽니다. '인인케어'는 일본에서 사용되는 말로 치매(일본에서는 인지증, 認知症이라고 함)가 있는 사람이 또 다른 치매 환자를 돌보는 상황을 의미합니다.

영케어, 노노케어, 인인케어가 확산되면서 간병 부담이 가중될 것이며, 이에 따라 간병 살인 문제도 더욱 심각한 사회적 이슈로 떠오를 것입니다.

2. 돌봄 인력 부족 ▷ 외국인 돌봄 인력 및 인공지능 도입 ▷ 돌봄 서비스 질 이슈

돌봄 인력의 부족 문제는 이미 시작되었습니다. 요양보호사 부족으로 운영이 어려운 요양시설과 간병인 부족으로 인해 운영이 어려운 요양병원의 문제점들이 조금씩 수면 위로 떠오르고 있습니다. 이러한 문제를 해결하기 위해 외국인 돌봄 인력을 유치하거나, 요양 서비스에 인공지능(AI)를 도입하는 방안이 논의되고 있습니다. 외국인 돌봄 인력과 요양 서비스 내 인공지능 도입은 이미 해외에서 시도되고 있는 여러 대응책 중 하나입니다.

그러나 외국인 돌봄 인력 활용과 인공지능 도입이 돌봄 서비스의 질을 반드시 향상시킨다고 단정할 수는 없습니다. 이에 따라 돌봄 서비스의 질적 문제에 대한 논란도 더욱 커질 것으로 예상됩니다.

3. 돌봄 욕구 증가 ▷ 민간 요양회사와 비급여 돌봄의 증가 ▷ 돌봄 불평등 이슈

최근 보험사와 금융권의 시니어케어 사업진출이 빠르게 증가하고 있습니다. 이는 기존 요양 서비스와 차별화된 정책으로, 추가 비용을 내더라도 더 나은 서비스를 받고자 하는 고령 인구의 수요와 간병·요양 서비스 관련 신사업을 미래 성장 동력으로 추진하려는 보험사의 전략이 맞물린 결과로 볼 수 있습니다.

돌봄 서비스는 앞으로 모든 고령자에게 필수적인 요소가 될 것입니다. 하지만 비용을 부담할 수 있는 고령자는 양질의 서비스를 받을 수 있는 반면, 경제적 여건이 어려운 고령자는 적절한 돌봄을 받기 어려운 현실이 이어질 것입니다. 이에 따라 돌봄 서비스의 격차 문제가 사회적 이슈로 떠오를 가능성이 큽니다.

4. 고령화 ▷ 고독사 증가 ▷ 지자체의 책임 이슈

현재 독거 인구가 증가하는 추세이며, 앞으로 고령화가 심화됨에 따라 한층 더 독거노인 증가로 이어질 것입니다. 과거와 달리 독거노인이 특정 취약 계층이 아니라, 사회 전반의 보편적인 모습이 될 가능성이 높습니다. 이러한 변화 속에서 사회적 지지 체계가 단절되고 인간관계가 약화되면 고독사는 더욱 증가할 것입니다. 결국, 고독사 문제는 지방자치단체(지자체)의 돌봄 서비스 및 복지 정책과 직접적인 연관을 가지며, 이에 대한 책임과 대응 방안이 중요한 사회적 과제로 대두될 것입니다.

5. 고령화 ▷ 고령자 대상 사기 사건 증가 ▷ 실버 칼라 크라임 이슈

고령화에 따라 고령자 대상 사기사건은 앞으로도 급격히 증가할 것으로 예상됩니다. 사회적 지지 체계가 약화되고, 고령자들의 외로움과 사회적 고립이 심화되면서 이를 노린 각종 범죄가 더욱 만연해질 것입니다. 이로 인해 '실버 칼라 크라임'이 중요한 사회적 문제로 대두될 가능성이 큽니다. 아이러니하게도, 일부 사기꾼들은 자신이 원하는 목적을 달성하기 위해 지속적으로 고령자를 찾아가 관계를 형성하려 하며, 이러한 모습이 마치 사회적 지지 체계처럼 보일 수도 있습니다. 이는 우리 사회가 직면할 새로운 도전이자 해결해야 할 문제로 떠오를 것입니다.

6. 고령화 ▷ 표류 노인 증가 ▷ 고령자 주거 안정 이슈

고령화가 진행됨에 따라 '표류 노인'이 증가할 가능성이 큽니다. '표류 노인'이라는 말은 일본에서 만들어진 신조어로, 독거노인이 소득이 없어 임대료를 감당하지 못하고, 혹여 집에서 사망할 경우 처리 과정이 복잡해질 것을 우려한 집주인(임대인)들이 고령자와의 임대 계약을 꺼리는 사회 현상을 의미합니다.

이미 일부 지역에서는 집주인들이 고령의 노인이나 치매가 의심되는 사람들에게 임대를 잘 해 주지 않는 경향이 나타나고 있습니다. 이러한 현상이 더욱 확산되면 고령자가 적절한 주거지를 찾는 것이 점점 어려워질 것이며, 이는 결국 고령자의 주거 불안정 문제로 이어질 것입니다.

7. 가족관계 해체 ▷ 증여, 상속, 기여분 이슈 ▷ 효도 계약+존엄사+사전 지시서

최근 들어 가족관계가 해체된 고령자들이 점점 증가하고 있습니다. 과거에는 가족관계가 단절된 사람이 주로 저소득층에 해당했지만, 이제는 소득 수준과 관계없이 다양한 이유로 가족 간 유대가 약화되는 추세입니다.

이러한 변화로 인해 고령자는 생전에는 증여 문제, 사망 후에는 상속 문제에 직면하게 됩니다. 또한 특정 자녀가 부모를 돌보는 데 더 많은 노력을 기울였을 경우, 다른 가족과 동일한 상속을 받는 것에 대한 불만이 생기며 기여분을 요구하는 사례도 증가할 것입니다.

이에 따라 고령자와 자녀 간 '효도 계약'이 점점 더 부각될 가능성이 있으며, 존엄사에 대한 논의도 활발해질 것입니다. 또한 고령자가 스스로 의사 결정을 할 수 있을 때 자신의 미래를 기록해 두려는 움직임도 증가할 것입니다. 일본에서 확산된 '종활(終活, 죽음을 준비하는 활동)' 산업이 한국에서도 중요한 사회적 이슈로 자리 잡을 가능성이 큽니다.

8. 돌봄 전문가 부족 ▷ 인간 중심 돌봄을 가능하게 하는 케어매니지먼트 이슈

우리 사회에는 돌봄 전문가가 절실합니다. 하지만 대부분의 가족은 고령의 부모님에 대한 돌봄 계획을 직접 설계하고 결정하고 있습니다. 언제 돌봄 서비스를 신청해야 하는지, 언제 요양시설에 입소해야 하는지조차 명확한 지침을 얻기 어렵습니다. 이렇게 돌봄에 대한 전문지식이 필요한 순간에도 도대체 어디로 가야 돌봄에 대한 종합적인 상담을 받고 돌봄 서비스의 방향을 잡아갈 수 있을지 도통 알 수가 없습니다. 돌봄에 대한 관심과 욕구는 앞으로 더 커질 수밖에 없습니다. 치매가 있거나 돌봄이 필요한 상황에서도 행복하게 지역사회에서 살아가고 싶은 바람은 누구에게나 존재합니다. 이러한 바람을 실현하기 위해서는 '인간 중심 돌봄'을 실행할 수 있는 케어매니지먼트 시스템이 필수적이며, 돌봄 전문가의 역할이 더욱 중요해질 것입니다. 이에 따라 돌봄 전문 인력의 양성에 대한 사회적 요구도 더욱 커질 것입니다.

치매는 누군가가 무엇인가를 잘못해서 걸리는 병이 아닙니다.
치매 예방을 위해 노력하지 않아서 치매에 걸리는 것도 아닙니다.
치매 진단을 받았다는 것은 잘못된 것이 아닙니다.

치매로 인해 일상생활이 이전보다 불편해지고, 돌봄이 필요한 상황이 오더라도 이는 절대로 치매 환자와 그 가족들의 잘못이 아닙니다.

치매는 고령사회에서 신체의 노화와 함께 뇌의 노화로 인해 증가하는 질병 중 하나일 뿐입니다.

치매의 치료와 돌봄만큼 중요한 것은 그 사람의 '행복'입니다.

현장에서 치매를 앓고 있는 어르신들에게 앞으로 원하는 삶에 대해 여쭤보면, 그분들은 이렇게 말씀하십니다.

"횡성 한우가 그렇게 맛있다는데, 죽기 전에 꼭 한 번 가서 먹어 보고 싶어요."
"지금 고시원에서 살고 있는데, 좀 더 괜찮은 곳에서 지내고 싶어요."
"멀리 있는 어머니 묘를 정리해 드리고, 나중에 그 곁에서 묻히고 싶습니다."
"다시 예전처럼 걷고 싶고, 먹고 싶은 것을 마음껏 먹고 싶네요."
"요즘 혼자라 그런지 마음이 불안한데, 누군가 나를 좀 더 신경 써 줬으면 좋겠어요."
"친구들도 다 죽고, 외출도 잘 안 하게 되네요. 그냥 집에서 혼자 있고 싶어요."
"나는 혼자서 잘살고 있는데, 주변에서 자꾸 불안하다며 요양원에 가라고 하네요."

어떤가요? 앞으로 원하는 삶이 무엇이냐는 질문에 대한 어르신들의 답변은 우리의 평범한 일상과 다르지 않았습니다. 치매가 있다고 특별한 것이 아니고 그냥 저와 여러분 같은 우리가 나이가 들어가며 자연스럽게 치매가 생기는 것입니다.

이처럼 치매 진단을 받아도, 이전처럼 동네를 돌아다니고 여행도 하며 행복하게 살아갈 수 있는 사회를 이룩해야 합니다. 왜냐하면, 이제 치매는 특별한 누군가의 일이 아니라 우리 모두의 일이 될 수밖에 없을 것이기 때문입니다.

앞으로 우리는 지금보다 더 많은 고령자와 더불어 살아가게 될 것이며, 지금보다 더 많은 치매 환자와 함께 세상을 살아가게 될 것입니다. 반면 돌봄 인력은 지금보다 더 부족해질 것이고, 사회적 지지 체계도 지금보다 더 약화할 가능성이 큽니다.

그러나 변화를 만드는 것은 우리의 노력입니다.

고령자와 치매 인구가 많아진다면 그들과 함께 살아갈 수 있는 방법을 고민하고, 돌봄 인력이 부족하다면 우리가 직접 함께 도와가며 서로 지치지 않도록 지지하고, 사회적 지지 체계가 약화하지 않도록 우리의 환경을 조성해야 합니다.

그렇게 되면 치매가 있어도 내가 살던 집, 동네, 지역, 일상 속에서 편안하게 외출하고 사람들과 어울릴 수 있을 것입니다. 치매로 인해 이전보다 어려운 점이 생기더라도 이를 불편하거나 이상하게 여기지 않는 사회 분위기가 조성되면 치매가 있더라도 큰 어려움 없이 살아갈 수 있을 것입니다.

그렇게 생활하다가 언젠가 이전보다 돌봄이 필요하게 되었을 때 지금까지 살아왔던 집처럼 편안한 곳에서 삶의 의미를 되새기며, 사람답게 존중받으면서 살아갈 수 있을 것입니다. 그러한 세상을 만들기 위해 모든 사람이 조금씩 노력한다면, 치매가 있어도 살던 곳에서 행복하게 함께 살아갈 수 있는 꿈같은 이상이 현실이 될 수 있으리라 믿어 의심치 않습니다.

치매가 있어도 하고 싶은 일과 할 수 있는 일이 많아져야 합니다.

치매가 있어도 지역사회에서 활동하고, 일하고, 봉사하고, 사람들과 교류할 수 있어야 합니다.

치매가 있어도 내가 도움을 줄 수 있는 사람들이 여전히 많다는 것을 느끼며, 그들을 만나면서 스스로가 가치 있고 필요한 존재임을 체감할 수 있어야 합니다.

치매가 있어도 긍정적으로 열심히 살아갈 수 있는 세상이어야 합니다.

그리고 우리는 그렇게 살아갈 수 있는 사회를 함께 만들어 가야 합니다.

혼자서는 어렵고 힘들 수 있지만, 함께라면 우리는 할 수 있습니다.

관심과 관계.

존중과 배려.

우리의 사회적 관계가 서로를 치유할 것입니다.

부록

장기요양 인정 신청서
장기요양 급여 종류 내용 변경 사실확인서
치매가족 연말정산 인적공제용 장애인증명서
성년후견제도 관련 양식
  성년후견개시 심판청구서
  사전 현황 설명서
  성년후견인의 권한범위
  후견인 후보자에 관한 사항
  동의서
  재산목록

치매 관련 도서 목록

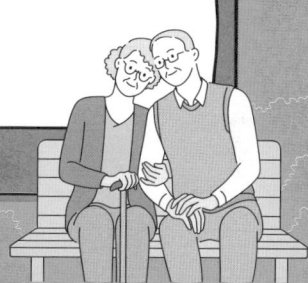

장기요양 인정 신청서

출처: 국민건강보험공단 장기요양보험 홈페이지

■ 노인장기요양보험법 시행규칙 [별지 제1호의2서식] <개정 2022. 12. 30.>

[ ] 장기요양인정 신청서 ▶ **처음 신청할 때**
[ ] 장기요양인정 갱신신청서 ▶ **이용 중 갱신할 때**
[ ] 장기요양등급 변경신청서 ▶ **등급을 바꿀 때**
[ ] 장기요양 급여종류·내용 변경신청서 ▶ **요양시설로 변경할 때**

※ 3쪽의 작성방법 및 유의사항을 읽고 작성하시고, 어두운 란은 신청인이 적지 않습니다. (3쪽 중 1쪽)

접수번호	접수일시		처리기간	30일

신청인 (수급자)	①성명 **어르신 이름**		②주민등록번호 **어르신 주민번호 전체**	
	③주민등록지 **어르신 주민등록상 주소지**			
	④실제 거주지 ※ 주민등록지와 동일한 경우에는 적지 않습니다. **어르신이 실제로 지내는 곳** **(공단 결과서류 등 우편물 수령지)**			
	⑤전화번호(또는 휴대전화번호)			

대리인	⑥성명 **보호자 또는 관계인을 말함.** **실제 신청서를 작성하는 사람**	⑦주민등록번호 **보호자 또는 관계인 주민번호 전체**
	⑧주소 **보호자 또는 관계인 주소**	
	⑨전화번호(또는 휴대전화번호) **보호자 또는 관계인 전화번호**	
	⑩유형	**보호자 또는 관계인과 어르신과의 관계** 1. [ ] 가족 [ ] 친족 [ ] 이해관계인 (신청인과의 관계:) 2. [ ] 사회복지전담공무원 3. [ ] 치매안심센터의 장(신청인이 치매환자인 경우로 한정합니다) 4. [ ] 특별자치시장·특별자치도지사·시장·군수·구청장이 지정한 사람

보호자	[ ] 보호자 있음 [ ] 보호자 없음	
	※ 보호자가 대리인과 같거나, 보호자가 없는 경우에는 적지 않습니다. (대부분은 보호자가 대리인과 같은 경우가 가장 많음)	
	⑪성명	⑫신청인과의 관계
	⑬주소	
	⑭전화번호(또는 휴대전화번호)	

☞ **뒤쪽에 작성란이 있습니다.**

210mm×297mm[백상지 80g/㎡]

출처: 국민건강보험공단 장기요양인정신청서 서식 1

(3쪽 중 2쪽)

우편물 수령지	⑮수령인	[ ] 신청인(본인)		[ ] 보호자(대리인과 동일한 경우)	
	⑯수령지	[ ] 주민등록지	[ ] 실제 거주지		[ ] 보호자 주소지

⑰ 변경신청 시 사유

장기요양등급을 변경하거나, 급여종류·내용을 변경신청시에는 필수 기재

⑱ 1. 신청인 전염성 질환 보유 여부   [ ] 예 [ ] 아니오 ▶ **어르신의 전염질환**
    2. 정신 질환 보유 여부   [ ] 예 [ ] 아니오 ▶ **치매 등 질환여부**

「노인장기요양보험법」 제13조, 제20조부터 제22조까지 및 같은 법 시행규칙 제2조, 제8조부터 제10조까지의 규정에 따라 위와 같이 신청합니다.

0000년 00월 00일

신청인   OOO (서명 또는 인)

대리인   OOO (서명 또는 인)

국민건강보험공단 이사장   귀하

첨부서류	1. 신분증 　가. 본인이 신청하는 경우: 본인의 신분증 1부 　나. 대리인이 신청하는 경우 　　① 가족, 친족 또는 이해관계인: 대리인의 신분증 1부 　　② 사회복지전담공무원: 공무원임을 증명하는 신분증 1부 　　③ 치매안심센터의 장(신청인이 치매환자인 경우로 한정합니다): 대리인의 신분증 및 치매안심센터의 장임을 증명하는 서류 각 1부 　　④ 특별자치시장·특별자치도지사·시장·군수·구청장이 지정한 사람: 별지 제9호서식의 대리인 지정서 1부 2. 별지 제2호서식의 의사소견서 1부(신청서와 함께 제출하지 않고 추후에 제출할 수 있으며, 「노인장기요양보험법 시행령」 제6조에 해당하는 경우와 급여종류·내용 변경신청 시에는 제출하지 않습니다) 3. 노인성 질병을 확인할 수 있는 진단서 등 증명서류 1부(65세 미만인 사람으로서 장기요양인정신청 시에 별지 제2호서식의 의사소견서를 제출하지 않은 경우에만 해당합니다)

출처: 국민건강보험공단 장기요양인정신청서 서식 2

(3쪽 중 3쪽)

※ 아래 내용은 서식 작성 시 필요한 사항을 안내하는 부분으로 접수·보관되지 않습니다.

작성방법 및 유의사항

<작성방법>

신청서명은 해당하는 곳에 √표를 합니다.
※ 65세 미만인 사람은 다음의 노인성 질병이 있는 경우에만 신청할 수 있습니다.
  ○ 치매(F00*, F01, F02*, F03), 알츠하이머병(G30), 뇌혈관질환(I60~I67, I68*, I69), 파킨슨병(G20), 이차성 파킨슨증(G21), 달리 분류된 질환에서의 파킨슨증(G22*)
  ○ 척수성 근위축 및 관련 증후군(G12), 달리 분류된 질환에서의 일차적으로 중추신경계통에 영향을 주는 계통성 위축(G13*), 기저핵의 기타 퇴행성 질환(G23), 다발경화증(G35), 진전(震顫)(R25.1), 중풍후유증(U23.4)
- 장기요양인정 신청: 장기요양인정을 받으려고 신청하는 경우
- 장기요양인정 갱신신청: 장기요양인정을 받은 사람이 장기요양급여를 계속 받으려고 유효기간이 끝나기 전에 갱신신청하는 경우
- 장기요양등급 변경신청: 장기요양인정을 받은 사람의 심신상태가 호전되거나 악화되어 등급을 변경하려는 경우
- 장기요양 급여종류·내용 변경신청: 장기요양급여의 종류·내용을 변경하려는 경우

①~⑤: 신청인의 성명, 주민등록번호, 주민등록지, 실제 거주지(주민등록주소와 다른 경우), 전화번호를 적습니다.
  ※ 신청인(본인) 란에는 장기요양급여를 받으려는 사람을 적습니다.
  ※ 실제 거주지는 방문조사 및 등급판정 결과 등 각종 우편물 수령지이므로 향후 실제 거주지 변경이 있는 경우 공단에 신고해야 합니다.
⑥~⑨: 대리인의 성명, 주민등록번호, 주소, 전화번호를 적습니다.
  ※ 해당하는 경우에만 적습니다.
⑩: 대리인의 유형을 1~3번 중 해당되는 곳에 √표를 합니다.
  1. 가족, 친족, 이해관계인: 신청인과의 관계를 적습니다.
    - 가족: 「민법」 제779조에 따른 가족으로서 배우자, 직계혈족, 형제자매, 직계혈족의 배우자, 배우자의 직계혈족 및 배우자의 형제자매
    - 친족: 「민법」 제777조에 따른 친족으로서 8촌 이내 혈족, 4촌 이내 인척, 배우자
    - 이해관계인: 가족, 친족을 제외한 이웃 등 그 밖의 사람
  2. 사회복지전담공무원: 「사회보장급여의 이용·제공 및 수급권자 발굴에 관한 법률」에 따른 사회복지전담공무원
  3. 치매안심센터의 장(신청인이 치매환자인 경우로 한정합니다): 「치매관리법」에 따른 치매안심센터의 장
  4. 특별자치시장·특별자치도지사·시장·군수·구청장이 지정한 사람: 가족, 친족, 이해관계인 또는 사회복지전담공무원이 장기요양인정신청 등을 할 수 없는 경우 특별자치시장·특별자치도지사·시장·군수·구청장이 지정하는 사람
⑪~⑭: 보호자 유무에 √표를 하고, 보호자의 성명, 신청인과의 관계, 주소, 전화번호를 적습니다.
  ※ 보호자가 대리인과 동일하거나 보호자가 없는 경우에는 적지 않습니다.
⑮~⑯: 우편물 수령인 및 수령지를 선택하고, 향후 수령지 변경을 희망할 경우 공단에 신고해야 합니다.
  ※ 우편물 수령인은 신청인(본인) 또는 보호자로 한정합니다.
⑰: 장기요양등급 또는 급여종류·내용의 변경을 신청한 경우에는 사유를 간략하게 적습니다.
⑱: 신청인의 전염성 질환 및 정신 질환 보유 여부에 √표를 합니다(최근 6개월 이내 전염성 질환 및 정신 질환으로 치료를 받았거나 치료 중인 경우 표시합니다).

<유의사항>

①: 장기요양인정, 갱신 신청을 하는 경우 공단이 제공한 의사소견서 발급의뢰서를 의료기관에 제출해야 합니다.
②: 장기요양 수급자로 결정되면 다른 법령에 따른 사회보장급여의 중복수급이 제한될 수 있습니다.
③: 「노인장기요양보험법」 제15조제4항에 따라 거짓이나 그 밖의 부정한 방법 등으로 장기요양인정을 받은 것으로 의심되는 경우 공단은 인정조사를 실시하여 다시 등급판정을 할 수 있습니다.

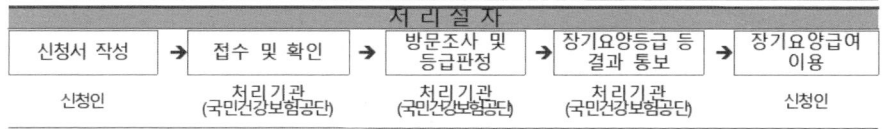

처 리 절 차

신청서 작성	→	접수 및 확인	→	방문조사 및 등급판정	→	장기요양등급 등 결과 통보	→	장기요양급여 이용
신청인		처리기관 (국민건강보험공단)		처리기관 (국민건강보험공단)		처리기관 (국민건강보험공단)		신청인

출처: 국민건강보험공단 장기요양인정신청서 서식 3

장기요양 급여 종류 내용 변경 사실확인서

급여 종류 내용 변경 사실확인서 〈개정 2024.1.1.〉

(앞면)

급여 종류 내용 변경 사실확인서

[ ] 주수발자인 가족구성원으로부터 수발이 곤란한 경우
[ ] 주거환경이 열악하여 시설입소가 불가피한 경우
[ ] 치매 등에 따른 문제행동으로 재가급여를 이용할 수 없는 경우

※ 뒤쪽의 작성방법 및 유의사항을 읽고 작성하시기 바라며, 상단의 [ ] 에는 해당되는 곳에 √표를 합니다.

수급자	성 명		생년월일	
	실제거주지			
	전화번호		휴대전화	

작성자	주수발자	성 명		생년월일	
		주 소			
		관 계		연락처	
	대리인	※ 가족이 없는 독거의 경우 제3자가 대리 작성합니다.			
		성 명		관 계	
		연락처			

급여종류·내용변경 요건 및 사유	〈 기재란 부족할 경우 별도 첨부 가능〉 ※ 상세 기재

1. 「노인장기요양보험법」 제21조(장기요양등급 등의 변경)
2. 「노인장기요양보험법 시행령」 제28조의3(민감정보 및 고유식별정보의 처리)
   - 공단은 위 법령 등에서 정하는 소관 업무수행을 위하여 수급자의 성명, 생년월일, 주수발자의 성명, 생년월일, 주소, 수급자와의 관계, 연락처, 대리인의 성명, 수급자와의 관계, 연락처, [급여종류내용변경 요건 및 사유]에 기록된 개인정보를 수집·이용할 수 있습니다.
   - 공단이 수집·이용하고 있는 개인정보는 **「개인정보 보호법」**에 따른 경우에만 제3자에게 제공됩니다.

년   월   일

수급자   (서명 또는 인)
작성자   (서명 또는 인)

국민건강보험공단 이사장   귀하

(뒷면)

이 확인서는 아래와 같이 처리 됩니다	
신청인	국민건강보험공단 (노인장기요양보험 운영센터)

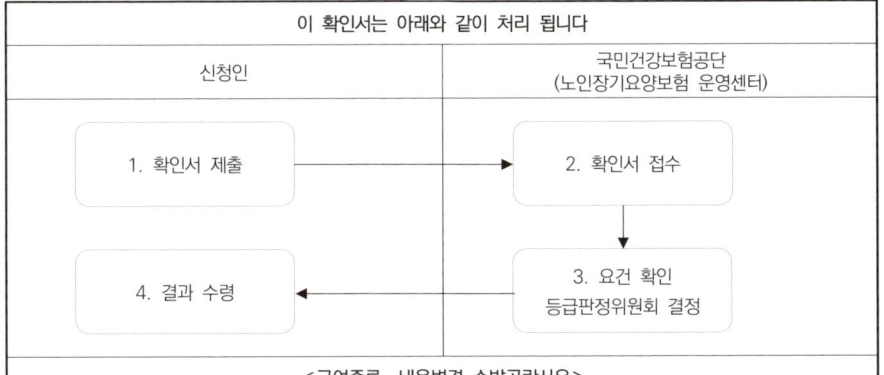

<급여종류·내용변경 수발곤란사유>	
급여종류·내용변경에 해당하는 수발곤란사유	사실확인 방법 및 절차

〈 3~4등급 수급자의 경우 아래 요건 중 하나 이상 해당되어야 함 〉
○ 주수발자인 가족구성원으로부터 수발이 곤란한 경우
  - 주수발자인 가족구성원으로부터 방임 또는 유기되거나 학대받을 가능성이 높은 때
  - 주수발자인 가족구성원의 직장, 질병, 해외체류 등의 사유로 수발이 곤란한 때
  - 주수발자로 볼 수 있는 가족이 없는 경우
○ 주거환경이 열악하여 시설입소가 불가피한 경우
  - 화재 및 철거 등 거주하는 주택 또는 건물에서 생활하기 곤란하게 된 때
○ 치매 등에 따른 문제행동으로 재가급여를 이용할 수 없는 경우
  - 치매 진단과 치매증상 요건이 모두 확인된 경우
  - 치매증상 요건이 확인되지 않았으나 수급자의 문제행동으로 가족의 수발부담이 크고 스트레스가 심한 상태에 있는 때
〈 5등급 수급자의 경우 아래 요건에 모두 해당되어야 함 〉
○ 주수발자인 가족구성원으로부터 수발이 곤란한 경우이거나, 주거환경이 열악하여 시설입소가 불가피한 경우
○ 제출한 의사소견서 및 인정조사표 상 치매로 인한 행동변화가 일정 수준 이상
	○ 급여종류·내용변경 신청서, 사실확인서와 사유에 따른 증빙서류를 제출합니다.
	필요 시 공단 직원의 출장 확인을 거쳐 급여종류·내용변경 요건 해당 여부를 등급판정위원회의 심의를 통해 최종 결정합니다.

<기재요령 및 유의사항>

1. 신청인(수급자)란에는 급여를 받을 자를 기재하여 주시기 바랍니다.
2. 성명, 생년월일 및 주소는 주민등록상의 내용을 적으십시오.
3. 급여종류·내용변경 요건 및 사유 기재 란에는 표시한 요건에 따른 사유를 구체적으로 기재합니다.
4. 급여종류·내용변경신청은 노인장기요양보험법 제16조에 따라 신청일로부터 30일 이내(부득이한 사유가 있다고 등급판정위원회에서 연장하는 경우 30일 이내의 범위에서 연장 가능)처리되며, 등급판정위원회에서 인정 여부를 최종적으로 결정합니다.
5. 급여종류·내용변경 요건을 확인하던 중 공단 직원이 노인복지법 제1조의2제4호의 "노인 학대"를 알게 된 때에는 즉시 노인보호전문기관에 학대 사실을 신고합니다.
6. 급여종류내용변경 신청 사유를 입증할 증빙자료를 첨부하여 주시기 바랍니다.

치매가족 연말정산 인적공제용 장애인증명서

■ 소득세법 시행규칙 [별지 제38호서식]〈개정 2020. 3. 13.〉

장 애 인 증 명 서

1. 증명서 발급기관

① 상 호		② 사업자등록번호	- -
③ 대표자(성명)			
④ 소 재 지			

2. 소득자 (또는 증명서 발급 요구자)

⑤ 성 명		⑥ 주민등록번호	-
⑦ 주 소			

3. 장애인

⑧ 성 명		⑨ 주민등록번호	-
⑩ 소득자와의 관계	의	⑪ 장애예상기간 (또는 장애기간)	[ ] 영구 (. . .부터) [ ] 비영구(. . .부터 . . .까지)
⑫ 장애내용	제 호	⑬ 용 도	소득공제 신청용

위 사람은 「소득세법」 제51조제1항제2호 및 같은 법 시행령 제107조제1항에 따른 장애인에 해당함(또는 소득공제 받으려는 과세기간 중에 장애인이었으나 치유가 되었음)을 증명합니다.

                   년 월 일

  진 료 자   (서명 또는 인)
  발 행 자   (서명 또는 인)

작 성 방 법

⑪ 장애예상기간(또는 장애기간)란을 작성할 때 비영구적 장애로서 장애예상기간을 예측하기 어려운 경우에는 소득공제를 받으려는 과세기간의 말일을 장애예상기간의 종료일로 적습니다.

⑫ 장애내용란에는 다음의 해당 번호를 적습니다.
 1. 「장애인복지법」에 따른 장애인 및 「장애아동 복지지원법」에 따른 장애아동 중 발달재활서비스를 지원받고 있는 사람: 1
 2. 「국가유공자 등 예우 및 지원에 관한 법률」에 따른 상이자 및 이와 유사한 자로서 근로능력이 없는 자: 2
 3. 그 밖에 항시 치료를 요하는 중증환자: 3

성년후견제도 관련 양식 - 성년후견개시 심판청구서

성년후견개시 심판청구서

| 인지 5,000원 × 사건본인 수 |

청 구 인:　　　　　　(연락 가능한 전화번호:　　　　　　　　)
　　　주민등록번호(외국인등록번호):
　　　주소:
　　　사건본인과의 관계:

사건본인:
　　　주민등록번호(외국인등록번호):
　　　주소:
　　　등록기준지:
　　　(외국인의 경우 국적 기재)

청 구 취 지

1. 사건본인에 대하여 성년후견을 개시한다.
2. 사건본인의 성년후견인으로　　　　(주민등록번호:　　　-　　　),
　　주소:　　　　　　　　　　　　　　　　　　　　)을(를) 선임한다.
라는 심판을 구합니다.

청 구 원 인
(뒷장의 작성 예시를 참조하십시오.)

※ 청구취지에 기재된 후견인후보자에 대한 상세 기재란입니다.

성년후견 인후보자	성명	(연락 가능한 전화번호:)
	주소	
	주민등록번호 (외국인등록번호)	
	직업	
	사건본인과의 관계	

첨 부 서 류

1. 사전현황설명서/재산목록/성년후견인의 권한 범위   각 1부
2. 후견인후보자에 관한 사항   각 1부
3. 추정 선순위 상속인들의 동의서   각 1부
   (인감 날인, 인감증명서 첨부 또는 본인 서명, 본인서명사실확인서 첨부)
4. 사건본인의 기본증명서(상세), 가족관계증명서(상세), 주민등록표등(초)본   각 1통
5. 청구인과 후견인후보자의 가족관계증명서(상세), 주민등록표등(초)본   각 1통
6. 청구인 및 후견인후보자와 사건본인과의 관계를 밝혀줄 자료   1통
   [가족관계증명서(상세), 제적등본(가족관계증명서만으로 관계를 알 수 없는 경우) 등
7. 사건본인과 후견인후보자의 후견등기사항부존재증명서(전부) 또는 후견등기사항전부
   증명서(말소 및 폐쇄 사항 포함)   각 1통
   ※ 발급기관: 전국 가정법원(가정법원이 없는 경우 지방법원) 및 지원
8. 진단서 및 진료기록지 등   각 1통
9. 후견인후보자의 신용조회서   1부
10. 기타(소명자료)   각 1부

20   .   .   .

청구인   (서명 또는 날인)

법원 귀중

◇ **유의사항** ◇

1. 청구서에는 수입인지 5,000원×(사건본인 수)를 납부 후 전자납부서를 제출하여야 합니다.
2. 송달료는 당사자(청구인 및 사건본인) 1인당 10회분을 송달료 수납 은행에 납부하시고 납부서를 첨부하시기 바랍니다.
3. 관할법원은 사건본인의 주소지 가정법원입니다.
4. 위 첨부서류 이외에도 절차 진행에 따라 추가 서류가 필요할 수 있습니다.
5. 정신감정을 하는 것이 원칙이고, 정신감정 시 감정료 예납이 필요하며 추가 비용(검사비, 입원비 등)이 발생할 수 있습니다.
6. 청구인이 청구한 후견인 후보자가 반드시 후견인으로 지정되는 것은 아닙니다.
7. 후견이 일단 개시되고 난 이후에는 후견사유가 종료될 때까지(후견개시원인의 소멸 또는 사건본인의 사망 등) 후견개시의 효력이 유지되며, 가족들의 의사가 변경되는 경우라 하여도 그러한 사정만으로 중도에 종료될 수 없습니다.
8. 당사자가 외국인인 경우 첨부서류로 여권사본, 외국인등록사실증명, 외국국적 동포인 경우 여권사본, 국내거소사실증명 등 국적 확인이 가능한 자료를 제출하시기 바랍니다.

※ **청구원인 작성 예시**

1. 청구인은 사건본인의 아들입니다.
2. 사건본인은 약 7년 전부터 노인성 치매 증세가 나타나 병원에서 치료를 받아왔는데, 3년 전부터 상태가 급격히 악화되어 병원에서 요양 중에 있습니다. 현재 사건본인은 아들인 청구인조차 알아보지 못할 정도이므로 일상생활의 사무를 처리할 능력이 전혀 없고, 향후에도 증세가 호전될 가능성이 매우 희박합니다.
3. 청구인은 아들로서 사건본인을 정성껏 돌보아 왔으나 치료비와 요양비 부담이 만만치 않고, 사건본인 소유 부동산의 관리에 많은 어려움을 겪고 있으므로, 이 사건 심판을 통해 성년후견인으로서의 지위를 인정받고, 사건본인의 부동산을 관리하여 그 수익을 사건본인을 돌보는 비용으로 사용하고자 합니다.
4. 사건본인의 성년후견인으로는 아들인 청구인이 선임되기를 원하며, 그 권한의 범위는 별지 기재와 같이 정해지기를 원합니다.
5. 이러한 이유로 이 사건 청구에 이르게 되었습니다.

사전 현황 설명서

사전 현황 설명서

1. 사건본인에 관한 사항	
가. 한정후견·특정후견·임의후견을 받고 있는지	예☐ 아니요☐
나. 현재의 심신 상태 및 치료 상황	
다. 현 거주지 및 현재 누구와 동거하고 있는지	
라. 사건본인의 재산 상황	※ 구체적인 재산 상황은 별지 재산목록으로 작성하십시오.
마. 의견진술을 위하여 법원 출석이 가능한지 여부	
바. 치료받은 병원 이름 및 치료받은 기간	
2. 성년후견을 청구하게 된 동기와 목적(구체적으로 기재하십시오.)	
가. 현재 시급히 해결하여야 할 후견 업무	
나. 향후 처리하여야 할 후견업무의 내용과 후견 계획	
3. 이 사건 청구에 관한 사건본인의 추정 선순위 상속인들의 의견	

가. 추정 선순위 상속인들 명단	
나. 동의자(동의서 및 인감 　　증명서 첨부)	
다. 부동의자	

※ **추정 선순위 상속인이란**

　추정 선순위 상속인이란, 사건본인 사망 시 민법 제1000조 내지 제1004조에 따라 상속순위에서 우선적 지위에 있을 것으로 추정되는 자를 말합니다.

※ 민법 제1000조에 따른 선순위 상속인
　　- 사건본인이 기혼일 경우: 사건본인의 배우자와 직계비속
　　- 사건본인이 기혼이고 직계비속이 없는 경우: 사건본인의 배우자와 사건본인의 직계존속
　　- 사건본인이 미혼일 경우: 사건본인의 직계존속
　　- 사건본인이 미혼이고 직계존속이 모두 사망한 경우: 사건본인의 형제자매
　　- 사건본인이 기혼이고 직계비속이 먼저 사망한 경우: 사건본인의 배우자와 그 직계비속의 배우자와 직계비속(대습상속인)
　　- 사건본인이 미혼이고 직계존속과 기혼의 형제자매 모두 사망한 경우: 사건본인의 형제자매의 배우자와 그 직계비속(대습상속인)
　　- 사건본인이 미혼이고 직계존속과 미혼의 형제자매 모두 사망한 경우: 사건본인의 4촌 이내의 방계혈족

성년후견인의 권한범위

성년후견인의 권한범위

I. 취소할 수 없는 피성년후견인의 법률행위의 범위

성년후견인은 피성년후견인이 행한 법률행위에 대한 취소권을 가집니다. 다만 일용품의 구입 등 일상생활에 필요하고 그 대가가 과도하지 아니한 법률행위는 성년후견인이 취소할 수 없습니다. 가정법원은 이외에 성년후견인이 취소할 수 없는 피성년후견인의 법률행위의 범위를 따로 지정할 수 있습니다.

성년후견인이 민법상의 일반원칙에 따른 취소권을 갖기를 원한다면 취소권 제한 없음, 그 외에 특별히 취소할 수 없는 법률행위의 범위를 지정하고 싶은 경우에는 취소권 제한 있음에 표시해 주시고, 취소권 제한이 있는 경우에는 그 범위를 구체적으로 기재하여 주십시오.

☐ 취소권 제한 없음

☐ 취소권 제한 있음
　☐ _____
　☐ _____
　☐ _____
　☐ _____

II. 성년후견인의 법정대리권의 범위

성년후견인은 피성년후견인에 대하여 포괄적인 법정대리인이 됩니다. 다만 가정법원은 성년후견인이 가지는 법정대리권의 범위를 따로 정할 수 있습니다.

성년후견인이 피성년후견인에 대하여 포괄적인 법정대리권을 갖기를 원한다면 법정대리권 제한 없음, 법정대리권의 범위를 따로 정하고 싶은 경우에는 법정대리권 제한 있음에 표시해 주시고, 법정대리권 제한이 있는 경우에는 그 범위를 구체적으로 기재하여 주시되, 특히 후견인의 대리권 행사에 법원의 허가가 필요하다고 보이는 행위가 있으면 그 범위도 구체적으로 기재하여 주십시오.

☐ 법정대리권 제한 없음

☐ 법정대리권 제한 있음

　아래 사항에 대하여는 후견인에게 법정대리권이 없음
　☐ _____
　☐ _____

　아래 사항은 후견인의 대리권 행사에 법원의 허가를 필요로 함
　☐ _____
　☐ _____

Ⅲ. 성년후견인이 피성년후견인의 신상에 관하여 결정할 수 있는 권한의 범위

　성년후견인이 신상에 관한 결정 권한을 부여받은 경우에도 피성년후견인은 자신의 신상에 관하여 그의 상태가 허락하는 범위에서 단독으로 이를 결정할 수 있습니다. 피성년후견인이 스스로 결정할 수 없는 상태에 있는 경우에만 성년후견인이 이를 대신하여 결정할 수 있습니다.

　피성년후견인을 치료 등의 목적으로 정신병원이나 그 밖의 다른 장소에 격리하려는 경우, 피성년후견인이 의료행위의 직접적인 결과로 사망하거나 상당한 장애를 입을 위험이 있을 때에는 별도로 가정법원의 허가를 받아야 합니다. 다만 허가절차로 의료행위가 지체되어 피성년후견인의 생명에 위험을 초래하거나 심신상의 중대한 장애를 초래할 때에는 사후에 허가를 청구할 수 있습니다.

☐ 신상에 관한 결정권한 없음

☐ 아래 사항에 관하여 피성년후견인이 스스로 결정을 할 수 없는 경우 성년후견인　　　이 결정권을 가짐
1. ☐ 의료행위의 동의
2. ☐ 거주·이전에 관한 결정
3. ☐ 면접교섭에 관한 결정
4. ☐ 우편·통신에 관한 결정
5. ☐ 사회복지서비스 선택 또는 결정
6. ☐ 기타 사항
　　☐ _____
　　☐ _____

Ⅳ. 권한분장에 관한 사항(후견인을 2명 이상 선임 청구하는 경우)

☐ 위 각 권한은 후견인들이 각자 행사할 수 있음

☐ 위 각 권한은 후견인들이 공동으로 행사함

☐ _____

☐ _____

후견인 후보자에 관한 사항

후견인 후보자에 관한 사항

☐ 회생절차개시결정 또는 파산선고를 받은 자

☐ 자격정지 이상의 형의 선고를 받고 그 형기 중에 있는 사람

☐ 피후견인을 상대로 소송을 하였거나 하고 있는 사람

☐ 기타(민법 제937조에 의한 결격사유)

☐ 해당 사항 없음

※ 해당 사항에 V표시한 후 관련 자료와 함께 제출하여 주시기 바랍니다.

후견인의 결격사유(민법 제937조)
다음 각 호의 어느 하나에 해당하는 자는 후견인이 되지 못한다.
1. 미성년자
2. 피성년후견인, 피한정후견인, 피특정후견인, 피임의후견인
3. 회생절차개시결정 또는 파산선고를 받은 자
4. 자격정지 이상의 형의 선고를 받고 그 형기 중에 있는 사람
5. 법원에서 해임된 법정대리인
6. 법원에서 해임된 성년후견인, 한정후견인, 특정후견인, 임의후견인과 그 감독인
7. 행방이 불분명한 사람
8. 피후견인을 상대로 소송을 하였거나 하고 있는 사람
9. 제8호에서 정한 사람의 배우자와 직계혈족. 다만, 피후견인의 직계비속은 제외한다.

동의서

동 의 서

사건번호:
청 구 인:
사건본인:

사건본인에 대한 성년후견개시 및 성년후견인으로　　　　(생년월일
　　·　　·　　.)을(를) 선임하는 것에 동의합니다.

동의자　　　　　*(본인서명 또는 인감날인)* (전화번호:　　　　　　　)

동의자　　　　　*(본인서명 또는 인감날인)* (전화번호:　　　　　　　)

동의자　　　　　*(본인서명 또는 인감날인)* (전화번호:　　　　　　　)

붙임　　인감증명서 (또는 본인서명사실확인서) 각 1부

법원 귀중

◇ 유의사항 ◇
1. 동의자는 동의서에 인감을 날인하고 그와 일치하는 인감증명서를 첨부하시기 바랍니다.
2. 인감을 날인하는 대신 본인서명을 할 경우에는 같은 필체의 본인서명사실확인서를 첨부하시기 바랍니다.
3. 동의하는 추정 선순위 상속인 전원의 동의서를 첨부하시기 바랍니다.
4. 부동의 또는 행방불명의 사유 등으로 동의서를 받을 수 없는 경우에는 별지로 그 사유서를 제출하시기 바랍니다. 이 경우 법원이 직접 동의대상자에게 의견청취절차를 진행할 수 있습니다.

재산목록

재 산 목 록
(뒷장 예시 참조)

■ **적극재산**

☐ 부동산: ☐ 아래와 같이 있음   ☐ 없음

부동산의 종류	소재지	시가(원) (☐실거래가 ☐공시지가)
☐토지 ☐건물		
☐토지 ☐건물		

※ 시가는 실거래가를 기재하고 실거래가를 모르는 경우 공시지가를 표시
※ 증빙서류: 해당 부동산 등기사항증명서, 공시지가(또는 실거래가)확인서 첨부

☐ 예·적금: ☐ 아래와 같이 있음   ☐ 없음

금융기관명	잔고	비고(계좌번호 기재)

☐ 보험: ☐ 아래와 같이 있음   ☐ 없음

보험회사명	납입금총액	비고(계좌번호 기재)

☐ 증권 등: ☐ 아래와 같이 있음   ☐ 없음

주식	
펀드	

❏ **채권**: ☐ 아래와 같이 있음   ☐ 없음

채권 종류	채무자	채권	비고(기간 등)
대여금			
보증금반환채권			

❏ **기타**: ☐ 아래와 같이 있음   ☐ 없음

차량	
유체동산 (귀금속, 미술품 등)	
기타 (현금 등)	

■ **소극재산**

❏ **채무**: ☐ 아래와 같이 있음   ☐ 없음   ☐ 모름

채무 종류	채권자 (채권자명, 은행 등)	채무액	비고 (기간, 사유 등)
담보대출			
보증금반환채무			
기타 채무			

■ **순재산 합계**

■ 수입 및 지출 내역

☐ 수입: ☐ 아래와 같이 있음   ☐ 없음

근로소득	
임대소득	
사업소득	
이자수입	
연금	국민연금(유족연금), 사학연금, 공무원연금, 기초노령연금, 장애인연금 등
보험	개인연금보험, 산재보험 등
사회보장급여	기초생활수급(주거급여 및 생계급여 등), 장애수당 등
기타	

후견개시여부에 따라 <u>추가로 발생할 예상 수입</u>이 있다면 아래에 기재하여 주십시오.
예: 보험금(진단금 및 기타 의료실비), 산재보험금, 손해보상금 및 합의금 등 수령 예정 금액

☐ 지출목록

정기적 지출	
비정기적 지출	

☐ 순수입액

수입-지출	

재산목록

재 산 목 록(예시)

■ 적극재산

❏ 부동산: ☑ 아래와 같이 있음   ☐ 없음

부동산의 종류	소재지	시가(원) (☑실거래가 ☐공시지가)
☑토지 ☐건물	서울 서초구 강남대로 193번지	223,000,000
☐토지 ☑건물	경기도 파주시 ○○동 123번지	1억 원

※ 시가는 실거래가를 기재하고 실거래가를 모르는 경우 공시지가를 표시
※ 증빙서류: 해당 부동산 등기사항증명서, 공시지가(또는 실거래가)확인서 첨부

❏ 예·적금: ☑ 아래와 같이 있음   ☐ 없음

금융기관명	잔고	비고(계좌번호 기재)
△△은행	100만 원	110-234-12354
▼▼은행	50만 원	67-59-345678

❏ 보험: ☑ 아래와 같이 있음   ☐ 없음

보험회사명	납입금총액	비고(계좌번호 기재)
○○생명	100만 원	110-234-12354
▲▲생명	20만 원	67-59-345678

❏ 증권 등: ☑ 아래와 같이 있음   ☐ 없음

주식	○○전자, 평가총액: 보유량(2,000주)×평가액(1,000원)=200만 원
펀드	차이나펀드, 계좌번호: 100-236-1658756 평가총액: 500만 원

☐ 채권: ☑ 아래와 같이 있음   ☐ 없음

채권 종류	채무자	채권액	비고(기간 등)
대여금	김갑동	200만 원	(대여일: 2014. 3월)
보증금반환채권	세입자 송을순	5,000만 원	

☐ 기타: ☑ 아래와 같이 있음   ☐ 없음

차량	등록번호: 57노0000 차종: 소나타 (년식) 시가: 500만 원
유체동산 (귀금속, 미술품 등)	조선백자 시가: 2,000만 원
기타 (현금 등)	해당 사항 없음

■ 소극재산

☐ 채무: ☑ 아래와 같이 있음   ☐ 없음   ☐ 모름

채무 종류	채권자 (채권자명, 은행 등)	채무액	비고(기간, 사유 등)
담보대출	OO은행	1억 원	
보증금반환채무	김OO	1,000만 원	
기타 채무	송OO	2,000만 원	개인채무

■ 순재산합계

279,700,900원

▣ 수입 및 지출 내역

☐ 수입: ☑ 아래와 같이 있음   ☐ 없음

근로수입	월 100만 원
임대수입	부동산소재지: 서울 강남대로 193번지 월 100만 원
사업수입	해당 사항 없음
이자수입	△△예금, 월 15만 원
연금	국민연금(유족연금), 사학연금, 공무원연금, 기초노령연금, 장애인연금 등 기초노령연금 월 25만 원
보험	개인연금보험, 산재보험 등 해당 사항 없음
사회보장급여	기초생활수급(주거급여 및 생계급여), 장애인 연금, 장애 수당 등 해당 사항 없음
기타	해당 사항 없음

후견개시여부에 따라 추가로 발생할 예상 수입이 있다면 아래에 기재하여 주십시오.
예: 보험금(진단금 및 기타 의료실비), 산재보험금, 손해보상금 및 합의금 등 수령 예정 금액

진단금 수령 예정: ○○생명 2천만 원

☐ 지출목록

정기적 지출	간병인 급여 월 250만 원, 기타 월 70만 원 (식대 50만 원, 생필품 20만 원)
비정기적 지출	진료비 등

☐ 순수입액

수입-지출	240만 원 - 320만 원 = -80만 원

치매 관련 도서

연번	제목	저자
1	36시간: 길고도 아픈 치매가족의 하루	피터 V. 라빈스, 낸시 L. 메이스 지음, 안명옥 옮김
2	IT 치매를 만나다	양현덕, 박준일, 김현식, 박동석, 서정욱 지음
3	OLD 올드	홍승우 지음
4	가족끼리 왜 이래	박민제 지음
5	가족도 리콜이 되나요?	양지열 지음
6	가족을 위한 휴머니튜드	이브 지네스트, 로젯 마레스코티 지음, 이인숙, 진영란, 이윤정, 임은실 번역, 혼다 미와코 감수
7	가족의 파산	NHK 스페셜 제작팀
8	간병 살인	마이니치신문 취재반 지음, 남궁가윤 옮김
9	간병살인, 154인의 고백	유영규, 임주형, 이성원, 신융아, 이혜리 지음
10	감정이 늙지 않는 법	와다 히데키 지음, 이정환 옮김
11	고령자 씨, 지금 무슨 생각하세요?	사토 신이치 지음, 우윤식 옮김
12	괜찮다, 안 괜찮다 1	휘이 글그림
13	괜찮다, 안 괜찮다 2	휘이 글그림
14	그림으로 보는 치매 이야기	오오쿠니 미치코 지음, 황재영 옮김, 홍수미 그림
15	그림으로 쉽게 설명한 치매가 진행되지 않는 대화법	요시다 가츠야키 지음, 전지혜 옮김
16	금융 제론톨로지	세이케 아쓰시
17	긴 병에도 효자 있다	박진상, 김정연 지음
18	나 같은 늙은이 찾아와줘서 고마워	김혜원 지음, 권우성, 남소연, 유성호 사진
19	나, 치매요… 어쩌면 좋소	이은화 지음
20	나는 어떤 사람에게 돌봄을 받고 싶은가?	김은옥 지음
21	나는 치매 의사입니다	하세가와 가즈오, 이노쿠마 리쓰코 지음, 김윤경 옮김
22	나이 든 나와 살아가는 법	사토 신이치 지음, 노경아 옮김
23	나이 든 부모의 마음을 이해하는 대화 수업	데이비드 솔리 지음, 김미란 옮김

연번	제목	저자
24	나이보다 젊어지는 행복한 뇌	서유헌 지음
25	노년의 부모를 이해하는 16가지 방법	히라마쓰 루이 지음, 홍성민 옮김
26	노인이 말하지 않는 것들	종합케어센터 선빌리지 지음, 박규상 옮김
27	노후파산	NHK 스페셜 제작팀 지음, 김정환 옮김
28	누구나 쉽게 배우는 집에서 혼자 환자 돌보기 매뉴얼	이용기 지음
29	늙지 않는 뇌의 비밀	와다 히데키 지음, 이주희 옮김
30	당신이 꽃같이 돌아오면 좋겠다	고재욱 지음, 박정은 그림
31	돌봄, 동기화, 자유	무라세 다카오 지음, 김영현 옮김
32	똥꽃	전희식·김정임 지음
33	만화 상속은 처음입니다	강병훈 지음, 도영태 그림
34	명견만리: 인류의 미래 편	KBS 명견만리 제작진
35	무연사회	NHK 무연사회 프로젝트 팀
36	박경순 할머니의 치매	임성훈 지음
37	부모님도 나도 치매는 처음인데, 어떻게 하지?	와다 히데키 지음, 김은경 옮김
38	부모님의 집 정리	주부의벗사 편집부 엮음, 박승희 옮김
39	부모님이 쓰러졌다	고바야시 유미코 글그림, 하지혜 옮김
40	불광불급: 미치려면 미쳐라	이윤환 지음
41	비로소 이해되는 치매의 세계	가케이 유스케 지음, 김동희 옮김
42	사람중심 치매케어	Dawn Brooker, Isabelle Latham 지음, 공은희, 김명숙, 김세안, 김향, 송은진, 김춘명 옮김
43	성년후견제도와 사회복지제도의 연계	신권철 지음
44	성년후견제도의 이해와 활용	이현곤 지음
45	시니어 트렌드 2024	최학희 지음
46	시니어 트렌드 2025	최학희 지음

연번	제목	저자
47	신체구속 제로를 창조한다	다카사키 기누코 지음, 이동화 옮김
48	신탁의 시대가 온다	배정식, 박현정, 신유라, 류미주, 이창호 지음
49	아버지, 롱 굿바이	모리타 류지 지음
50	안전하고 쉬운 요양 간병 케어 백과	오상현, 조이철, 구선희, 조연호 옮김, 하시모토 마사아키 감수
51	알기 쉬운 치매 돌봄 가이드	이강준 지음
52	알츠하이머병 가족에게 다가가기	조앤 쾨니그 코스테 지음, 홍선영 옮김
53	어머니 공부(치매 어머니와 시장터에서 느리게 살기)	이동현 지음
54	어머니와의 20년 소풍	황교진 지음
55	엄마도 엄마가 필요하다 (문학이 만난 치매 이야기)	김은정 지음
56	엄마의 공책	이성희, 유경 지음
57	엄마의 마지막 말들	박희병 지음
58	엄마하고 나하고	전희식 지음
59	오늘도, 처음 뵙겠습니다: 치매가 있는 사람의 세계로 들어가는 열쇠	가와바타 사토시, 엔도 히데토시 지음, 김동희 옮김, 김미령 감수
60	요양·간병 창업 & 비즈니스	쓰지카와 야스시, 고하마 미치히로 지음, 김춘추, 최학희 감역
61	요양병원 공간 읽기	이경락, 이필순, 전희성, 김성룡, 황재영 지음
62	우두커니	심우도 지음
63	우리 부모님의 이상한 행동들	곽용태 지음
64	우리 할머니	니코 니콜슨 지음
65	유품정리인은 보았다	요시다 타이치, 김석중 지음
66	인지증 케어 비결	우치다병원 인지증 서포트팀 엮음

연번	제목	저자
67	일본의 개호보험과 보건 의료 복지복합체	니키 류 지음, 정형선 편역
68	일본의 개호보험제도	일본케어워크연구소 지음, 선현규, 임춘식 옮김
69	일본의 커뮤니티 케어	니키 류 지음, 정형선, 김도훈, 김수홍 옮김
70	일본의 커뮤니티케어와 보건 의료 복지복합체	윤재호 지음
71	장모님의 예쁜 치매	김시효 지음
72	정신은 좀 없습니다만 품위까지 잃은 건 아니랍니다	가노코 히로후미 지음, 이정환 옮김
73	존스홉킨스 의대 교수의 치매 일문일답	피터 V. 라빈스 지음, 김성훈 옮김
74	존엄을 지키는 돌봄	사토무라 요시코 지음, 최효옥, 손효선, 구노리 야스히코 옮김
75	주치의가 답해 주는 치매의 진단, 간병, 처방	가와바타 노부야 지음, 정다와 옮김
76	지속가능한 나이듦	정희원 지음
77	천하태평 금금이의 치매 엄마 간병기	김혜원 글, 이영경 그림
78	초고령사회 일본, 재택의료를 실험하다	시바하라 케이치 지음, 장학 옮김, 이경숙 감수
79	초고령사회 일본에서 길을 찾다	김웅철 지음
80	초고령사회 일본이 사는 법	김웅철 지음
81	치매 고귀함을 잃지 않는 삶	버지니아 벨, 데이비드 트록셀 지음, 이애영 옮김
82	치매 노인은 무엇을 보고 있는가	오이 겐 지음, 안상현 옮김
83	치매 백문백답	박은서 지음
84	치매 부모를 이해하는 14가지 방법	히라마쓰 루이 지음, 홍성민 옮김
85	치매 빨리 알면 쉬워요	이상일 지음
86	치매 이상행동 케어 12가지 방법	황이선 지음
87	치매 임상적 접근	대한치매학회 엮음

연번	제목	저자
88	치매, 마음 안에 외딴방 하나	문영숙 지음, 윤주홍 감수
89	치매, 알면 이긴다	우라카미 가쓰야 지음, 이해영 옮김
90	치매, 이길 수 있는 전쟁	안준용·석남준·박상기 지음, 김기웅 감수
91	치매, 제대로 알아야 두려움에서 벗어날 수 있다	와다 히데키 지음, 조기호 옮김
92	치매가 인생의 끝은 아니니까	패티 비엘락스미스 지음, 이민아 옮김
93	치매 가족	다이와출판사 엮음, 김형순 옮김
94	치매 노인을 위한 케어 매니지먼트	일본인지증케어학회 지음, 황재영 옮김
95	치매 노인을 위한 팀 케어	일본인지증케어학회 지음, 황재영 옮김
96	치매 노인의 심리증상과 케어	후쿠나가 토모코 지음, 황재영 옮김
97	치매니까 잘 부탁합니다	노부토모 나오코 지음, 최윤영 옮김
98	치매라고 두려워 마라	야부키 토모유키 지음, 황미숙 옮김
99	치매를 낫게 하는 돌봄 교과서	요시다 가쓰아키 지음, 최화연 옮김
100	치매를 알면 노후가 행복하다	정영조 지음
101	치매와 마주하기	카토 신지 지음, 박규상 옮김
102	치매와 싸우지 마세요	나가오 가즈히로, 곤도 마코토 지음, 안상현 옮김
103	치매와 함께하는 사람들	질병체험이야기 연구팀 지음
104	치매의 모든 것	휘프 바위선 지음, 장혜경 옮김, 한지원 감수
105	치매의 벽	와다 히데키 지음, 허영주 옮김, 김철중 감수
106	치매의 사회적 처방	일본의료정책기구 지음, 남은우, 김혜경, 김마현 옮김
107	치매의 이해와 가족지원	카토 신지, 야부키 토모야 편저, 황재영 옮김
108	치매증례집	김은주, 서상원, 나덕렬 지음
109	치매케어 상식 100가지	사이토 마사히코 지음, 어흥선 옮김

연번	제목	저자
110	치매케어 텍스트북 3 – 각론	일본인지증케어학회 엮음, 황재영 옮김
111	치매케어 텍스트북 4 – 사례	일본인지증케어학회 엮음, 황재영 옮김
112	치매케어를 위한 약물 가이드북	스와 사유리 지음, 이영숙 옮김
113	케어 매니저 양성 텍스트 북	시라사와 마사카즈 지음, 임효연 옮김
114	케어 매니지먼트 원론	오카다 신이치 지음, 황재영 옮김
115	케어.케이스 매니지먼트	장인협, 우국희 지음
116	케어북 노인 돌봄의 모든 것	주간조선 편집부, 케어닥 지음
117	팔순 시어머니 구순 친정아버지	유희인 지음
118	퍼슨 센터드 케어	미즈노 유타카 지음, 어흥선 옮김
119	한경무크: 실버타운 올가이드	문성택(공빠), 유영란(공마) 지음
120	황혼의 반란	EBS 다큐 프라임 〈황혼의 반란〉 제작진
121	휴머니튜드 입문	혼다 미와코, 이브 지네스트, 로젯 마레스코티 지음, 조문기 옮김
122	휴머니튜드와 간호	혼다 미와코, 이토미오 지음, 커뮤니티케어연구소, 이인숙, 진영란, 이윤정, 임은실 옮김

디멘시아 문학상 Dementia Books
디멘시아북스

디멘시아 문학상은 치매에 대한 사회의 부정적 인식과 편견을 바로잡고, 치매 환자와 가족들의 이야기를 문학적으로 승화시키는 소중한 기회를 제공하고자 2017년 시작한 치매 관련 문학 공모전입니다.

디멘시아 문학상 수상 작품

작품	저자	수상
은미	반고훈 중편소설	제8회 소설 부문 수상작
그리운 기억, 남겨진 사랑: 두 번째 이야기	김정희, 이종건, 김상문, 손윤희 지음	제8회 수기 부문 수상작
그리운 기억, 남겨진 사랑: 첫 번째 이야기	양승복, 이아영, 천정은, 염성연, 이동소, 이태린 지음	제5회·제7회 수기 부문 수상작
서른넷 딸, 여든둘 아빠와 엉망진창 이별을 시작하다	김희연 지음	제7회 수기 부문 우수상 수상작
레테의 사람들	민혜 장편소설	제5회 소설 부문 대상 수상작
소금꽃 질 즈음	장훈성 장편소설	제5회 소설 부문 최우수상 수상작
과거의 굴레	김영숙 장편소설	제5회 소설 부문 우수상 수상작
피안의 어머니	조열태 장편소설	2020년 세종도서 선정 / 제3회 소설 부문 최우수상 수상작
섬	이정수 장편소설	제1회 소설 부문 최우수상 수상작
스페이스 멍키의 똥	박태인 장편소설	제1회 소설 부문 대상 수상작